现代中医与临床实践

武娜 等 主编

江西科学技术出版社

江西·南昌

图书在版编目（CIP）数据

现代中医与临床实践 / 武娜等主编 .— 南昌：江
西科学技术出版社，2019.11（2024.1 重印）
ISBN 978-7-5390-7072-8

Ⅰ. ①现… Ⅱ. ①武… Ⅲ. ①中医临床 Ⅳ. ① R24

中国版本图书馆 CIP 数据核字（2019）第 265197 号

选题序号：ZK2019309

责任编辑：张 旭

现代中医与临床实践

XIANDAI ZHONGYI YU LINCHUANG SHIJIAN

武娜 等 主编

封面设计	卓弘文化	
出　　版	江西科学技术出版社	
社　　址	南昌市蓼洲街 2 号附 1 号	
	邮编：330009　电话：（0791）86623491　86639342（传真）	
发　　行	全国新华书店	
印　　刷	三河市华东印刷有限公司	
开　　本	880mm×1230mm　1/16	
字　　数	324 千字	
印　　张	10	
版　　次	2019 年 11 月第 1 版　2024年1月第1版第2次印刷	
书　　号	ISBN 978-7-5390-7072-8	
定　　价	88.00 元	

赣版权登字：-03-2019-411

编 委 会

研习中医知识
领悟中医之道

 中医理论 | 学理论基础，明阴阳平衡之道

养生方法 | 听音频讲解，掌握养生规律

健康自测 | 表征观察自测，防病于未发

书单推荐 | 深入研读推荐，拓展中医知识

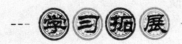 学习拓展 --- ◎中医漫谈 ◎读书笔记

前 言

● ● ●

中医学是一门起源于中国，以古代中国汉族的医学实践为主体的传统医学，至今已有数千年的历史。中医学凝聚了几千年来中国人民与疾病作斗争的丰富经验，并经无数的中医人不断总结和提炼，形成了自己独特的理论体系，临床疗效十分显著。数千年来，因其理论独特，自成体系，经验宝贵，疗效确切，在中华民族的繁衍昌盛中发挥着重要作用，也为世界各族人民的健康做出了重要贡献。随着经济和社会的迅速发展，人民生活水平的普遍提高，对中医药的需求也不断增长，中医学知识在世界范围内迅速传播，应用中医药防治疾病逐渐被更多人所接受。为了适应学科的发展，我们组织相关专业医务工作者，以深入的研究和丰富的临床经验为基础，完成了此书。

本书对中医诊疗学进行了阐述，分别详细论述了肺系病证，脾胃系病证、肾系病证、儿科病证、消化系统疾病、内分泌系统疾病、神经系统及精神疾病等常见病的中医诊断、辨证分型及中医中药治疗，突出了中医整体观念及辨证论治的特点。本书条理清晰、结构合理、内容充实、深入浅出、通俗易懂、简明实用。

本书编写过程中，参阅国内权威书籍及文献，我们在此表示感谢，由于编校水平有限，编者文笔不尽一致，并且本书涉及多专业合作，各环节之间难免有些疏漏和错误之处，希望读者给予批评指正。

编 者
2019 年 11 月

目 录

• • •

第一章

●●●

肺系病证

第一节 感冒

一、概述

感冒是由卫表不和引起，以鼻塞、流涕、喷嚏、咳嗽、头痛、恶寒、发热、全身不适等为主要临床表现的外感疾病。

感冒又有伤风、冒风、伤寒、冒寒、重伤风等名称。

"感冒"一词首见于北宋《仁斋直指方·诸风》，此后历代医家沿用此名。隋代《诸病源候论》所指的"时气病"之类，应包含有"时行感冒"。

《黄帝内经》认识到感冒主要是外感风邪所致，《素问·骨空论》："风从外入，令人振寒，汗出，头痛，身重，恶寒。"汉代《伤寒论》已经论述了寒邪所致感冒。《诸病源候论·风热候》指出："风热之气，先伤皮毛，乃入于肺也……其状使人恶风寒战，目欲脱，涕唾出……有青黄脓涕"，已经认识到风热病邪可引起感冒并较准确地描述其临床症候。清代不少医家已认识到本病与感受时行疫毒有关，《类证治裁·伤风》就有"时行感冒"之名。

汉代张仲景《伤寒论》所列桂枝汤、麻黄汤为感冒风寒轻重两类证候的治疗作了示范。

金元时期《丹溪心法·伤风》明确指出本病病位在肺，治疗"宜辛温或辛凉之剂散之"。明代《万病回春·伤寒附伤风》说："四时感冒风寒者宜解表也。"

清代《证治汇补·伤风》等对虚人感冒有了进一步认识，提出扶正祛邪的治疗原则。

二、病因病机

病机关键：卫表不和。

1. 外感风邪，风邪或时行疫毒，从皮毛或口鼻侵犯人体，使卫表不和而发病。风邪虽为六淫之首，但在不同季节，往往随时气而入侵。临床上以冬、春两季发病率较高，故以夹寒、夹热为多见。疫毒指一种为害甚烈的异气，或称疫疠之气，是具有较强传染性的邪气，即指时行疫毒之邪。人感时行疫毒而病感冒则为时行感冒。由此可见，外感风邪是感冒的主要原因，但风邪多合时气或时行疫毒伤人为病。

2. 正气虚弱，卫表不和人体感冒，除因邪气盛外，总是与人体的正气失调有关。由于正气素虚，或素有肺系疾病，不能调节肺卫而感受外邪。即使体质素健，若因生活起居不慎，如疲劳、饥饿而机体功能下降，或因汗出裹衣，或餐凉露宿、冒风沐雨，或气候变化时未及时加减衣服等，正气失调，腠理不密，邪气得以乘虚而入。

总之，风性轻扬，即"伤于风者，上先受之"。肺为脏腑之华盖，其位最高，开窍于鼻，职司呼吸，外主皮毛，其性娇气，不耐邪侵，故外邪从口鼻、皮毛入侵，肺卫首当其冲。感冒病位在肺卫，主要在卫表，其基本病机是外邪影响肺卫功能失调，导致卫表不和，肺失宣肃，尤以卫表不和为主要方面。

三、诊断与鉴别

（一）诊断

1. 病史　四季皆有，以冬春季为多见，气候突然变化，有伤风受凉、淋雨冒风的经过，或时行感冒正流行之际；起病较急，病程较短，病程 3～7 天，普通感冒一般不传变。

2. 证候　典型的肺卫症状，初起鼻咽部痒而不适、鼻塞、流涕、喷嚏、语声重浊或声嘶、恶风、恶寒、头痛等。继而发热、咳嗽、咽痛、肢节酸重不适等。部分患者病及脾胃，而兼有胸闷、恶心、呕吐、食欲减退、大便稀溏等症。时行感冒呈流行性发病，多人同时发病，迅速蔓延。可有咽部充血、扁桃体肿大。

3. 理化检查　血常规、胸部 X 线检查。

（二）鉴别诊断

1. 风温　二者均有发热，风温早期更与风热感冒相似。但感冒一般病情轻微，发热不高或不发热，病势少有传变，服解表药后多能汗出热退，病程较短，四时可发；而风温其病情较重，必有发热，甚至高热寒战，服解表药后热虽暂减，但旋即又起，多有传变，由卫而气，入营入血，甚则神昏、谵妄、惊厥等，有明显季节性。

2. 鼻渊　二者均可见鼻塞流涕，或伴头痛等症。但鼻渊多流浊涕腥臭，眉额骨处胀痛、压痛明显，一般无恶寒发热，病程漫长，反复发作；而感冒一般多流清涕，并无腥臭味，寒热表证明显，头痛范围不限于前额或眉骨处，病程短，治疗后症状很快消失。

四、辨证论治

（一）辨证要点

1. 辨风寒感冒与风热感冒　感冒常以风邪夹寒、夹热而发病，因此临床上应首先分清风寒、风热两证。二者均有恶寒、发热、鼻塞、流涕、头身疼痛等症，但风寒证多见恶寒重发热轻，无汗，有时无汗恶寒，可伴高热，头身疼痛不适症状明显，鼻流清涕，口不渴，舌苔薄白，脉浮或浮紧；风热证发热重恶寒轻，有汗，鼻流浊涕，口渴，舌苔薄黄，脉浮数。

2. 辨普通感冒与时行感冒　普通感冒呈散发性发病，肺卫症状明显，但病情较轻，全身症状不重，少有传变；时行感冒呈流行性发病，传染性强，肺系症状较轻而全身症状显著，症状较重，且可以发生传变，入里化热，合并他病。

3. 辨常人感冒与虚人感冒　普通人感冒后，症状较明显，但易康复。平素体虚之人感冒之后，缠绵不已，经久不愈或反复感冒。在临床上还应区分是气虚还是阴虚。气虚感冒，兼有倦怠乏力、气短懒言、身痛无汗，或恶寒甚、咳嗽无力、脉浮弱等症。阴虚感冒，兼有身微热、手足心发热、心烦口干、少汗、干咳少痰、舌红、脉细数。

（二）治疗原则

感冒，邪在肺卫，治疗当因势利导，从表而解，以解表达邪为原则。解表之法应根据所感外邪寒热暑湿的不同，而分别选用辛温、辛凉、清暑解表法。时行感冒的病邪以时行疫毒为主，解表达邪又很重视清热解毒。虚人感冒应扶正祛邪，不可专事发散，以免过汗伤正。病邪累及胃肠者，又应辅以化湿、和胃、理气等法治疗，照顾其兼证。

（三）分证论治

1. 风寒感冒

主症：恶寒重，发热轻，无汗，头痛，肢节酸痛，鼻塞声重，时流清涕，喉痒，咳嗽，咳痰稀薄色白，舌苔薄白，脉浮或浮紧。

病机：风寒外袭，肺气失宣，故咳嗽，咯痰清稀色白；肺气失宣，窍道不利，故鼻塞声重，流清涕，咽痒；风寒之邪外束肌表，卫阳被郁，故见恶寒发热，无汗；清阳不展，络脉失和，则头痛，肢节酸痛；寒为阴邪，故口不渴或喜热饮；苔薄白而润，脉浮紧，俱为表寒之象。

治法：辛温解表，宣肺散寒。

方药：荆防败毒散。

加减：风寒重，恶寒明显，加麻黄、桂枝；头痛，加白芷；项背强痛，加葛根；风寒夹湿，身热不扬，身重苔腻，脉濡，用羌活胜湿汤加减；风寒兼气滞，胸闷呕恶，用香苏散加减。

2. 风热感冒

主症：发热，微恶风寒，或有汗，鼻塞，喷嚏，流稠涕，头痛，咽喉疼痛，咳嗽痰稠，舌苔薄黄，脉浮数。

病机：风热犯表，热郁肌腠，卫表不和，故身热，微恶风寒，汗出不畅；风热上扰，则见头胀痛；风热之邪熏蒸清道，则咽喉肿痛，咽燥口渴，鼻流黄涕；风热犯肺，肺失清肃，则咳嗽，痰黄黏稠；舌苔薄黄，脉浮数，为风热侵于肺卫之征。

治法：辛凉解表，宣肺清热。

方药：银翘散。

加减：发热甚，加黄芩、石膏、大青叶；头痛重，加桑叶、菊花、蔓荆子；咽喉肿痛，加板蓝根、玄参；咳嗽痰黄，加黄芩、知母、浙贝母、杏仁、瓜蒌皮；口渴重，重用芦根，加花粉、知母。时行感冒，呈流行性发生，寒战高热，全身酸痛，酸软无力，或有化热传变之势，重在清热解毒，方中加大青叶、板蓝根、蚤休、贯众、生石膏等。

3. 暑湿感冒

主症：发生于夏季，面垢身热汗出，但汗出不畅，身热不扬，身重倦怠，头昏重痛，或有鼻塞流涕，咳嗽痰黄，胸闷欲呕，小便短赤，舌苔黄腻，脉濡数。

病机：夏季感冒，感受当令暑邪，暑多夹湿，每多湿热并重，暑湿伤表，卫表不和，故发热，汗出热不解；暑湿犯肺，肺气不清，窍道不利，故鼻塞流浊涕；暑邪夹湿上犯，则面垢，头昏重胀痛；暑热内扰，热盛津伤，则心烦口渴，小便短赤；暑湿阻滞，气机不展，故身重倦怠，胸闷泛恶；舌苔黄腻，脉濡数为暑热夹湿之象。

治法：清暑祛湿解表。

方药：新加香薷饮。

加减：暑热偏盛，加黄连、青蒿、鲜荷叶、鲜芦根；湿困卫表，身重少汗恶风，加藿香、佩兰；小便短赤，加六一散、赤茯苓。

4. 体虚感冒

（1）气虚感冒

主症：素体气虚，易反复感冒，恶寒，发热，热势不高，鼻塞流涕，头痛，汗出，倦怠乏力，气短，咳嗽咯痰无力，舌质淡苔薄白，脉浮无力。

病机：老年人多病者，气虚则卫表不密，故恶风，易汗出；腠理不固，易受邪侵，风寒外袭，卫表不和，故恶寒发热，头痛鼻塞；气虚腠理不固，易受邪侵，故反复发作，稍有不慎即易感冒；肺气失宣，则咳嗽，咯痰无力；素体气虚体弱，故见倦怠无力，气短；舌质淡苔薄白，脉浮无力为气虚邪在卫表之征。

治法：益气解表。

方药：参苏饮。

加减：表虚自汗，加黄芪、白术、防风；表证轻，气虚明显，用补中益气汤。

（2）阴虚感冒

主症：微恶风寒，少汗，身热，手足心热，头昏心烦，口干，干咳少痰，鼻塞流涕，舌红少苔，脉细数。

病机：由于素体阴虚，感受外邪后邪从热化，故见身热头痛，微恶风等证；阴虚生内热，故头晕心悸，手足心热；虚热迫津外泄，则盗汗；虚火上扰，心神不安，故心烦，失眠；肺阴不足，气失宣肃，故干咳少痰；阴虚津少，津不上承，故口干咽燥；舌红少苔，脉细数均为阴虚内热之象。

治法：滋阴解表。

方药：加减葳蕤汤。

加减：阴伤明显，口渴心烦，加沙参、麦冬、黄连、天花粉。

（四）其他

1. 单验方

（1）生姜10g，红糖适量，煎水服用。适用于风寒感冒轻证。

（2）蒲公英、大青叶各30g，草河车15g，薄荷5g（或荆芥10g），水煎服。适用于风热感冒热毒较重者。

（3）柴胡、炒黄芩、青蒿各15g，大青叶30g，水煎服。适用于感冒身热持续，或发热起伏不退者。

（4）贯众、紫苏、荆芥各10g，甘草3g，水煎顿服，连服3天。适用于预防冬春季节流行性感冒。

（5）藿香、佩兰各5g，薄荷2g，煎汤代茶口服。适用于预防夏季暑湿感冒。

2. 中成药

（1）通宣理肺丸：每次1丸，每日2次口服。适用于风寒感冒。

（2）感冒退热冲剂：每次1~2袋，每日3次，开水冲饮。适用于风热感冒。

（3）银翘解毒片：每次4片，每日2~3次。适用于风热感冒。

（4）正柴胡饮冲剂：每次1袋，每日3次，开水冲服。适用于外感风寒初起。

（5）藿香正气软胶囊：每次2~3粒，每日3次口服。适用于外感风寒，内伤湿滞之头痛昏重、脘腹胀满、呕吐泄泻等症。也可用藿香正气汤的其他剂型。

（6）板蓝根冲剂：每次1包，每日2~3次口服。适用于风热感冒，发热、咽喉肿烂，以及时行感冒。

（7）玉屏风滴丸：每次1袋，每日3次口服。适用于气虚易感冒患者。

3. 外治法

（1）刮痧：用边缘光滑的瓷汤匙蘸润滑油（花生油或麻油）刮颈背，颈自风池穴向下，骨从背脊两旁由上而下。刮时要用力均匀，不要太重，防止刮破皮肤，刮到出现紫色出血点为止。感冒周身酸痛者，可以均匀力量反复刮胸背、腋窝、腘窝处至皮肤出现红色斑点或紫色斑片。

（2）拔火罐：选大椎、身柱、大杼、肺俞，拔罐后留罐15min后起罐，或用闪罐法。适用于风寒感冒。

（3）刺络拔罐：选大椎、风门、身柱、肺俞，常规消毒后，用三棱针点刺，使其自然出血，待出血颜色转淡后，加火罐于穴位上，留罐10min后起罐，清洁局部并再次消毒针眼。适用于风热感冒。

4. 针灸

（1）主穴：列缺、合谷、大椎、太阳、风池。配穴：风寒感冒者加风门、肺俞；风热感冒者加曲池、尺泽、鱼际；夹湿者加阴陵泉；夹暑者加委中；体虚感冒者加足三里；鼻塞流涕者加迎香；咽喉疼痛者加少商；全身酸楚者加身柱。

（2）耳针：选肺、内鼻、屏尖、额，用中强刺激，适用于感冒初期。咽痛加咽喉、扁桃体，毫针刺。

五、辨病思路

（1）感冒有普通感冒与时行感冒之分，中医感冒与西医学感冒基本相同，普通感冒相当于西医学的普通感冒、上呼吸道感染，时行感冒相当于西医学的流行性感冒。

（2）反复感冒，引起正气耗散，由实转虚，或在素体亏虚的基础上，反复感邪，以致正气愈亏，而风邪易侵，均可导致本虚标实之证。

第二节 咳嗽

一、概述

咳嗽是指肺气不清，肺失宣肃而上逆，发出咳声或咳吐痰液为主要表现的一种病证。历代将有声无痰称为咳，有痰无声称为嗽，有痰有声谓之咳嗽。临床上多为痰声并见，很难截然分开，故以咳嗽并称。

《黄帝内经》对咳嗽的成因、症状及证候分类、证候转归及治疗等问题已作了较系统的论述，阐述了气候变化、六气影响及肺可以导致咳嗽，如《素问·宣明五气》说："五气所病……肺为咳。"《素问·咳论》更是一篇论述咳嗽的专篇，指出"五脏六腑皆令人咳，非独肺也"。强调了肺脏受邪以及脏腑功能失调均能导致咳嗽的发生。对咳嗽的症状按脏腑进行分类，分为肺咳、心咳、胃咳、膀胱咳等，并指出了证候转归和治疗原则。

汉代张仲景所著《伤寒论》《金匮要略》不仅拟出了不少治疗咳嗽行之有效的方药，还体现了对咳嗽进行辨证论治的思想。

隋代《诸病源候论·咳嗽候》在《黄帝内经》脏腑咳的基础上，又论述了风咳、寒咳等不同咳嗽的临床证候。唐宋时期，如《备急千金要方》《外台秘要》《太平惠民和剂局方》等收集了许多治疗咳嗽的方药。

明代《景岳全书》将咳嗽分为外感、内伤两类，《明医杂著》指出咳嗽"治法须分新久虚实"，至此咳嗽的理论渐趋完善，切合临床实际。

二、病因病机

病机关键：肺气不清。

咳嗽分外感咳嗽与内伤咳嗽，外感咳嗽病因为外感六淫之邪；内伤咳嗽病因为饮食、情志等内伤因素致脏腑功能失调，内生病邪。外感咳嗽与内伤咳嗽，均是病邪引起肺气不清，失于宣肃，迫气上逆而作咳。

1. 外感　由于气候突变或调摄失宜，外感六淫从口鼻或皮毛侵入，使肺气被束，肺失肃降，《河间六书·咳嗽论》谓："寒、暑、湿、燥、风、火六气，皆令人咳嗽。"即是此意。风为六淫之首，其他外邪多随风邪侵袭人体，所以外感咳嗽常以风为先导，或夹寒，或夹热，或夹燥，其中尤以风邪夹寒者居多。《景岳全书·咳嗽》说："外感之嗽，必因风寒。"

2. 内伤　内伤病因包括饮食、情志及肺脏自病。饮食不当，嗜烟好酒，内生火热，熏灼肺胃，灼津生痰；或生冷不节，肥甘厚味，损伤脾胃，致痰浊内生，上干于肺，阻塞气道，致肺气上逆而作咳。情志刺激，肝失调达，气郁化火，气火循经上逆犯肺，致肺失肃降而作咳。肺脏自病者，常由肺系疾病日久，迁延不愈，耗气伤阴，肺不能主气，肃降无权而肺气上逆作咳；或肺气虚不能布津而成痰，肺阴虚而虚火灼津为痰，痰浊阻滞，肺气不降而上逆作咳。

《素问·咳论》说："五脏六腑皆令人咳，非独肺也。"说明咳嗽的病变脏腑不限于肺，凡脏腑功能失调影响及肺，皆可为咳嗽病证相关的病变脏腑。但是其他脏腑所致咳嗽皆须通过肺脏，肺为咳嗽的主脏。肺主气，咳嗽的基本病机是内外邪气干肺，肺气不清，肺失宣肃，肺气上逆迫于气道而为咳。

三、诊断与鉴别

（一）诊断

1. 病史　有外感病史或脏腑失调表现。

2. 证候　以咳逆有声，或咳吐痰液为主要临床症状；听诊可闻及两肺野呼吸音增粗，或干湿啰音。

3. 理化检查　血常规、胸部 X 线、肺 CT 或肺功能检查。

（二）鉴别诊断

1. 哮病、喘病　共同点是均有咳嗽。哮病和喘病虽然也会兼见咳嗽，但各以哮、喘为其主要临床表现。哮病主要表现为喉中哮鸣有声，呼吸气促困难，甚则喘息不能平卧，发作与缓解均迅速；喘病主要表现为呼吸困难，甚至张口抬肩，鼻翼翕动，不能平卧。

2. 肺胀　二者均有咳嗽症状。但肺胀有久患咳、哮、喘等病证的病史，除咳嗽症状外，还有胸部膨满，喘逆上气，烦躁心慌，甚至颜面紫黯、肢体浮肿等症，病情缠绵，经久难愈。

3. 肺痨　二者均有咳嗽，咳嗽是肺痨的主要症状之一，但尚有咯血、潮热、盗汗、身体消瘦等主要症状，具有传染性，X 线胸部检查有助鉴别诊断。

4. 肺癌　二者均有咳嗽，但肺癌常以咳嗽或咯血为主要症状，多发于 40 岁以上吸烟男性，咳嗽多为刺激性呛咳，病情发展迅速，呈恶液质，一般咳嗽病证不具有这些特点。肺部 X 线检查及痰细胞学、气管镜检查有助于确诊。

四、辨证论治

（一）辨证要点

1. 辨外感内伤　外感咳嗽，多为新病，起病急，病程短，常伴肺卫表证。内伤咳嗽，多为久病，常反复发作，病程长，可伴见他脏见证。

2. 辨证候虚实　外感咳嗽以风寒、风热、风燥为主，均属实，而内伤咳嗽中的痰湿、痰热、肝火多为邪实正虚，阴津亏耗咳嗽则属虚，或虚中夹实。另外，咳声响亮者多实，咳声低怯者多虚；脉有力者属实，脉无力者属虚。

（二）治疗原则

外感咳嗽，为邪气壅肺，多为实证，故以祛邪利肺为治疗原则，根据邪气为风寒、风热、风燥的不同，应分别采用疏风、散寒、清热、润燥治疗。内伤咳嗽，多属邪实正虚，故以祛邪扶正、标本兼顾为治疗原则，根据病邪为"痰"与"火"，祛邪分别采用祛痰、清火为治，正虚则养阴或益气为宜，又应分清虚实主次处理。

咳嗽的治疗，除直接治肺外，还应从整体出发注意治脾、治肝、治肾等。外感咳嗽一般均忌敛涩留邪，当因势利导，肺气宣畅则咳嗽自止；内伤咳嗽应防宣散伤正，注意调理脏腑，顾护正气。咳嗽是人体祛邪外达的一种病理表现，治疗决不能单纯见咳止咳，必须按照不同的病因分别处理。

（三）分证论治

1. 外感咳嗽

（1）风寒袭肺

主症：咳声重浊，气急，喉痒，咯痰稀薄色白，常伴鼻塞、流清涕、头痛、肢体酸楚、恶寒发热、无汗等表证，舌苔薄白，脉浮或浮紧。

病机：风寒之邪外束肌表，内袭于肺，肺卫失宣，肺气闭郁，不得宣通，故咳嗽声重，气急咽痒；寒邪郁肺，气不布津，凝聚为痰，故痰白清稀；风寒束表，皮毛闭塞，卫阳被郁，故见鼻塞、流清涕、头痛、肢体酸楚、恶寒发热、无汗等风寒表证；舌苔薄白，脉浮或浮紧均为风寒袭肺之象。

治法：疏风散寒，宣肺止咳。

方药：三拗汤合止嗽散。

加减：痒甚，加牛蒡子、蝉蜕；鼻塞声重，加辛夷花、苍耳子；夹痰湿，咳而痰黏，胸闷，苔腻，加半夏、茯苓、厚朴；表证明显，加防风、苏叶；表寒未解，里有郁热，热为寒遏，咳嗽音嘎，气急似喘，痰黏稠，口渴心烦，身热，加生石膏、桑白皮、黄芩。

（2）风热犯肺

主症：咳嗽咳痰不爽，痰黄或稠黏，喉燥咽痛，常伴恶风身热、头痛肢楚、鼻流黄涕、口渴等表热证，舌苔薄黄，脉浮数或浮滑。

病机：风热犯肺，肺失清肃而见咳嗽频剧，气粗或咳声嘶哑；肺热伤津，则见口渴，喉燥咽痛；肺热内郁，蒸液成痰，故咳痰不爽，痰黄或稠黏；风热犯表，卫表不和而见鼻流黄涕，头痛，汗出，四肢酸楚，恶风身热等表热证；舌苔薄黄，脉浮数或浮滑，均为风热犯肺之征。

治法：疏风清热，宣肺止咳。

方药：桑菊饮。

加减：咳嗽甚，加前胡、瓜蒌、枇杷叶、浙贝；表热甚，加银花、荆芥、防风；咽喉疼痛，声音嘎哑，加射干、牛蒡子、山豆根、板蓝根；痰黄稠，肺热甚，加黄芩、知母、石膏；鼻衄或痰中带血，加白茅根、生地；咽燥口干，加沙参、麦冬；夏令暑湿，加六一散、鲜荷叶。

（3）风燥伤肺

主症：喉痒干咳，无痰或痰少而黏连成丝，咳痰不爽，或痰中带有血丝，咽喉干痛，唇鼻干燥，口干，常伴鼻塞、头痛、微寒、身热等表证，舌质红干而少津，苔薄白或薄黄，脉浮。

病机：风燥犯肺，肺失清肃故见干咳作呛；燥热灼津则咽喉口鼻干燥，痰黏不易咯吐；燥热伤肺，肺络受损，则痰中夹血；本病多发于秋季，乃燥邪与风热并见的温燥证，故见风燥外客，卫气不和的表证；舌质红干而少津，苔薄白或薄黄，脉浮，均为温燥伤肺的表现。

治法：疏风清肺，润燥止咳。

方药：桑杏汤。

加减：表证较重，加薄荷、荆芥；津伤较甚，加麦冬、玉竹；肺热重，加生石膏、知母；痰中带血丝，加生地、白茅根。干咳而少痰或无痰，咽干鼻燥，兼有恶寒发热，头痛无汗，舌苔薄白而干，用杏苏散加减；恶寒甚、无汗，加荆芥、防风。

2. 内伤咳嗽

（1）痰湿蕴肺

主症：咳嗽反复发作，尤以晨起咳甚，咳声重浊，痰多，痰黏腻或稠厚成块，色白或带灰色，胸闷气憋，痰出则咳缓、憋闷减轻，常伴体倦，脘痞，腹胀，大便时溏，舌苔白腻，脉濡滑。

病机：痰湿蕴肺，肺失宣降，故咳嗽痰多，咳声重浊，痰黏腻或稠厚成块，色白或带灰色；晨间痰壅，故咳痰尤甚，痰出则咳缓、憋闷减轻；湿痰中阻，脾为湿困，故见胸闷，体倦，脘痞，腹胀，大便时溏等症；舌苔白腻，脉濡滑，为痰湿内盛之象。

治法：燥湿化痰，理气止咳。

方药：二陈汤合三子养亲汤。

加减：肺气不宣，加桔梗、杏仁、枳壳；胸闷脘痞，加苍术、厚朴；寒痰较重，痰黏白如泡沫，怯寒背冷，加干姜、细辛；脾虚证候明显，加党参、白术；有表寒，加紫苏、荆芥、防风；病情平稳后可服六君子汤加减调理。

（2）痰热郁肺

主症：咳嗽气息急促，或喉中有痰声，痰多稠黏或为黄痰，咳吐不爽，或痰有热腥味，或咳吐血痰，胸胁胀满，或咳引胸痛，面赤，或有身热，口干欲饮，舌苔薄黄腻，舌质红，脉滑数。

病机：痰热壅阻肺气，肺失清肃，故咳嗽气息粗促，痰多稠黏或为黄痰，咳吐不爽；痰热郁蒸，则痰有腥味；热伤肺络，故咳吐血痰，胸胁胀满，或咳引胸痛；肺热内郁，则有身热，口干欲饮；舌苔薄黄腻，舌质红，脉滑数，均为痰热壅肺之征。

治法：清热肃肺，化痰止咳。

方药：清金化痰汤。

加减：痰黄如脓或有热腥味，加鱼腥草、金荞麦根、象贝母、冬瓜仁等；便秘，加葶苈子、风化硝；咳痰不爽，加北沙参、麦冬、天花粉。

（3）肝火犯肺

主症：上气咳逆阵作，咳时面赤，常感痰滞咽喉，咯之难出，量少质黏，或痰如絮状，咳引胸胁胀痛，咽干口苦，症状可随情绪波动而增减，舌红或舌边尖红，舌苔薄黄少津，脉弦数。

病机：肝失调达，郁结化火，上逆侮肺，肺失宣肃以致气逆作咳，咳则连声；肝火上炎，故咳时面红，咽干口苦；木火刑金，炼液成痰，肺热津亏，则痰黏或痰如絮状，难以咳出；胁肋为肝经循行的区域，故咳引胸胁胀痛；舌红或舌边尖红，舌苔薄黄少津，脉弦数，皆为肝火肺热之征。

治法：清肝泻火，化痰止咳。

方药：黛蛤散合黄芩泻白散。

加减：火旺，加山栀、丹皮；胸闷气逆，加葶苈子、瓜蒌、枳壳；咳引胁痛，加郁金、丝瓜络；痰黏难咯，加海浮石、浙贝母、冬瓜仁；咽燥口干，咳嗽日久不减，加北沙参、百合、麦冬、天花粉、诃子。

（4）肺阴亏耗

主症：干咳，咳声短促，痰少黏白，或痰中带血丝，或声音逐渐嘶哑，口干咽燥，常伴有午后潮热，手足心热，夜寐盗汗，口干，舌质红少苔，或舌上少津，脉细数。

病机：肺阴不足，虚火内灼，肺失滋润，肃降无权，肺气上逆，则干咳，咳声短促；虚火灼津为痰，肺损络伤，故痰少黏白，或痰中带血丝；阴虚肺燥，津液不能濡润上承，则咳声逐渐嘶哑，口干咽燥；阴虚火旺，故午后潮热，手足心热，颧红，夜寐盗汗；阴精不能充养而致形瘦神疲；舌质红少苔，或舌上少津，脉细数，为肺阴亏虚，阴虚内热之征。

治法：滋阴润肺，化痰止咳。

方药：沙参麦冬汤。

加减：久热久咳，用桑白皮易桑叶，加地骨皮；咳剧，加川贝母、杏仁、百部；咳而气促，加五味子、诃子；咳吐黄痰，加海蛤粉、知母、瓜蒌、竹茹、黄芩；痰中带血，加山栀、丹皮、白茅根、白及、藕节；低热，潮热骨蒸，加功劳叶、银柴胡、青蒿、白薇；盗汗，加糯稻根须、浮小麦。

（四）其他

1. 单验方

（1）川贝母 3g，白梨 2 个，白冰糖适量，水煎服用。适用于燥热咳嗽。

（2）蚕茧 2 个剪碎，用棉籽油 30g 炸焦后，打入鸡蛋 1 个，炒热，1 次吃完，每日 1 次。适用于慢性咳嗽。

（3）生梨 1 个，洗净连皮切碎，加冰糖炖水服；或用大生梨 1 个，切去盖，挖去心，加入川贝母 3g，仍旧盖上，以竹签插定，放碗内隔水蒸 2h，喝汤吃梨，每日 1 个。适用于肺燥咳嗽，痰量少，咯痰不爽者。

（4）佛耳草、苏子、莱菔子各 6g，煎服。适用于咳嗽痰浊壅盛证。

（5）桑皮、枇杷叶各 12g，煎服。适用于咳嗽痰热证。

（6）矮地茶 30g，每日 1 次，服 20 ~ 30 天。适用于咳嗽肺热证。

2. 中成药

（1）二冬膏每次 9 ~ 15g，每日 2 次口服。适用于咳嗽阴虚证。

（2）二陈丸每次 9 ~ 15g，每日 2 次口服。适用于咳嗽痰湿停滞证。

（3）川贝枇杷糖浆每次 10mL，每日 3 次口服。适用于感冒、咳嗽风热犯肺，内郁化火证。

（4）止嗽定喘口服液每次 10mL，每日 2 ~ 3 次口服，儿童酌减。适用于咳嗽表寒里热证。

（5）蛇胆川贝散每次 0.3 ~ 0.6g，每日 2 ~ 3 次口服。适用于咳嗽肺热痰多证。

（6）蛇胆陈皮口服液每次 10mL，每日 2 ~ 3 次口服。适用于咳嗽痰热证。

（7）清肺消炎丸 1 袋，每日 2 ~ 3 次口服，适用于咳嗽痰热阻肺证。

3. 外治法

（1）石白散（熏洗法）：石菖蒲、麻黄、生姜、葱白、艾叶各适量。上药共研粗末，入锅内炒热后，用纱布包裹备用。取药袋趁热在胸背上，由上而下，反复热熨。凉后再炒用，每次热熨 10 ~ 15min。每日 1 次。适用于咳嗽，兼有喘促者。

（2）药蛋熨法：半夏、苍术、麻黄各 25g，鸡蛋（连壳）1 枚。将药放入砂锅内，加清水适量（水超出药面 1cm），入鸡蛋，以文火煎沸 15min，待药性深入鸡蛋后取出鸡蛋备用。趁热取鸡蛋擦熨背部的心俞、肺俞及足部涌泉双侧穴位。蛋凉再入药液中煮之再熨，每次热熨 10 ~ 15min，每日 1 ~ 2 次。适用于咳嗽肺气上逆证。

（3）熏洗法：款冬花（适量）。蛋拌、晾干，将药放入有嘴壶中点燃烧之，吹熄盖住壶口，备用。将壶嘴对准患者口咽吸之。若胸中发闷，抬起头，以指掩盖嘴，稍定再吸咽之，每次吸 3 ~ 5min，每日 1 次。适用于慢性咳嗽（久嗽）。

4. 针灸

（1）外感咳嗽

主穴：列缺、合谷、肺俞。

配穴：风寒加风门、太渊；风热加大椎、曲池；咽喉痛加少商放血；急性支气管炎加大椎、风门、足三里；肺炎加大椎、身柱、膻中；支气管扩张加尺泽、鱼际、孔最。

（2）内伤咳嗽

主穴：肺俞、太渊、三阴交。

配穴：痰湿阻肺加丰隆、阴陵泉；肝火灼肺加行间；肺阴亏虚加膏肓；咯血加孔最；上呼吸道感染加尺泽、鱼际；慢性支气管炎加身柱、膏肓、足三里；肺结核加尺泽、膏肓、百劳。

（3）穴位贴敷法，

选肺俞、定喘、风门、膻中、丰隆。用白附子16%、洋金花48%、川椒33%、樟脑3%制成粉剂。将药粉少许置穴位上，用胶布贴敷，每3～4日更换一次，最好在三伏天应用。亦可用白芥子、甘遂、细辛、丁香、苍术、川芎各等量，研成细粉，加入基质，调成糊状，制成直径1cm圆饼，贴在穴位上，用胶布固定，每3日更换1次，5次为1个疗程。

（4）穴位注射法

选定喘、大杼、风门、肺俞，用维生素$B_1$100mg注射液或胎盘注射液，每次以1～2穴，每穴注入药液0.5mL，选穴由上而下依次轮换。隔日1次。本法用于慢性咳嗽。

五、辨病思路

（1）咳嗽既是独立性的病证，又是肺系多种病证的一个症状。本节是讨论以咳嗽为主要临床表现的一类病证。西医学的上呼吸道感染、支气管炎、支气管扩张、肺炎等以咳嗽为主症者可参考本病证进行辨证论治，其他疾病兼见咳嗽者，可与本病证联系互参。

（2）咳嗽是许多肺系疾患所共有的症状，但作为中医病证之一的咳嗽，应着重与肺痨、肺胀、喘证、哮证、肺癌等病证相鉴别。

（3）外感咳嗽与内伤咳嗽可相互影响为病，病久则邪实转为正虚。外感咳嗽如迁延失治，邪伤肺气，更易反复感邪，而致咳嗽屡作，转为内伤咳嗽；肺脏有病，卫外不固，易受外邪引发或加重，特别在气候变化时尤为明显。久则从实转虚，肺脏虚弱，阴伤气耗。由此可知，咳嗽虽有外感、内伤之分，但有时两者又可互为因果。

第三节　肺胀

一、概述

肺胀是多种慢性肺系疾患反复发作，迁延不愈，导致肺气胀满，不能敛降的一种病证。临床表现为胸部膨满，憋闷如塞，喘息上气，咳嗽痰多，烦躁，心悸，面色晦暗，或唇甲发绀，脘腹胀满，肢体浮肿等。其病程缠绵，时轻时重，经久难愈，严重者可出现神昏、痉厥、出血、喘脱等危重证候。根据肺胀的临床证候特点，与西医学中慢性支气管炎并发肺气肿、肺源性心脏病相类似，肺性脑病则常见于肺胀的危重变证，可参考本节内容进行辨治。但由于本病是临床常见的慢性疾病，病理演变复杂多端，还当与咳嗽、痰饮（支饮、溢饮）等互参，注意与心悸、水肿（喘肿）、喘厥等病证的联系。

二、诊断依据

（1）有慢性肺系疾患病史多年，反复发作，时轻时重，经久难愈。多见于老年人。

（2）临床表现为咳逆上气，痰多，胸中憋闷如塞，胸部膨满，喘息，动则加剧，甚则鼻扇气促，张口抬肩，目胀如脱，烦躁不安，日久可见心慌动悸，面唇发绀，脘腹胀满，肢体浮肿，严重者可出现喘脱。

（3）常因外感而诱发：其他如劳倦过度、情志刺激等也可诱发。

三、相关检查

1. X线检查　胸廓扩张，肋间隙增宽，肋骨平行，活动减弱，横膈降低且变平，两肺野透亮度增加，肺血管纹理增粗、紊乱，右下肺动脉干扩张，右心室增大。

2. 心电图检查　表现为右心室肥大的改变，电轴右偏，顺钟向转位，出现肺型P波等。

3. 血气分析检查　可见低氧血症或并发高碳酸血症。

4. 血液检查　红细胞和血红蛋白可升高，全血黏度和血浆黏度可增加。白细胞总数可增高，中性粒细胞增加。后期可有肝、肾功能的改变，血清电解质紊乱。

四、鉴别诊断

肺胀与哮病、喘证：肺胀与哮病、喘证均以咳而上气、喘满为主症，有其类似之处。区别言之，肺胀是多种慢性肺系疾病日久积渐而成，除咳喘外，尚有心悸、唇甲发绀、胸腹胀满、肢体浮肿等症状；哮是呈反复发作性的一个病种，以喉中哮鸣有声为特征；喘是多种急慢性疾病的一个症状，以呼吸气促困难为主要表现。从三者的相互关系来看，肺胀可以隶属于喘证的范畴，哮与喘病久不愈又可发展成为肺胀。此外，肺胀因外感诱发，病情加剧时，还可表现为痰饮病中的"支饮"证。凡此俱当联系互参，掌握其异同。

五、辨证论治

（一）辨证要点

辨证总属标实本虚，但有偏实、偏虚的不同，因此应分清其标本虚实的主次。一般感邪时偏于邪实，平时偏于本虚。偏实者须分清痰浊、水饮、血瘀的偏盛。早期以痰浊为主，渐而痰瘀并重，并可兼见气滞、水饮错杂为患。后期痰瘀壅盛，正气虚衰，本虚与标实并重。偏虚者当区别气（阳）虚、阴虚的性质，肺、心、肾、脾病变的主次。早期以气虚为主，或为气阴两虚，病在肺、脾、肾；后期气虚及阳，甚则可见阴阳两虚，病变以肺、肾、心为主。

（二）治疗原则

治疗应抓住治标、治本2个方面，祛邪与扶正共施，依其标本缓急，有所侧重。标实者，根据病邪的性质，分别采取祛邪宣肺、降气化痰、温阳利水，甚或开窍、息风、止血等法。本虚者，当以补养心肺、益肾健脾为主，或气阴兼调，或阴阳两顾。正气欲脱时则应扶正固脱，救阴回阳。

（三）分证论治

1. 痰浊壅肺证

主症：胸膺满闷，短气喘息，稍劳即著，咳嗽痰多，色白黏腻或呈泡沫，畏风易汗，脘痞纳少，倦怠乏力，舌暗，苔薄腻或浊腻，脉小滑。

病机：肺虚脾弱，痰浊内蕴，肺失宣降。

治法：化痰降气，健脾益肺。

方药：苏子降气汤合三子养亲汤加减。二方均能降气化痰平喘，但苏子降气汤偏温，以上盛兼有下虚，寒痰喘咳为宜；三子养亲汤偏降，以痰浊壅盛，肺实喘满，痰多黏腻为宜。

加减：苏子、前胡、白芥子化痰降逆平喘；半夏、厚朴、陈皮燥湿化痰，行气降逆；白术、茯苓、甘草运脾和中。

痰多，胸满不能平卧，加葶苈子、莱菔子泻肺祛痰平喘；肺脾气虚，易出汗，短气乏力，痰量不多，酌加党参、黄芪、防风健脾益气，补肺固表。若属外感风寒诱发，痰从寒化为饮，喘咳，痰多黏白泡沫，见表寒里饮证者，宗小青龙汤意加麻黄、桂枝、细辛、干姜散寒化饮；饮郁化热，烦躁而喘，脉浮，用小青龙加石膏汤兼清郁热；若痰浊夹瘀，唇甲紫暗，舌苔浊腻者，可用涤痰汤加丹参、地龙、桃仁、红花、赤芍、水蛭等。

2. 痰热郁肺证

主症：咳逆，喘息气粗，胸满，烦躁，目胀睛突，痰黄或白，黏稠难咯，或伴身热，微恶寒，有汗不多，口渴欲饮，溲赤，便干，舌边尖红，苔黄或黄腻，脉数或滑数。

病机：痰热壅肺，清肃失司，肺气上逆。

治法：清肺化痰，降逆平喘。

方药：越婢汤加半夏汤或桑白皮汤加减。前方宣肺泄热，用于饮热郁肺、外有表邪、喘咳上气、目如脱状、身热、脉浮大者；后方清肺化痰，用于痰热壅肺，喘急胸满，咳吐黄痰或黏白稠厚者。

加减：麻黄宣肺平喘；黄芩、石膏、桑白皮清泄肺中郁热；杏仁、半夏、苏子化痰降气平喘。痰热内盛，胸满气逆，痰质黏稠不易咯吐，加鱼腥草、金荞麦、瓜蒌皮、海蛤粉、大贝母、风化硝清热化痰利肺；痰鸣喘息，不得平卧，加射干、葶苈子泻肺平喘；痰热伤津，口干舌燥，加天花粉、知母、芦根以生津润燥；痰热壅肺，腑气不通，胸满喘逆，大便秘结者，加大黄、芒硝通腑泄热以降肺平喘；阴伤而痰量已少者，酌减苦寒之味，加沙参、麦冬等养阴。

3. 痰蒙神窍证

主症：神志恍惚，表情淡漠，谵妄，烦躁不安，撮空理线，嗜睡，甚则昏迷，或伴肢体日𥉂动，抽搐，咳逆喘促，咳痰不爽，苔白腻或黄腻，舌质暗红或淡紫，脉细滑数。

病机：痰蒙神窍，引动肝风。

治法：涤痰，开窍，息风。

方药：涤痰汤加减。本方可涤痰开窍，息风止痉，用于痰迷心窍，风痰内盛，神志昏蒙或嗜睡，痰多，肢体相动者。

加减：半夏、茯苓、橘红、胆星涤痰息风；竹茹、枳实清热化痰利膈；菖蒲、远志、郁金开窍化痰降浊。另可配服至宝丹或安宫牛黄丸以清心开窍。若痰热内盛，身热，烦躁，谵语，神昏，苔黄舌红者，加葶苈子、天竺黄、竹沥；肝风内动，抽搐，加钩藤、全蝎，另服羚羊角粉；血瘀明显，唇甲发绀，加丹参、红花、桃仁活血通脉；如皮肤黏膜出血，咯血，便血色鲜者，配清热凉血止血药，如水牛角、生地、丹皮、紫珠草等。

4. 阳虚水泛证

主症：心悸，喘咳，咳痰清稀，面浮，下肢浮肿，甚则一身悉肿，腹部胀满有水，脘痞，纳差，尿少，怕冷，面唇青紫，苔白滑，舌胖质黯，脉沉细。

病机：心肾阳虚，水饮内停。

治法：温肾健脾，化饮利水。

方药：真武汤合五苓散加减。前方温阳利水，用于脾肾阳虚之水肿；后方通阳化气利水，配合真武汤可加强利尿消肿的作用。

加减：附子、桂枝温肾通阳；茯苓、白术、猪苓、泽泻、生姜健脾利水；赤芍活血化瘀。若水肿势剧，上凌心肺，心悸喘满，倚息不得卧者，加沉香、黑白丑、川椒目、葶苈子、万年青根行气逐水；血瘀甚，发绀明显，加泽兰、红花、丹参、益母草、北五加皮化瘀行水。待水饮消除后，可参照肺肾气虚证论治。

5. 肺肾气虚证

主症：呼吸浅短难续，声低气怯，甚则张口抬肩，倚息不能平卧，咳嗽，痰白如沫，咯吐不利，胸闷心慌，形寒汗出，或腰膝酸软，小便清长，或尿有余沥，舌淡或黯紫，脉沉细数无力，或有结代。

病机：肺肾两虚，气失摄纳。

治法：补肺纳肾，降气平喘。

方药：平喘固本汤合补肺汤加减。前方补肺纳肾，降气化痰，用于肺肾气虚，喘咳有痰者；后方功在补肺益气，用于肺气虚弱，喘咳短气不足以息者。

加减：党参（人参）、黄芪、炙甘草补肺；冬虫夏草、熟地、胡桃肉、脐带益肾；五味子收敛肺气；灵磁石、沉香纳气归原；紫菀、款冬、苏子、法半夏、橘红化痰降气。肺虚有寒，怕冷，舌质淡，加肉桂、干姜、钟乳石温肺散寒；兼有阴伤，低热，舌红苔少，加麦冬、玉竹、生地养阴清热；气虚瘀阻，颈脉动甚，面唇发绀明显,加当归、丹参、苏木活血通脉。如见喘脱危象者,急用参附汤送服蛤蚧粉或黑锡丹补气纳肾,回阳固脱。病情稳定阶段,可常服皱肺丸。

六、预防调护

(1)原发病的治疗。

(2)防止经常感冒、内伤咳嗽迁延发展成为慢性咳喘,是预防形成本病的关键。

(3)既病之后,更应注意保暖,秋冬季节,气候变化之际,尤需避免感受外邪。

(4)一经发病,立即治疗,以免加重。

(5)平时常服扶正固本方药增强正气,提高抗病能力,禁烟酒,忌恣食辛辣、生冷、咸、甜之品。

(6)有水肿者应进低盐或无盐饮食。

扫码领取
• 中医理论
• 养生方法
• 健康自测
• 书单推荐

第二章

●●●

脾胃系病证

第一节 胃痛

一、概述

胃痛又称胃脘痛，是由于外感邪气，内伤饮食情志，脏腑功能失调等导致气机郁滞，胃失所养，以上腹部近心窝处发生疼痛为主症的病证。由于本病疼痛发生于心窝部，故古代文献中称本病为"心痛"。胃痛在脾胃肠病证中最常见，人群发病率高，中药治疗效果显著。

西医学中的急慢性胃炎、消化性溃疡、胃痉挛、胃下垂，胃黏膜脱垂症，胃神经官能症等疾病，以上腹部疼痛为主要表现的，可参考本篇辨证论治。

二、临床表现

本病以心窝以下、脐以上部位发生的经常性或突发性疼痛症状为主要诊断依据。其疼痛可有隐痛、胀痛、刺痛、灼痛、剧痛等程度上的不同，有的可随进食而表现为有规律的疼痛加重或减轻。在胃痛的同时，常伴有脘腹闷胀，不思饮食，嗳腐吞酸，恶心嘈杂，大便或秘或溏，乏力消瘦，面黄浮肿，呕血、便血等临床表现。胃痛发病前多有情志、饮食、劳倦、受寒等明显诱因。

三、鉴别诊断

临证时须与胸痹疼痛、痛彻肩背、四肢厥冷青紫、气憋心悸为主症的真心痛相鉴别。

四、辨证论治

（一）辨证要点

1. 辨急缓　凡胃痛暴作者，多因外感寒邪，或进食生冷，或暴饮暴食，以致寒伤中阳，积滞不化，胃失和降，不通则痛。凡胃痛渐发，常由肝郁气滞，木旺乘土，或脾胃虚弱，木壅土郁，而致肝胃不和，气滞血瘀。

2. 辨寒热　寒邪犯胃之疼痛，多胃痛暴作，疼痛剧烈而拒按，并有喜暖恶凉、苔白、脉弦紧等特点。虚寒胃痛，多隐隐作痛，喜温喜按，遇冷加剧，四肢不温，舌淡苔薄，脉弱。热结火郁，胃气失和之胃痛，多为灼痛，痛势急迫，伴烦渴喜饮，喜冷恶热，便秘溲赤，舌红苔黄少津，脉弦数。

3. 辨虚实　胃痛且胀，大便秘结不通者多属实；痛而不胀，大便溏薄者多属虚；喜凉者多实，喜温者多虚；拒按者多实，喜按者多虚；食后痛甚者多实，饥而痛增者多虚；脉实者多实，脉虚者多虚。

4. 辨气血　初痛在气，久痛在血。

（二）分证论治

1. 寒邪客胃

主症：轻者胃痛痞满善嗳，口淡无味，不欲饮食，食则喜热，遇冷即发或加重，得温痛减，或兼恶寒，甚则胃疼暴作，泛吐清水，大便溏薄，小便清长。舌苔白，脉紧或弦紧。

治法：散寒止痛。

方药：良附丸加味。高良姜 12g，香附 10g，荜拔 10g，吴茱萸、陈皮、炙甘草各 6g。水煎服。兼风寒表证加葛根、紫苏叶、陈皮；挟食滞加枳实、神曲、法夏、鸡内金。

2. 肝郁气滞

主症：胃脘胀痛，攻痛连胁，嗳气频繁，大便不畅，每因情志因素而痛作，表情忧郁或喜怒。苔薄白，脉弦。

治法：疏肝解郁，理气和胃。

方药：柴胡疏肝散。柴胡、枳壳、赤芍各 12g，香附 10g，郁金 12g，川楝子 10g，延胡索 12g，甘草 6g。水煎服。痛甚可选加木香、延胡索、香橼、佛手、绿萼梅；嗳气频繁可加沉香、旋覆花等。

3. 痰湿中阻

主症：轻则胃脘闷痛，时作时止，纳呆口黏，久则痞满胀痛，恶心干哕，呕吐清涎，甚则胃痛拒按，胃中有振水音，口淡细减，神疲乏力。舌苔白腻或滑腻，脉滑，或兼弦象。

治法：健脾化痰，理气和胃。

方药：导痰汤。制半夏 6g，橘红、茯苓、枳实（麸炒）、南星各 3g，甘草 1.5g。

4. 饮食停滞

主症：胃脘胀满疼痛，嗳腐吞酸，呕吐不消化食物，吐后痛减，大便不爽，矢气腐臭。苔厚腻，脉弦滑。

治法：消食导滞，和胃止痛。

方药：保和丸。神曲 12g，山楂 15g，莱菔子 12g，法半夏 10g，茯苓 12g，陈皮 6g，枳实 10g，连翘 12g，甘草 6g。水煎服。可酌加枳实、砂仁、槟榔等。食滞化热见苔黄、便秘者，可合用大承气汤。

5. 胃络瘀阻

主症：胃痛如针刺，痛处不移，疼痛于食后或入夜加重，病甚则胃痛拒按，状如刀绞，久痛不衰，或痛彻胸背，或兼见呕血、黑便。舌质淡暗，紫暗，舌有瘀点，瘀斑，脉涩或沉涩无力。

治法：活血化瘀，理气止痛。

方药：失笑散合丹参饮加减。柴胡 12g，白芍 15g，枳实 12g，蒲公英 30g，法半夏、黄芩各 40g，砂仁 6g（后下），甘草 6g。水煎服。若呕血便黑为主症时，宜辨寒热，属肝胃郁热迫血妄行，可用泻心汤凉血止血；属脾胃虚寒，脾不统血，可用黄土汤温脾益气摄血。

6. 肝胃积热

主症：胃脘灼痛，胸胁闷胀，泛酸嘈杂，心烦易怒，口干口苦，甚则脘痛拒按，痛势急迫，喜食冷物，大便干结，小便短赤。舌质红，苔黄，脉弦数有力。

治法：清泻肝火，和胃止痛。

方药：化肝煎加减。栀子 12g，牡丹皮 10g，白芍 15g，陈皮 6g，青皮 10g，吴茱萸 6g，黄连 10g，蒲公英 30g，佛手 12g，甘草 6g。水煎服。可酌加黄连、吴茱萸、绿萼梅等。

7. 胃阴不足

主症：胃痛隐隐，咽干口燥，胃脘灼热，似饥不欲食，口干不欲饮，大便干结。舌红少津，苔少花剥，脉细数。

治法：养阴益胃，和阳生津。

方药：一贯煎加减。北沙参 15g，麦冬 12g，生地黄 15g，枸杞子 12g，当归 6g，白芍 15g，川楝子 10g，佛手 12g，甘草 6g。水煎服。

加减：若嘈杂泛酸可加吴茱萸、黄连。

8. 脾胃虚寒

主症：胃脘隐痛，泛吐清水，喜温喜按，纳差，便溏，神疲乏力，或畏寒肢冷。舌淡，脉细弱。

治法：健脾益气，温胃止痛。

方药：黄芪建中汤加减。黄芪 18g，白芍 15g，桂枝 10g，白术 12g，党参 15g，干姜 6g，木香 6g（后下），大枣 5 枚。水煎服。寒胜痛甚加党参、干姜；痛发时合良附丸；痛止后可用香砂六君子丸调理。

五、其他疗法

1. 简验方

（1）乌芍散（乌贼骨、白芍、甘草，按 3：1：1 的剂量比例配制）3g，白及粉 3g 和匀凋服每日 2 ～ 3 次，用于胃痛，有吐血便血者。

（2）桃仁、五灵脂各 15g，微炒为末，米醋为丸如小豆粒大，每服 15 ～ 20 粒，开水送服，孕妇忌服，治血瘀胃痛。

（3）姜黄 15g，炒香附 15g，研细末，每服 2 ～ 3g 治胃脘气滞作痛。

（4）荜澄茄、白豆蔻各等分，研细末，每服 2 ～ 3g，治胃寒痛。

（5）鸡内金 10g，香橼皮 10g。研细末，每服 1 ～ 2g，治食积胃脘胀痛。

（6）百合 30g，丹参 20g，水煎空腹服，治虚热胃痛。

（7）莱菔子 15g 水煎，送服木香面 4.5g，治食积胃痛。

（8）黑香附 12g，砂仁 3g，甘草 3g，研细末，每服 2 ～ 3g，治气痛。

（9）沉香、肉桂粉各 1g，温开水调服，每日 2 ～ 3 次，用于胃痛寒凝气滞者。

（10）五灵脂 9g，枯矾 4.5g，共研细粉，分两次开水送服，治血瘀胃痛。

2. 针灸

（1）针刺内关、足三里、中脘，适用于各种胃痛。

（2）艾灸中脘、足三里、神阙，适用于虚寒性胃痛。

3. 外治法

腰脐膏（沉香、小茴香、乳香、肉桂、麝香）每次 1 张，微火化开，贴脐腹，功能温中散寒，暖腹止痛，用于脾胃虚寒胃痛。

六、病案选录

杨 ××，男，62 岁，2014 年 12 月 4 日初诊。

病史：胃痛 1 个多月，饭后疼痛加重，伴纳呆，反酸、受凉易发，遇温则适，过去有胃痛史已十余年。苔白、脉沉细。

辨证施治：患者年老体弱，久病身虚，脾胃虚寒为其本，气滞血瘀为其标，治宜温中健脾，理气活血，标本兼治。

处方：高良姜 9g，香附 9g，吴萸 6g，蒲黄 9g，五灵脂 9g，白芷 9g，枳壳 9g，草蔻 9g，白芍 15g，甘草 6g。

二诊：上方服 2 剂，胃痛减轻，已不反酸，食欲也好转。脉舌如前。效不更方。

三诊：胃脘不痛，食欲增进，苔薄白，脉有起色。遵原方服用，以巩固之。

第二节　吐酸

一、概述

吐酸即泛吐酸水之意，常与胃痛兼见，但亦可单独出现。常见于西医的消化性溃疡病、慢性胃炎和消化不良等。

二、辨证论治

1. 脾胃虚寒

主症：吐酸时作，兼吐清水，口淡喜暖，脘闷食少，少气懒言，肢倦不温，大便时溏。舌淡苔白，脉沉弱或迟缓。

治法：温中散寒，和胃制酸。

方药：吴茱萸汤合香砂六君子汤。

常用药：党参、白术、茯苓、甘草——甘温益胃；陈皮、半夏、香附、砂仁——行气降逆；吴茱萸——辛通下达以开郁结；生姜、大枣——温胃散寒补虚。

2. 肝胃郁热

主症：吐酸时作，胃脘灼热，口苦而臭，心烦易怒，两胁胀闷。舌红，脉弦。

治法：泄肝和胃。

方药：左金丸加味。

黄连——直折肝火；吴茱萸——辛通下达开郁结；白芍——敛肝养阴；竹茹——清热化痰；川楝子——行气导滞；鸡内金——消积化滞；牡蛎、石决明——制酸；或加乌贼骨、煅瓦楞。

3. 湿阻于胃

主症：吐酸时作，喜唾涎沫，时时欲吐，胸脘痞闷，嗳气则舒，不思饮食。舌淡红，苔白滑，脉弦细或濡滑。

治法：化湿和胃，理气解郁。

方药：越鞠丸加减。苍术、白豆蔻——燥湿化痰；香附、厚朴、枳壳——行气导滞；神曲——健胃消食；栀子——清化郁热；生姜——温胃和胃。苍术、白豆蔻——燥湿化痰；香附、厚朴、枳壳——行气导滞；神曲——健胃消食；栀子——清化郁热；生姜——温胃和胃。

三、其他疗法

1. 针灸疗法　针刺中脘、内关、足三里。热证加刺阳陵泉，用泻法；寒证用补法，并加艾灸。

2. 饮食疗法

（1）凤凰衣粥：鸡蛋壳若干，去内膜洗净炒黄研末，每次6g加入热粥中服食。寒热证均宜。

（2）白胡椒海螵蛸煲猪肚：白胡椒12g，海螵蛸20g，猪肚1个，先将海螵蛸、白胡椒（打碎）放入洗净的猪肚内，并加入少量清水，然后把猪肚两端用线扎紧，慢火煮至烂熟，去海螵蛸及胡椒，调味分次食肉饮汤。适用于寒证吐酸。

第三节　噎膈

一、概述

噎膈是因饮食不节、七情内伤、久病年老致食管狭窄，或津枯血燥致食管干涩，出现吞咽食物梗噎难下，甚则不能下咽入胃，食入即吐为主要表现的病证。噎膈的证候表现较为复杂，一般规律是初起只表现为吞咽食物噎塞不顺，尚可咽下，继则随着噎塞的逐渐加重，出现固体食物难以下咽、汤水可入，最后汤水不下，咽后即吐。随着病邪日深，饮食逐渐不得，导致胃之阴津、脾之阳气均衰竭，出现全身虚脱，病情危重难医。也有终生梗噎不顺，一直未出现食饮格拒不下之症者。

西医学的食管癌、贲门癌，以及食管憩室、食管狭窄、食管炎、食管贲门失弛缓症、贲门痉挛、胃神经官能症等病症出现噎膈症状表现时，可参考本节内容辨证论治。

二、临床表现

初起咽部或食管内有异物感，进食时偶有滞留感，或轻度梗阻感；病情加重后呈持续性进行性吞咽困难，甚至食不得入，或食入即吐，夹有痰涎。常伴有咽部干燥，胃脘不适，胸膈疼痛，甚则形体消瘦、肌肤甲错、精神疲惫等。

三、相关检查

胃镜检查为首选方法，可直接观察食管、贲门、胃体及病灶形态，并可在直视下作活组织病理学检查以确定病性。食管 X 线钡餐造影检查可观察到食管的蠕动，内壁的充盈、龛影、黏膜的变化，以及狭窄程度。食管 CT 扫描检查可显示食管与邻近纵隔器官的关系，但难以发现早期轻微病变。

四、鉴别诊断

1. 噎膈与反胃　二者均有食入即吐的症状。但噎膈以本虚标实为基本病理性质，正虚以阴虚有热为主，初起无呕吐，后期格拒，食物难下，食入即吐，此时病情较重，预后不良。反胃以正虚为主，多系阳虚有寒，饮食能顺利下咽，但经久复出，朝食暮吐，暮食朝吐，宿食不化，病证较轻，预后良好。

2. 噎膈与梅核气　二者症状均有咽中异物感。噎膈系痰积、瘀血等有形之物为主郁阻于食管致吞咽困难。梅核气是患者自觉咽中如有物梗阻，咯之不出，咽之不下，但饮食下咽顺利，无阻塞，以气机郁滞为主，为无形之邪所致。

五、辨证论治

（一）辨证要点

1. 辨标本虚实主次　噎膈以正虚为本，夹有气滞、痰积、血瘀等标实之证。因忧思恼怒、饮食所伤，致气滞、痰积、血瘀者，以实为主；因热饮伤津、年老久病伤肾而致津枯血燥，甚则气虚阳微者，属虚。病变初期病程短者多属实，或实中夹虚；病变中后期病程长者多以虚为主，或虚中夹实。实证主要以吞咽困难，梗塞不顺，胸膈胀痛为证候特点；虚证主要以食管干涩，饮食不下，或食入即吐为证候特征。临床又常见虚实夹杂之证候，尤当详辨其主次。

2. 辨病理性质　本病初起以标实为主，当辨其气、痰、瘀三者的主次，一般先见痰气交阻，若病情发展则为瘀血内结；病久往往由实转虚，多表现为阴血枯槁，终致气虚阳微。临床以邪实正虚并见者为多。若病程短，咽中不适，略有噎塞，重者吞咽欠利，饮食不减，症状发生和加重与情志因素有密切关系，多责之于气；若吞咽不利或困难，呕吐痰涎，胸闷，苔腻，脉滑，多责之于痰；若病程久，胸骨后疼痛固定，饮食难下，呕吐紫红色血，舌紫，脉细或涩，则多责之于瘀。病程日久正虚为主，见形体消瘦，皮肤干枯，舌红少津者，为津枯血燥；出现面色㿠白，形寒肢冷，面浮足肿为主者，为气虚阳微。临证时必须辨明标本的各自性质。

（二）治疗原则

本病的治疗旨在扶正与祛邪，当按邪正虚实主次，权衡标本缓急而施治。以开郁理气、滋阴润燥为治疗原则。且根据具体病情、病期的不同，有所侧重地运用理气、化痰、祛瘀之法。如初期标实为主，重在理气、化痰、行瘀，伴有火盛者结合清热解毒，少佐扶正、滋阴润燥之品；后期以本虚为主，重在扶正，应根据阴血枯槁和阳气衰微的不同，分别治以滋阴润燥或温补中阳，并可酌情配用理气、化痰、散瘀之品。根据标本虚实的主次缓急确定相应治法，病变初期或标实为主者，重在治标，适当补虚。治标不可过用辛散香燥之品，以免伤及津液，治本应注意顾护胃气。

（三）分证论治

1. 痰气交阻证

主症：吞咽时自觉食管梗阻不畅，胸膈痞满，甚则疼痛，情志舒畅时症减，精神抑郁时加重；伴嗳气呃逆，呕吐痰涎，口干咽燥，大便艰涩；舌质红，苔薄腻，脉弦滑。

病机：本证以痰气交阻，郁热伤津为主要病机。痰气交阻，食管不利则吞咽梗阻不畅，胸膈痞闷，甚则作痛；情绪舒畅，气机调畅则病减，精神抑郁则气机郁结，故病重，初期以气郁为主，易见此象；痰气交阻食管，易犯胃，胃气上逆，则嗳气呃逆，呕吐痰涎；气郁痰阻，津液不能上承下达，且郁热伤津，故咽干口燥，大便艰涩；舌质红、苔薄腻、脉弦滑皆为痰气交阻且郁热伤津之征象。本证以哽噎不畅，胸膈痞满，易随情绪增减，伴痰气交阻征象为辨证要点。

治法：开郁化痰，润燥降气。

方药：启膈散加减。若泛吐痰涎多，可加全瓜蒌、陈皮、半夏，或含化玉枢丹，以增化痰之力；若嗳气呕吐明显，加旋覆花、代赭石、姜汁增降逆和胃之效；若气郁化火，心烦口干，加山豆根、金果榄、栀子等增强清解郁热之效；若津伤较重，大便干涩，舌红少津，加玄参、天花粉、蜂蜜增强润燥生津之功；大便不通，加大黄、莱菔子等，便通即止，不可久用。

2. 津亏热结证

主症：吞咽梗塞而痛，水饮可下，食物难入，或入而复出，甚则滴水不入；伴胸背灼痛，五心灼热，口燥咽干，渴欲冷饮，大便干结，以及形体消瘦，肌肤干枯；舌质红而干或带裂纹、脉弦细数。

病机：本证以胃津亏耗、胃失润降为主要病机。胃津亏耗，食管失于濡润，故吞咽时梗塞作痛；初期食管郁结不重，且进水则食管得润，故水饮尚可下，但固体食物则难下；热结食管，胃气上逆，故食后复出；津亏热结，其热在阴，故五心烦热；热结津伤，胃肠枯燥，故口燥咽干，渴欲冷饮，大便干结；胃不受纳，无以化生精微，故形体消瘦，肌肤干枯；舌质红而干或带裂纹、脉弦细数皆为津亏热结之征象。本证以吞咽梗塞症状较重，伴津亏热结征象为辨证要点。

治法：滋阴养血，清热生津。

方药：沙参麦冬汤加减。若胃火偏盛，加用山栀、黄连、芦根、山慈菇、山豆根、白花蛇舌草、半枝莲等清胃泻火解毒；食入即吐者加竹茹、生姜汁和胃止呕；若阴津枯竭，肠道失润，大便干结，加火麻仁、瓜蒌仁、何首乌润肠通便；若火盛灼津，大便不通，腹中胀满，可用大黄甘草汤泻热存阴，但宜中病即止；若食管干涩，口燥咽干，可另用五汁安中饮频频呷服，生津润燥，降胃散结。

3. 瘀血内结证

主症：饮食难下，甚则滴水不入，或虽下而复吐；胸膈疼痛，固定不移，面色暗黑，肌肤枯槁，形体消瘦；舌质紫暗，脉细涩。

病机：本证以瘀血内结为主要病机。病情深重，瘀血内结，阻于食管，因而胸膈疼痛，固定不移，饮食难下，甚则滴水不入；瘀阻位置偏下，则下而复吐；因饮食不入，生化乏源，津血亏虚不能充养肌肤，故肌肤枯槁，形体消瘦；面色暗黑、舌质紫暗、脉细涩皆为瘀血内结之征象。本证以梗噎不入或下而复吐，伴瘀血内结征象为辨证要点。

治法：滋阴养血，破血行瘀。

方药：通幽汤加减。瘀阻重者加乳香、没药、丹参、三七、蜣螂等，增强活血通络之力；瘀结甚者可更加三棱、莪术、炙穿山甲、急性子等，增强破结消瘀之力；若呕吐甚，痰涎多，可加海蛤粉、法半夏、瓜蒌等化痰止呕；若呕吐物如赤豆汁，为吐血，加云南白药化瘀止血；若服药即吐，难以下咽，可含化玉枢丹，开膈降逆后再服汤药。

4. 气虚阳微证

主症：长期吞咽受阻，水饮不下，泛吐大量黏液白沫，肢体浮肿，面色㿠白，精神疲惫，形寒气短，腹胀便溏；舌质淡，苔白，脉细弱。

病机：本证以阴损及阳，脾肾阳衰为主要病机。长期吞咽受阻，病情加重，脾阳衰微，饮食无以受纳和运化，津液输布无权，故饮食不下，泛吐痰涎；阳虚无以运化水谷、水液，故面色㿠白，肢体浮肿，腹胀便溏；舌质淡、苔白、脉细弱皆为气虚阳微之征象。本证以噎膈日久，伴脾肾阳虚证候为辨证要点。

治法：温补脾肾，益气回阳。

方药：补气运脾汤加减。临床应用时可加旋覆花、代赭石增强降逆之力；若泛吐白沫，加吴茱萸、丁香、白蔻仁温胃降逆；若伴明显的口咽干燥、形体消瘦等阴虚征象者，加石斛、麦冬、沙参滋养阴液；肾阳虚征象明显者，可加附子、肉桂、鹿角胶、肉苁蓉等温补肾阳。总之，噎膈的辨治主要是分清虚实的主次。急则治其标，即理气、化痰、行瘀、祛其邪毒；缓则治其本，以补气温阳、滋阴养血为主。临床用药多是虚实兼顾，标本同治。

六、其他疗法

（一）中成药

华蟾素注射液、六神丸、冬凌草片均适用于热毒郁结型；开郁顺气丸适用于气滞痰凝型；平消片适用于痰瘀互结之噎膈。

（二）单验方

（1）大黄鱼鳔100g，将鱼鳔洗净，沥干，用香油炸酥，取出制粉，装瓶备用。每次5g。每日3次，温水送服，可祛风活血、解毒抗癌，用于食管癌、胃癌。

（2）活壁虎5条，白酒500mL，用锡壶盛酒，将活壁虎放入，2天后可以服用。每次10mL，慢慢呷之，每日3次，饭前半小时服用。有祛瘀消肿之效，用于食管癌梗阻者。

（3）姜半夏、姜竹茹、旋覆花、代赭石、广木香、公丁香、沉香曲、豆蔻、川楝子、川朴、南北沙参、天麦冬、石斛、急性子、蜣螂、当归、仙鹤草。水煎服，日1剂。

（4）八仙膏。用藕汁、姜汁、梨汁、萝卜汁、甘蔗汁、白果汁、竹沥、蜂蜜等份和匀蒸熟，适量饮之，治疗噎食。

第四节　反胃

一、概述

反胃是饮食入胃，宿谷不化，经过良久，由胃反出的病证。西医学的胃、十二指肠溃疡，胃黏膜脱垂症，胃部肿瘤，胃神经官能症等，凡并发胃幽门痉挛、水肿、狭窄，引起胃排空障碍，而出现反胃症状者，可参考本篇内容辨证论治。

主症：食后脘腹胀满，朝食暮吐，暮食朝吐，宿谷不化，吐后转舒，神疲乏力，面色少华，手足不温，大便溏少，舌淡苔白滑，脉细缓无力。

治法：温中健脾，降气和胃。

方药：丁香透膈散（人参、白术、丁香、半夏、木香、香附、炙甘草、砂仁、神曲、白豆蔻、麦芽）。若吐甚者，加代赭石、旋覆花；若脾胃虚寒，四肢不温者加附子、干姜，若面色㿠白，四肢清冷，腰膝酸软，肾阳不足者，用右归丸。

二、其他疗法

简验方：

（1）雪梨1个，丁香50粒，梨去核，放入丁香，外用纸面包好，煨熟吃。

（2）守官1～2只（去腹由杂物），鸡蛋1个。用法：将鸡蛋一头打开，装入壁虎蒸熟，每日服1个，连服数日。

（3）木香调气散（《证治汇补》）。白豆蔻、丁香、木香、檀香、砂仁、甘草。

三、预防与调摄

此证之预防，就注意劳逸结合，增强体质；要怡情放怀，避免精神刺激；勿过量饮酒和恣食辛辣食物，免伤胃气；应外避六淫，免除外因之干扰。在治疗中，宜内观静养，薄滋味，忌香燥，戒郁怒，禁房事。

第五节　呃逆

呃逆是指胃气上逆动膈，以气逆上冲，喉间呃呃连声，声短而频，令人不能自止为主要临床表现的病证。呃逆古称"哕"，又称"哕逆"。西医学中的单纯性膈肌痉挛即属呃逆。而胃肠神经官能症、胃炎、胃扩张、胃癌、肝硬化晚期、脑血管病、尿毒症，以及胃、食管手术后等其他疾病所引起的膈肌痉挛，均可参考本节辨证论治。

一、病因病机

呃逆的病因有饮食不当，情志不遂，脾胃虚弱等。

（1）饮食不当：进食太快太饱，过食生冷，过服寒凉药物，致寒气蕴蓄于胃，胃失和降，胃气上逆，并可循手太阴之脉上动于膈，使膈间气机不利，气逆上冲于喉，发生呃逆。如《丹溪心法·咳逆》曰："咳逆为病，古谓之哕，近谓之呃，乃胃寒所生，寒气自逆而呃上。"若过食辛热煎炒，醇酒厚味，或过用温补之剂，致燥热内生，腑气不行，胃失和降，胃气上逆动膈，也可发为呃逆。如《景岳全书·呃逆》曰："皆其胃中有火，所以上冲为呃。"

（2）情志不遂：恼怒伤肝，气机不利，横逆犯胃，胃失和降，胃气上逆动膈；或肝郁克脾，或忧思伤脾，脾失健运，滋生痰浊，或素有痰饮内停，复因恼怒气逆，胃气上逆挟痰动膈，皆可发为呃逆。正如《古今医统大全·咳逆》所说："凡有忍气郁结积怒之人，并不得行其志者，多有咳逆之证。"

（3）正气亏虚或素体不足：年高体弱，或大病久病，正气未复，或吐下太过，虚损误攻等，均可损伤中气，使脾胃虚弱，胃失和降；或胃阴不足，不得润降，致胃气上逆动膈，而发生呃逆。若病深及肾，肾失摄纳，冲气上乘，挟胃气上逆动膈，也可导致呃逆。如《证治汇补·呃逆》提出："伤寒及滞下后，老人、虚人、妇人产后，多有呃症者，皆病深之候也。"

呃逆的病位在膈，病变关键脏腑为胃，并与肺、肝、肾有关。胃居膈下，肺居膈上，膈居肺胃之间，肺胃均有经脉与膈相连；肺气、胃气同主降，若肺胃之气逆，皆可使膈间气机不畅，逆气上出于喉间，而生呃逆；肺开窍于鼻，刺鼻取嚏可以止呃，故肺与呃逆发生有关。产生呃逆的主要病机为胃气上逆动膈。

二、临床表现

呃逆的主要表现是喉间呃呃连声，声音短促，频频发出，患者不能自制。临床所见以偶发者居多，为时短暂，多在不知不觉中自愈；有的则屡屡发生，持续时间较长。呃声有高有低，间隔有疏有密，声出有缓有急。发病因素与饮食不当、情志不遂、受凉等有关。本病常伴胸膈痞闷，胃脘嘈杂灼热，嗳气等症。

三、诊断

（1）临床表现以喉间呃呃连声，声短而频，令人不能自止为主症。

（2）常伴胸膈痞闷，胃脘嘈杂灼热，嗳气，情绪不安等症。

（3）多有饮食不当、情志不遂、受凉等诱发因素，起病较急。

（4）呃逆控制后，作胃肠钡剂X线透视及内窥镜等检查，有助于诊断。

四、鉴别诊断

（1）干呕与呃逆同有胃气上逆的病机，同有声无物的临床表现，二者应予鉴别。

（2）呃逆的特点是气从膈间上逆，气冲喉间，其声短促而频；干呕的特点为胃气上逆，冲咽而出，其声长而浊，多伴恶心，属于呕吐病，不难鉴别。

（3）嗳气与呃逆也同属胃气上逆，有声无物之证，然呃逆的特点为声短而频，令人不能自制；嗳气的特点则是声长而沉缓，多可自控。

五、辨证论治

（一）辨证要点

1. 辨病情轻重　呃逆有轻重之分，轻者多不需治疗，重者才需治疗，故须辨识。若属一时性气逆而作，无反复发作史，无明显兼证者，属轻者；若呃逆反复发作，持续时间较长，兼证明显，或出现在其他急慢性疾病过程中，则属较重者，需要治疗。若年老正虚，重病后期及急危患者，呃逆时断时续，呃声低微，气不得续，饮食难进，脉细沉弱，则属元气衰败、胃气将绝之危重症。

2. 辨寒热虚实　呃声沉缓有力，胃脘不舒，得热则减，遇寒则甚，面青肢冷，舌苔白滑，多为寒证；呃声响亮。声高短促，胃脘灼热，口臭烦渴，面色红赤，便秘溲赤，舌苔黄厚，多为热证；呃声时断时续，呃声低长，气出无力，脉虚弱者，多为虚证；呃逆初起，呃声响亮，声频有力，连续发作，脉实者，多属实证。

3. 治疗原则　呃逆一证，总由胃气上逆动膈而成，故治疗原则为理气和胃、降逆止呃，并在分清寒热虚实的基础上，分别施以祛寒、清热、补虚、泻实之法。对于重危病证中出现的呃逆，急当救护胃气。

（二）分证论（治）

1. 实证

（1）胃中寒冷

主症：呃声沉缓有力，胸膈及胃脘不舒，得热则减，遇寒则甚，进食减少，口淡不渴，舌苔白，脉迟缓。

治法：温中散寒，降逆止呃。

方药：丁香散。方中丁香、柿蒂降逆止呃，高良姜、甘草温中散寒。若寒气较重，胸脘胀痛者，加吴茱萸、肉桂、乌药散寒降逆；若寒凝食滞，脘闷嗳腐者，加莱菔子、槟榔、半夏行气导滞；若寒凝气滞，脘腹痞满者，加枳壳、厚朴、陈皮；若气逆较甚，呃逆频作者，加刀豆子、旋覆花、代赭石以理气降逆；若外寒致呃者，可加紫苏、生姜。

（2）胃火上逆

主症：呃声洪亮有力，冲逆而出，口臭烦渴，多喜饮冷，脘腹满闷，大便秘结，小便短赤，苔黄燥，脉滑数。

治法：清热和胃，降逆止呃。

方药：竹叶石膏汤。方中竹叶、生石膏清泻胃火，人参（易沙参）、麦冬养胃生津，半夏和胃降逆，粳米、甘草调养胃气。可加竹茹、柿蒂以助降逆止呃之力。若腑气不通，痞满便秘者，可用小承气汤通腑泄热，亦可再加丁香、柿蒂，使腑气通，胃气降，呃逆自止。若胸膈烦热，大便秘结，可用凉膈散。

（3）气机郁滞

主症：呃逆连声，常因情志不畅而诱发或加重，胸胁满闷，脘腹胀满，纳减嗳气，肠鸣矢气，苔薄白，脉弦。

治法：顺气解郁，降逆止呃。

方药：五磨饮子。方中木香、乌药解郁顺气，枳壳、沉香、槟榔宽中行气。可加丁香、代赭石降逆止呃，川楝子、郁金疏肝解郁。若心烦口苦，气郁化热者，加栀子、黄连泄肝和胃；若气逆痰阻，昏眩恶心者，可用旋覆代赭汤降逆化痰；若痰涎壅盛，胸胁满闷，便秘，苔浊腻者，可用礞石滚痰丸泻火逐痰；若瘀血内结，胸胁刺痛，久呃不止者，可用血府逐瘀汤活血化瘀。

2. 虚证

（1）脾胃阳虚

主症：呃声低长无力，气不得续，泛吐清水，脘腹不舒，喜温喜按，面色㿠白，手足不温，食少乏力，大便溏薄，舌质淡，苔薄白，脉细弱。

治法：温补脾胃，和中降逆。

方药：理中汤。方中人参、白术、甘草甘温益气，干姜温中散寒。可加吴茱萸、丁香温胃平呃，内寒重者，可加附子、肉桂。若嗳腐吞酸，夹有食滞者，可加神曲、麦芽；若脘腹胀满，脾虚气滞者，可加香附、木香；若呃声难续，气短乏力，中气大亏者，可用补中益气汤；若病久及肾，肾失摄纳，腰膝酸软，呃声难续者，可分肾阴虚、肾阳虚而用金匮肾气丸、七味都气丸。

（2）胃阴不足

主症：呃声短促而不得续，口干咽燥，烦躁不安，不思饮食，或食后饱胀，大便干结，舌质红，苔少而干，脉细数。

治法：益胃养阴，和胃止呃。

方药：益胃汤。方中沙参、麦冬、玉竹、生地甘寒生津，滋养胃阴。可加炙枇杷叶、柿蒂、刀豆子以助降逆止呃之力。若神疲乏力，气阴两虚者，可加人参、白术、山药；若咽喉不利，胃火上炎者，可用麦门冬汤；若日久及肾，腰膝酸软，五心烦热，肝肾阴虚，相火挟冲气上逆者，可用大补阴丸加减。

六、其他疗法

1. 简验方

（1）刀豆子10g（杵碎），枇杷叶6g，水煎服，适用于一般呃逆。

（2）荜澄茄、高良姜等分，研末，每服3g（水煎剂量加倍），适用于胃寒呃逆。

（3）柿蒂9g，水煎服。

（4）鲜姜、蜂蜜各30g。用法：鲜姜取汁去渣，与蜂蜜共同调匀，一次服下。

（5）南瓜蒂4只，水煎服，连服3～4次。

（6）枇杷叶30～90g，刷去毛，以水2碗，浓煎成1碗服。

（7）姜半夏10g，荔枝核24g，荷叶蒂21g，水煎服。

2. 针灸

主穴：内关、膈俞。

配穴：足三里、中脘、太冲。

治法：先刺主穴，用中强刺激手法。体虚呃逆不止者，用艾柱直接灸膈俞、足三里。

七、预防与调摄

预防本病，平时要注意寒温适宜，避免外邪犯胃。注意饮食调节，不要过食生冷及辛热煎炸之物。患热病时不要过服寒凉。患寒证时不要妄投温燥。要情志舒畅、以免肝气逆乘肺胃。若呃逆是并发于一些急慢性疾病过程中，要积极治疗原发病证，这是十分重要的预防措施。呃逆的轻症，多能逐渐自愈，无须特别治疗和护理。若呃逆频频发作，则饮食要进易消化食物，粥面中可加姜汁少许，以温宣胃阳，降气止呃。一些虚弱患者，如因服食补气药过多而频频呃逆者，可用橘皮、竹茹煎水温服。

第六节　泄泻

一、概述

泄泻以排便次数增多，粪质稀薄或完谷不化，甚则泻出如水样为特征，以大便溏薄而势缓者为泄，大便清稀如水而直下者为泻。两者虽有轻重，但无明确区别，统称泄泻。泄泻与西医所说腹泻含义相似，可见于多种疾病，凡因消化器官发生器质性或功能性病变而致的腹泻。有各种细菌性食物中毒、肉食中毒等，有急性肠道感染，如病毒性肠炎、急性细菌性痢疾、霍乱、副霍乱等。有其他原因的急性肠炎，如急性出血性坏死性肠炎等。还有肠结核、结肠炎、结肠过敏症等都包括在中医泄泻的范畴。

二、临床表现

泄泻是以排便次数比正常增多，粪质稀溏，或如水注，腹痛肠鸣，食少腹胀或发热口渴等作为主要诊断依据。有暴饮暴食或误食不洁之物的病史。本病多发于夏秋季节，但一年四季均可发病。

三、鉴别诊断

泄泻与痢疾、霍乱均有大便次数增多，大便稀溏，甚则如水样，或完谷不化，或挟脓血，腹痛等。但痢疾以腹痛、里急后重、便脓血为主症。然霍乱是以吐泻并作，来势急骤、病情凶险，甚则腹中挛痛，汗出肢冷津竭亡阳之候，《伤寒论·辨霍乱病脉证治》："呕吐而利，是名霍乱。"

四、辨证论治

（一）辨证要点

1. 辨轻重缓急　泄泻而饮食如常，说明脾胃未败，多为轻症，预后良好；泻而不能食，形体消瘦，或暑湿化火，暴泄无度，或久泄滑脱不禁，均属重症。急性泄泻发病急，病程短，常以湿盛为主；慢性泄泻发病缓，病程较长，易因饮食不当、劳倦过度即复发，常以脾虚为主。或病久及肾，导致命门火衰，脾肾同病而出现五更泄泻。

2. 辨寒热虚实　粪质清稀如水，腹痛喜温，完谷不化，多属寒证；粪便黄褐，味臭较重，泻下急迫，肛门灼热，多属热证；凡病势急骤，脘腹胀满，腹痛拒按，泻后痛减，小便不利者，多属实证；凡病程较长，腹痛不堪且喜按，小便利，口不渴，多属虚证。

3. 辨泻下之物　大便清稀，或如水样，气味腥秽者，多属寒湿之证；大便稀溏，其色黄褐，气味臭秽，多为湿热之证；大便溏垢，臭如败卵，完谷不化，多为伤食之证。

4. 辨久泻的特点　久泻迁延不愈，倦怠乏力，稍有饮食不当，或劳倦过度即复发，多以脾虚为主；泄泻反复不愈，每因情志不遂而复发，多为肝郁克脾之证；五更飧泄，完谷不化，腰酸肢冷，多为肾阳不足。

（二）分证论治

1. 寒湿泄泻

主症：泄泻清稀，状似鸭溏，甚则如水泊下注、腹痛肠鸣，得热则减，脘闷不欲食，四肢发冷，面色青黄。轻则舌质淡，苔薄白，脉浮。寒重则脉沉迟或细弱。

治法：解表散寒，芳香化湿。

方药：藿香正气散加减。藿香12g，紫苏叶10g，白芷9g，厚朴10g，大腹皮9g，法半夏12g，陈皮6g，茯苓12g，甘草6g。水煎服。若表寒较重者可加荆芥、防风；若湿困较重者，兼见胸闷纳呆，肢体倦怠，舌苔白腻，脉象濡缓，可加苍术、木香。

2. 湿热泄泻

主症：腹痛即泻，泻下急迫，粪色黄褐臭，肛门灼热，心烦口渴，小便短赤，苔黄腻，脉濡数。

治法：清热利湿。

方药：葛根芩连汤加减。葛根20g，黄芩12g，黄连10g，金银花15g，茯苓12g，绵茵陈15g，藿香12g，车前子15g，木香6g（后下），火炭母20g，甘草6g。水煎服。兼见呕吐者，加姜半夏、姜竹茹；兼有食滞者，加山楂、谷芽、神曲；偏湿重者加薏仁、厚朴；若有外感风热表证者加连翘、薄荷。若在夏暑之间，发热头重，烦渴自汗等是暑湿入侵，表里同病，用新加香薷饮合六一散以解暑清热，利湿止泻。

3. 伤食泄泻

主症：腹痛肠鸣，大便臭如败卵，泻后痛减，脘腹痞满，纳呆，嗳腐吐酸，恶食，苔垢浊或厚腻，脉滑稍数。

治法：消食导滞。

方药：保和丸加减。山楂15g，神曲12g，法半夏10g，茯苓15g，陈皮6g，连翘12g，布渣叶15g，麦芽 15g，甘草 6g。水煎服。若食滞较重，脘腹胀满者，加枳实、槟榔或大黄以消导积滞，清利湿热。

4. 脾虚泄泻

主症：泄泻稀溏、完谷不化，不思饮食，稍进油腻则泄泻加重，脘腹痞满，按之则舒，倦怠乏力，面色萎黄。舌质淡红，边有齿痕、苔白，脉细弱无力。

治法：健脾益气。

方药：参苓白术散。党参 18g，白术 15g，茯苓 12g，山药 15g，扁豆 12g，陈皮 6g，砂仁 6g（后下），薏苡仁 15g，鸡内金 10g，黄芪 12g，神曲 10g，炙甘草 6g。水煎服。若脾阳虚衰，阴寒内盛，亦可用附子理中汤以温中散寒。若久泻不愈，中气下陷而兼有脱肛者，可用补中益气汤。

5. 肾虚泄泻

主症：黎明前作泄，肠鸣腹痛，缠绵不愈，泻下则安，形寒肢冷，腰膝酸软。舌质淡，苔薄白，脉沉细弱。

治法：温肾健脾，助阳固涩。

方药：四神丸加减。补骨脂 12g，吴茱萸 10g，肉豆蔻 6g，五味子 6g，熟附子 10g，炮姜 9g，党参 15g，白术 12g，炙甘草 6g。水煎服。若年老气虚，中气下陷，久泻不止，加升麻、煨葛根、炙黄芪；或滑泻不止，加诃子肉、赤石脂。

6. 痰饮泄泻

主症：肠鸣辘辘有声，泄水样或泡沫夹黏液便，腹胀食少，泻则胀减，以泻为快。舌质淡，苔薄白微腻，脉弦滑或濡。

治法：健脾利湿，攻痰逐饮。

方药：己椒苈黄丸。防己 12g，椒目 5g，葶苈子（炒）10g，大黄 10g。如痰涎雍盛，加紫苏子 12g，莱菔子 10g。气滞较甚，腹满较重，加川朴 12g，槟榔 10g。如果患者久病体虚，中气不足者，加人参 10g（另炖服），白术 15g，黄芪 24g。

7. 瘀阻肠络

主症：腹痛泄泻，痛有定处，按之痛甚，泻后仍有不尽之感，泻下物多为紫黑血块。舌质紫黯，边有瘀血斑点，脉沉涩。

治法：活血化瘀，行气止痛。

方药：少腹逐瘀汤。小茴香（炒）7 粒，干姜（炒）0.6g，延胡索 3g，没药（研）6g，当归 9g，川芎 6g，官桂 3g，赤芍 6g，蒲黄 9g，五灵脂（炒）6g。

8. 脾虚泄泻

主症：腹痛泄泻，每因情志不畅而发，胸胁痞闷，嗳气食少，泻后痛仍不减，舌质淡红，苔薄白，脉弦。

治法：疏肝扶脾。

方药：痛泻要方。炒白术 90g，白芍（炒）60g，陈皮（炒）45g，防风 60g。若兼有湿热，大便夹有黏冻，加黄连、黄芩清热化湿；气滞胸胁痛甚者，加广木香。

五、其他疗法

1. 简验方

（1）暴泄不止，陈艾一把，生姜 1 块，水煎服。

（2）泄泻口渴，乌梅煎汤，日饮代茶。

（3）芡实、百合各 60g，上 2 味煮稀饭共食治脾虚泄泻。

（4）车前子 15g（包煎），白术 30g，水煎服。每日 1 剂连服 2 ~ 3 天，治外感水泻。

（5）建莲肉 500g，蜂蜜适量。炒研末，炼蜜为丸，每次开水吞服 3g，一日 3 次，适用久泻。

2. 针灸

（1）急性腹泻：针刺上巨虚（双）、天枢（双）、足三里（双）。

（2）慢性腹泻：艾灸、上脘、天枢（双）、足三里（双）、关元。

3. 脐疗

（1）大蒜。用法：捣烂，贴敷脐中，适用于虚寒久泻。

（2）胡椒粉。用法：填满脐眼，用纱布盖贴，脐布固定，隔日更换一次，用于脾虚泄泻。

六、预防与调摄

泄泻是临床常见病证，若能及时正确治疗，多能痊愈，预后良好，且不留后遗症。部分患者因暴泻急剧，或治疗失宜，以致气阴两伤，脾胃虚衰，酿成亡阴亡阳之变，终成难治危候、死候者亦不鲜见。

病情向好的方面转化：可以通过脉象和症状来判断泄泻的转归。《金匮要略·下利病脉证治》说："下利脉沉弦者，下重也。""脉大者为未止，脉微弱数者，为欲自止，虽发热不死。"

病情转重：因饮食，起居，治疗失宜致病情加重。《素问·太阴阳明论》说："食欲不节，起居不时。则阴受之，阴受之则五脏，入五脏则慎满闭塞，下为飧泄，久为肠澼。"

难治证候：泄泻日久，脉实大者，不能食者难治。《素问·平人气象论》"泄而脱，血脉实者，皆难治。命曰反四时也。"《脉经·泄利之脉》"脉实紧，胃中有寒、苦不能食，时时利者，难治"。

泄泻之危候：《医宗金鉴·泄泻总括》"泄泻形衰脉实大，五虚哕逆手足寒，大孔直出无禁止，下泻上嗽命多难。"

要加强锻炼，增强体质，使脾旺不易受邪；消灭苍蝇，加强饮食卫生和水源管理，不吃腐败变质的食物，不喝生水，生吃瓜果要烫洗，要养成饭前便后洗手的良好习惯。泄泻患者要给予流质或半流质饮食，忌食辛热炙煿肥甘厚味。若暴泻耗材胃气，可给予淡盐汤、饭汤、米粥等以养胃气。若属虚寒泄泻，亦可予以淡姜汤饮之，温以振脾阳，调和胃气。

第七节　便秘

一、概念

便秘是指大便排出困难，粪质干燥坚硬，秘结不通，艰涩不畅，排便次数减少或排便间隔时间延长，或虽有便意而排便无力、粪便不干亦难排出的病证。西医学的功能性便秘、便秘型肠易激综合征、各种原因引起的肠黏膜应激能力减弱，或因直肠和肛周疾病、神经性疾病、慢性消耗性疾病、内分泌代谢疾病、结缔组织性疾病、药物作用、精神因素、医源性因素等而出现的便秘，均属本病的范畴，可参照本篇内容并结合辨病处理。至于因肠道或肠道临近脏器的肿瘤压迫，或其他腹腔内疾病并发的便秘，主要应针对原发病进行治疗。

二、源流

《内经》认为大小便的病变与肾的关系密切。如《素问·金匮真言论》说："北方色黑，入通于肾，开窍于二阴。"《伤寒论》则提出阳结、阴结及脾约之分，如《伤寒论·辨脉法》提出："其脉浮而数，能食，不大便者，此为实，名曰阳结也。其脉沉而迟，不能食，身体重，大便反硬，名曰阴结也。"《金匮要略·五脏风寒积聚病脉证并治》曰："趺阳脉浮而涩，浮则胃气强，涩则小便数，浮涩相搏，大便则坚，其脾为约。麻仁丸主之。"其后又有"风秘""气秘""热秘""寒秘""湿秘"及"热燥""风燥"等说。

宋代《圣济总录·卷第九十七·大便秘涩》指出："大便秘涩，盖非一证，皆荣卫不调，阴阳之气相持也。若风气壅滞，肠胃干涩，是谓风秘；胃蕴客热，口糜体黄，是谓热秘；下焦虚冷，窘迫后重，是谓冷秘；或肾虚小水过多，大肠枯竭，渴而多秘者，亡津液也。或胃燥结，时作寒热者，中有宿食也。"将本病的证治分类概括为寒、热、虚、实四个方面。

金元时期，张洁古首倡实秘、虚秘之别，《医学启源·六气方治》说："凡治脏腑之秘，不可一例治疗，有虚秘，有实秘。有胃实而秘者，能饮食，小便赤。有胃虚而秘者，不能饮食，小便清利。"且主张实秘责物，虚秘责气。这种虚实分类法，经后世不断充实和发展，至今仍是临床论治便秘的纲领。《景岳全书·秘结》主张宗仲景把便秘分为阴结、阳结两类，有火的是阳结，无火的是阴结，进一步阐明了两者的病机与治则。

三、病因病机

便秘的发病，多因饮食不节、情志失调、外邪入里、劳倦久病、年老体弱等，导致脏腑功能失调，气血津液紊乱，大肠传导功能失常。

（一）病因

1. 饮食不节　饮酒过多，过食辛辣肥甘厚味，肠胃积热，大便干结；或恣食生冷，致阴寒凝滞，胃肠传导失司，造成便秘。

2. 情志失调　忧愁思虑过度，或久坐少动，每致气机郁滞，不能宣达，通降失常，传导失职，糟粕内停，不得下行，而致大便秘结。

3. 年老体虚　素体虚弱，或病后、产后及年老体虚之人，气血两亏，气虚则大肠传导无力，血虚则津枯肠道失润，甚则致阴阳两虚。阴亏则肠道失荣，以致大便干结，便下困难；阳虚则肠道失于温煦，阴寒内结，便下无力，大便艰涩。

4. 感受外邪　外感寒邪入里，阴寒内盛，凝滞胃肠，失于传导，糟粕不行而成冷秘。热病之后，肠胃燥热，耗伤津液，大肠失润，亦可使大便干燥。

（二）病机

基本病理为大肠传导失常，同时与肺、脾、胃、肝、肾等脏腑的功能失调有关。如胃热过盛，津伤液耗，则肠失濡润；脾肺气虚，则大肠传导无力；肝气郁结，气机壅滞，或气郁化火伤津，则腑失通利；肾阴不足，则肠道失润；肾阳不足，则阴寒凝滞，津液不通，皆可影响大肠的传导，发为本病。各种原因造成的失血、失液、血虚失养、津液不足亦可致便秘。病理性质可概括为寒、热、虚、实4个方面。燥热内结于肠胃者，属热秘；气机郁滞者，属实秘；气血阴阳亏虚者，为虚秘；阴寒积滞者，为冷秘或寒秘。四者之中，以虚实为纲，热秘、气秘、冷秘属实，阴阳气血不足的便秘属虚。寒、热、虚、实之间，常有相互兼夹或相互转化。如热秘久延不愈，津液渐耗，可致阴津亏虚，肠失濡润，病情由实转虚；气机郁滞，久而化火，则气滞与热结并存；气血不足者，如受饮食所伤或情志刺激，则虚实相兼；阳气虚衰与阴寒凝结可以互为因果，见阴阳俱虚之证。

四、诊断与病证鉴别

（一）诊断依据

（1）排便间隔时间超过自己的习惯1天以上，或两次排便时间间隔3天以上，或1周排便次数少于3次。

（2）大便粪质干结，排出困难，或有排便不尽感，或有肛门直肠梗阻和肛门阻塞感。

（3）常伴腹胀、腹痛、口臭、食欲缺乏及神疲乏力、头眩心悸等症。

（4）常有饮食不节、情志内伤、劳倦过度等病史。

（二）病证鉴别

便秘与肠结：肠结多为急症，因大肠通降受阻所致，表现为腹部疼痛拒按，大便完全不通，且无矢气和肠鸣音，严重者可吐出粪便。便秘多为慢性久病，因大肠传导失常所致，表现为腹部胀满，大便干结艰行，可有矢气和肠鸣音，或有恶心欲吐，食纳减少。

（三）相关检查

对于便秘患者，大便常规、隐血试验应是常规检查内容。直肠指检有助于发现直肠癌、痔、肛裂、炎症、狭窄及外来压迫、肛门括约肌痉挛等。腹部平片可有助于确定肠梗阻的部位，对假性肠梗阻的诊断尤有价值。全消化道钡餐透视可了解钡剂通过胃肠道的时间、小肠与结肠的功能状态，能区分慢通过性便秘和排出道阻滞性便秘。结肠镜检查是排除大肠器质性病变的常用方法。对于排出道阻滞性便秘，进行直肠排便摄片可以了解肛门、直肠的结构和功能，排除直肠膨出、肠套叠、直肠脱垂、会阴异常下降等器质性疾病。

五、辨证

（一）辨证思路

便秘应分虚实，实者当辨热秘、气秘和冷秘，虚者当辨气虚、血虚、阴虚和阳虚的不同。热秘症见大便干结，伴腹胀腹痛，口干心烦，面红身热等；气秘症见大便干结，或不甚干结，欲便不得出，伴肠鸣矢气，腹中胀痛，嗳气频作等；冷秘症见大便艰涩，伴腹痛拘急，胀满拒按，手足不温等；气虚证可见大便并不干硬，虽有便意，但排便困难，用力努挣则汗出短气，并伴便后乏力，神疲懒言等；血虚证可见大便干结，面色无华，头晕目眩，心悸气短等症；阴虚证可见大便干结，如羊屎状，伴头晕耳鸣，心烦少眠，潮热盗汗等；阳虚证可见大便不干，排出困难，伴小便清长，四肢不温，腹中冷痛等症。

（二）证候

1. 实秘

（1）热秘

主症：大便干结，腹胀腹痛，口干口臭，面红心烦，或有身热，小便短赤，舌红，苔黄燥，脉滑数。

病机：素体阳盛，或喜食辛辣燥热，好食肥甘厚味，或过饮烈酒，多服温热滋补之品，或外感热证，热邪伤肺，肺胃之津不能下达大肠，致使胃肠积热，耗伤津液，肠道干涩，故大便秘结。热盛于内，积热上蒸，故见面红身热，口干烦渴；热移膀胱，故见小便短赤；舌苔黄燥，脉象滑实为热结津伤之象。本证热结日久伤阴或耗伤正气，可并发阴虚、气虚之证。

（2）气秘

主症：大便干结，或不甚干结，欲便不得出，或便而不爽，肠鸣矢气，腹中胀痛，嗳气频作，纳食减少，胸胁痞满，舌苔薄腻，脉弦。

病机：多因情志不畅，忧愁多虑，气郁不畅，肝失条达，气机阻塞，肝木侮土，胃肠失和所致。气郁化火，腑气不通，浊气不降，大肠气机不畅，传导不利而致便秘。气滞于内，故见胸胁满闷，脘腹胀痛；腑气不降，故见肠鸣矢气，排便不爽；苔白，脉细弦为气滞之象。本证气郁日久化火，或耗伤正气，或推行乏力，可并见热结、气虚、血瘀之证。

（3）冷秘

主症：大便艰涩，腹痛拘急，腹满拒按，胁下偏痛，手足不温，呃逆呕吐，舌苔白腻，脉沉迟。

病机：多因外感阴寒之邪，或内伤久病，阳气耗伤，或过服生冷寒凉、伐伤阳气，阴寒内盛所致。寒凝于内，糟粕固于肠间，而失去正常传导功能，故见排便困难，发为冷秘。阴寒内盛，温煦失权，故见小便清长，喜热怕冷，少腹冷痛；舌淡苔白润，脉沉迟为寒凝之象。阳虚为寒凝之根本，故寒凝证多伴阳虚之证。

2. 虚秘

（1）气虚秘

主症：大便并不干硬，虽有便意，但排便困难，用力努挣则汗出短气，便后乏力，面白神疲，肢倦懒言，舌淡苔白，脉弱。

病机：脾主运化，脾气虚弱，运化失职，糟粕内停，大肠传导无力，故虽有便意而临厕努挣；肺气虚弱，固摄无权，故汗出气短；脾气虚弱，化源不足，故见神疲气怯，肢倦懒言；舌淡苔薄白，脉弱为气虚之象。本证若气虚日久，阳气耗伤，可见并见阳虚之证。

（2）血虚秘

主症：大便干结，面色无华，头晕目眩，心悸短气，健忘，口唇色淡，舌淡苔白，脉细。

病机：妇女产后，或大失血者，阴血丢失，络脉失养，不能下润大肠，肠道干涩，故见大便干结；血虚亦可致气虚，气血双虚，大肠推动乏力，以致大肠失去正常的传导功能，无力使大肠糟粕排出，也可致便秘。血虚则面色淡白无华，唇甲淡白，脉细涩；心血不足，故有心悸健忘；肝血不足，故头晕目眩。本证多与气虚、阴虚并存。

（3）阴虚秘

主症：大便干结，如羊矢状，形体消瘦，头晕耳鸣，两颧红赤，心烦少眠，潮热盗汗，腰膝酸软，舌红少苔，脉细数。

病机：年老体弱，或久病之后，阴液耗伤，尤其形体干瘦阴精亏虚者，使全身脏腑失去濡养，其阴精亏虚，肠燥失养，干涩不畅，可致大便干结，状如羊屎。阴液不能上承，则口干少津；阴虚火旺，可见额红面赤；肾阴不足，故见潮热盗汗，腰膝酸软，眩晕耳鸣；舌红苔少，脉细小数均为阴虚之象。阴虚日久，阴血暗伤，可伴有血虚便秘之证。

（4）阳虚秘

主症：大便干或不干，排出困难，小便清长，面色㿠白，四肢不温，腹中冷痛，或腰膝酸冷，舌淡苔白，脉沉迟。

病机：气虚阳虚之体，或过食寒凉，损伤脾阳，脾阳不足，运化失职，津液不能正常运化输布，故见大便秘结。脾阳不振，阳气不能达于四末，故见畏寒肢冷；或年老体弱，命门火衰，下焦虚寒，故见少腹冷痛，或腰脊冷重，面色青淡；肾阳亏损，下焦温煦失权，阴液不得温而不能蒸发，故见小便清长，大便干或不干。本证多伴有寒凝证和气虚证。

六、治疗

（一）治疗思路

便秘的治疗应用通下为主，但绝不可单纯用泻下药，应针对不同的病因采取相应的治法。实秘为邪滞肠胃，壅塞不通所致，故以祛邪为主，给予泄热、温散、通导之法，使邪去便通；虚秘为肠失润养，推动无力而致，故以扶正为先，给予益气温阳、滋阴养血之法，使正盛便通。如《景岳全书·秘结》曰："阳结者邪有余，宜攻宜泻者也；阴结者正不足，宜补宜滋者也。知斯二者即知秘结之纲领矣。"

（二）基本治法

1. 泄热导滞，润肠通便法

适应证：热秘。

代表方：麻子仁丸加减。

常用药：大黄、枳实、厚朴通腑泄热；麻子仁、杏仁、白蜜润肠通便；芍药养阴和营。

加减：津液已伤，加生地、玄参、麦冬滋阴生津；肺热气逆，咳喘便秘，加瓜蒌仁、苏子、黄芩清肺降气以通便；兼郁怒伤肝，易怒目赤，加服更衣丸以清肝通便；燥热不甚，或药后大便不爽者，可用青麟丸以通腑缓下，以免再秘；若兼痔疮、便血，可加槐花、地榆清肠止血；热势较盛，痞满燥实坚，可用大承气汤急下存阴。

2. 顺气润肠，导滞通下法

适应证：气秘。

代表方：六磨汤加减。

常用药：木香调气；乌药顺气；沉香降气；大黄、槟榔、枳实破气行滞。

加减：腹部胀痛加厚朴、大腹皮、莱菔子以助理气；便秘腹痛，舌红苔黄，气郁化火，加黄芩、栀子、龙胆草清肝泻火；气逆呕吐加旋覆花、代赭石、郁金、枇杷叶；若七情郁结，忧郁寡言者，加白芍、柴胡、合欢皮疏肝解郁；若跌仆损伤，腹部术后，便秘不通，属气滞血瘀者，可加红花、赤芍、桃仁活血化瘀。

3. 温里散寒，通便止痛法

适应证：冷秘。

代表方：温脾汤合半硫丸加减。前方温中散寒，导滞通便，用于冷积便秘，腹痛喜温喜按者；后方温肾祛寒散结，适用于老年虚冷便秘，怯寒，四肢不温者。

常用药：附子温里散寒；大黄荡涤积滞；党参、干姜、甘草温中益气；当归、肉苁蓉养精血，润肠燥；

乌药理气。

加减：便秘腹痛加枳实、厚朴、木香助泻下之力；腹部冷痛，手足不温，加高良姜、小茴香增散寒之功。

4. 益气健脾，润肠通便法

适应证：气虚秘。

代表方：黄芪汤加减。

常用药：黄芪补脾肺之气；麻仁、白蜜润肠通便；陈皮理气。

加减：乏力汗出加白术、党参补中益气；排便困难，腹部坠胀，可合用补中益气汤升提阳气；气息低微，懒言少动，加用生脉散补肺益气；肢倦腰酸，可用大补元煎滋补肾气；脘腹痞满，舌苔白腻，加白扁豆、生薏苡仁健脾祛湿；脘胀纳少加炒麦芽、砂仁和胃导滞。

5. 养血润燥法

适应证：血虚秘。

代表方：润肠丸加减。

常用药：当归、生地滋阴养血；麻仁、桃仁润肠通便；枳壳引气下行。

加减：面白、眩晕甚，加玄参、何首乌、枸杞子养血润肠；手足心热，午后潮热，加知母、胡黄连清虚热；阴血已复，便仍干燥，可用五仁丸润滑肠道。

6. 滋阴通便法

适应证：阴虚秘。

代表方：增液汤加减。

常用药：玄参、麦冬、生地滋阴生津；当归、石斛、沙参滋阴养血，润肠通便。

加减：口干面红，心烦盗汗，加白芍、玉竹助养阴之力；便秘干结如羊屎状，加火麻仁、柏子仁、瓜蒌仁增润肠之效；胃阴不足，口干口渴，可用益胃汤；若肾阴不足，腰膝酸软，可用六味地黄丸；阴亏燥结，热盛伤津，可用增液承气汤增水行舟。

7. 温阳通便法

适应证：阳虚秘。

代表方：济川煎加减。

常用药：肉苁蓉、牛膝温补肾阳；附子、火麻仁润肠通便，温补脾阳；当归养血润肠；升麻、泽泻升清降浊；枳壳宽肠下气。

加减：寒凝气滞，腹胀较甚，加肉桂、木香温中行气止痛；胃气不和，恶心呕吐，加半夏、砂仁和胃降逆。

（三）复法应用

1. 益气养血，滋阴润肠法

适应证：血虚气弱型便秘。症见面色苍白，神疲乏力，头晕，心悸，排便不利，舌淡苔白，脉细弱无力。

代表方：补中益气汤合四物汤加减。前方补益中气，后方养血行滞，两者合用气血双补。

常用药：黄芪、党参补中益气；当归、白芍、熟地黄养血滋阴；白术、茯苓、陈皮健脾助运。

加减：阴虚血燥加玄参、麦冬、生地滋阴生津；便秘干结如羊屎状，加火麻仁、柏子仁、瓜蒌仁润肠通腑。

2. 泄热调肝，行气导滞法

适应证：肝郁化火，气机阻滞之便秘。症见大便干结，坚涩难解，小腹胀痛，口干苦，头胀痛，目眩，烦躁，食少，舌红苔薄黄，脉细弦。

代表方：丹栀逍遥散合六磨汤加减。前方可疏肝清火，健脾养血；后方行气通腑。

常用药：丹皮、栀子清热泻火；柴胡、薄荷疏肝解郁；白芍养血敛阴，柔肝缓急；当归补肝体而助肝阳，使血和则肝和；白术、茯苓、甘草健脾益气；木香、槟榔、枳实破气行滞。

加减：郁热伤阴加生地、麦冬、沙参、玄参滋阴清火；气滞血瘀加桃仁、郁金、丹参、五灵脂化瘀行滞。

（四）其他疗法

1. 单方验方

（1）蔓荆子 60g，水煎服，每日 3 次。用于习惯性便秘。

（2）白术 30g，枳实 15g，水煎服，每日 3 次。用于习惯性便秘。

2. 常用中成药

（1）麻仁润肠丸：功能与主治：润肠泄热，行气通便。适用于肠胃积热，胸腹胀满，大便秘结。用法与用量：每次 1～2 丸，每日 2 次。

（2）六味安消胶囊：功能与主治：和胃健脾，导滞消积，行血止痛。适用于胃脘胀满，消化不良，热结便秘。用法与用量：每次 1.5～3g，每日 2～3 次。

（3）枳术丸：功能与主治：健脾行气。适用于便秘脾虚气滞证。用法与用量：每次 1 袋，每日 2 次。

（4）苁蓉通便口服液：功能与主治：滋阴补肾，润肠通便。适用于中老年人、病后产后等虚性便秘。用法与用量：每次 10～20mL，每日 1 次。

（五）临证概要

1. 掌握通便中药分类，临床应用有的放矢　临床具有泻下作用的中药是治疗便秘的主要药物，依据作用的强弱有攻下、润下及峻下的区别。如大黄、芒硝、番泻叶、芦荟为攻下药；火麻仁、郁李仁、蜂蜜、黑芝麻等为润下药；牵牛子、芫花、大戟、甘遂、巴豆、商陆、千金子为峻下药。另外还可配合使用兼有通便作用的药物，如决明子、何首乌、肉苁蓉、柏子仁、桃仁、杏仁、瓜蒌、牛蒡子、紫菀、无花果等。

2. 攻下宜中病即止，久用易致脏腑损害　泻下药多作用峻猛，或具有毒性，易伤及正气及脾胃，故应中病即止。现代药理学证明长时间使用蒽醌类泻药可导致结肠黑病变和泻剂性结肠。番泻叶及其果实的主要活性成分番泻叶苷，可被大肠杆菌和其他肠道细菌分解成大黄酸蒽酮，后者结构上与丹蒽醌相似，有肝毒性。大黄也含大黄酸蒽酮。有报道称在长期服用番泻叶和其他植物性泻药的患者中发生肥大性骨关节病，或排便增加使液体大量排出体外，引起离子的丢失，造成代谢紊乱，如低钾血症。

3. 滋阴润肠宜合缓下，舟行仍需增液　"水不足以行舟，而结粪不下者"所引起的阴虚型功能性便秘在临床比较多见，当用养阴增液、润肠通便的方法。基本方为增液汤，常有药物有：生地、麦冬、玄参、玉竹、女贞子、墨旱莲、桑葚等。临证时可配合缓下之品，如决明子、何首乌。因津血同源，血虚则阴虚，故当归为常用的养血润肠通便的药物。对于阴血亏虚便秘，当归常配伍黄芪以益气养血，助推动之力；滋阴之品，常合果仁以滑利润肠，如五仁丸。舟行易，津复难，大便通畅后可去泻下之品，续以滋阴养血以固其本。

4. 补气运脾酌加升提，清升方能浊降　所谓欲降先升，故补气药常和升提药合用，以达升清降浊之功，常用升提药如升麻、柴胡、荷叶、桔梗等。气有推动作用，气虚则推动无力，出现排便不畅而便秘，故《伤寒论》中生用、重用白术，起到益气运脾通便的功效，临床多用于气虚便秘。临证时白术和枳实、黄芪和陈皮为常用药对。

5. 行气兼以导滞，疏理气机最相宜　便秘不通，总源于诸多因素导致的气机不通，大肠失于传导。且便秘不通，又易阻滞气机，导致脏腑的气机失调。故调理气机常贯穿便秘治疗的终始。如麻仁丸用枳实、厚朴，黄芪汤用陈皮，润肠丸、济川煎用枳壳。临床调理气机之主方为六磨汤。另外可视证候之轻重、体质之虚实，斟酌选用不同的调气药物，轻度便秘加用陈皮、枳壳、佛手；中度便秘加用青皮、枳实、厚朴、乌药、柴胡；重度便秘加用槟榔、莱菔子、沉香。针对慢性便秘，行气常合导滞，便行则气机易畅。导滞可选攻下之品，如大黄，但要中病即止，不宜久服。

6. 理脏腑之气机，尤重宣开肺气　肺为主气之枢，宣发肃降，是调节人体脏腑气机升降出入的重要器官。且肺与大肠相表里，肺气的开合影响大肠的传导功能。故调肺气是治疗慢性便秘的重要方法之一。治便秘，开肺气，首选紫菀。紫菀和莱菔子相配，可起到开肺气、启魄门的作用。另外可用于调节肺气、治便秘的药物还有枇杷叶、杏仁、桔梗、苏子。

七、特色经验

（一）临证经验

1. 以补为通 便秘多为本虚标实，虚实夹杂，故治疗当"以补为通"，使补虚而不壅滞，通腑而不伤正，虚实兼顾。临证每多选用白术等健脾补气之品。白术微辛，苦而不烈，其力多于散，有较好的健脾和胃之功，脾健胃和，脾升胃降则运化功能正常。白术小剂量以健脾为主，而通导则需大剂量。故以白术治疗便秘，每剂轻则 30g，重者可用至 120g，方能见效，乃取其"补药之体作泻剂，但非重用不为攻"之义。

2. 勿忘理肺 《灵枢·经脉》曰："肺，手太阴之脉，起于中焦，下络大肠，还循胃口，上膈属肺。"《血证论》云："肺移热于大肠则便结，肠津不润则便结，肺气不降则便结。"肺为脏腑的华盖，水之上源，主气而布散津液，倘若肺气宣降失常，津液失于敷布，肠腑乏于濡润，即便燥成秘。治疗时遵"上窍开则下窍自通"，启上开下，提壶揭盖，可治便秘，常用紫菀、桔梗、苦杏仁等，此为宣肺通腑法。

3. 调畅气机 《灵枢·口问》云："中气不足，溲便为之变。"泄泻乃脾升不足为主，便秘属胃降不足为甚。清气不升，浊气不降，均系升降失调，枢机不利所致。临床常用升麻、枳实、川厚朴、香附等调理胃肠气机，与紫菀、杏仁等药配合以开肺气通肠腑，使升降有序，出入有道，则糟粕自除。

4. 祛瘀通导 叶天士倡立"初病在气，久病在血"之说，某些患者便秘症状时间少则数月，多则数十年之久，多属久病入血，久病必瘀。临证酌情加用化瘀之品，如桃仁、莪术、生地黄、当归、酒大黄等，以活血行气，且有"瘀血去，新血生"之意，尤适于气血亏虚，瘀血内结之便秘。

（二）验案举例

案一

黄某，女，58 岁。2012 年 6 月 13 日初诊。习惯性便秘多年，有高血压、高脂血症及痔疮，最近自食香蕉等水果及麻仁丸，大便基本每日一行，先干后稀，腹不胀，但失眠严重，仅 2～3 小时，疲劳，食纳尚可，少有头昏，面黄不华，易汗，苔中部淡黄厚腻，质暗紫，有齿印，脉细滑。脾虚气滞，痰浊瘀阻，腑气不畅，心肾失交。处方：潞党参 12g，生白术 25g，炒枳实 25g，黑芝麻 10g，生首乌 15g，桑葚子 15g，法半夏 10g，槟榔 15g，山楂肉 15g，决明子 15g，酸枣仁 25g，夜交藤 25g，熟大黄 6g，火麻仁 15g，炒莱菔子 10g。7 剂。

二诊：自觉服药后有腹胀，隐痛，排便感，但便意难尽，苔黄腻质暗紫，脉细滑。脾虚气滞，腑气不畅。处方：生黄芪 20g，生白术 25g，炒枳实 25g，当归 10g，全瓜蒌 25g，黑芝麻 10g，火麻仁 15g，生首乌 15g，决明子 15g，桑葚子 12g，山楂肉 15g，夜交藤 20g，大腹皮 10g，炙刺猬皮 12g。12 剂。

三诊：大便基本日行，有时稍软，痔疮好转，但肛门仍有坠胀感，口中黏腻不舒，寐差，苔中黄腻，脉细。上方加炒莱菔子 10g，槟榔 15g，去大腹皮，改夜交藤 25g。14 剂。

四诊：精神改善，大便日行，无腹胀，食量平平，苔中部黄腻质暗，脉细。初诊方再进，以求巩固。

按：本病病机关键是气虚无力推动，因虚而滞，腑气不通，故予补气行气，润肠通腑。同时兼顾其痰浊血瘀，气血不和，心肾不交，可谓标本兼顾。方中刺猬皮凉血止血，降逆止痛，对阴部诸疾如肠风下血、痔疮等有很好的消散作用。

案二

汤某，女，22 岁。2013 年 10 月 10 日初诊。便秘多年，频要蹲厕，欲排不畅，干结如栗，口干，有异味，纳食不香，面有痤疮，苔薄质暗，脉细滑。阴虚燥热，腑气失调。处方：生首乌 15g，火麻仁 15g，决明子 15g，郁李仁 12g，炒枳实 15g，全瓜蒌 20g，大生地 15g，玄参 12g，大麦冬 10g，槟榔 12g，风化硝（冲）3g。7 剂。

二诊：大便趋向通畅，最后稍烂，一度排气较多，口干唇红，牙龈肿痛，舌苔黄，质暗，脉细弦滑。阴虚燥热，腑气不调。处方：生首乌 15g，火麻仁 15g，郁李仁 15g，大生地 15g，玄参 12g，大麦冬 12g，川石斛 10g，炒枳实 20g，全瓜蒌 20g，槟榔 15g，番泻叶（后下）15g。7 剂。药后大便通畅，牙龈肿痛亦消，未再服药，此后因他病来诊，知其多年便秘二诊告愈。

按：本证属阴虚肠燥，故滋液润肠是关键，兼以行气软坚，方以增液汤加味。

八、预后及转归

单纯性便秘，只需用心调治，则其愈较易，预后较佳。若属他病兼便秘者，则需查病情的新久轻重。若热病之后，余热未清，伤津耗液而大便秘结者，调治得法，热去津复，预后易佳。便秘的转归还取决于是否并发其他疾病，如噎膈重症，常兼便秘，甚则粪质坚硬如羊矢，预后甚差。此外，老年性便秘和产后便秘，多属虚证。因气血不复，大便难畅，阳气不通，阴寒不散，便秘难除，因而治疗时难求速效。

九、预防与调护

注意合理膳食，以清淡为主，多吃粗纤维的食物及香蕉、西瓜等水果。按时登厕，养成定时大便的习惯。保持心情舒畅，加强身体锻炼，有利于胃肠功能的改善。可采用食疗法，如黑芝麻、胡桃肉、松子仁等份，研细，稍加白蜜冲服，对阴血不足之便秘，颇有功效。外治可采用灌肠法，如中药保留灌肠或清洁灌肠等。

扫码领取
· 中 医 理 论
· 养 生 方 法
· 健 康 自 测
· 书 单 推 荐

第三章
• • •
肾系病证

第一节　淋证

一、定义

淋证是指由于肾虚，膀胱湿热，气化失司导致，以小便频急，滴沥不尽，尿道涩痛，小腹拘急，痛引腰腹为主要临床表现的一类病证。

二、病因病机

病机关键：湿热蕴结下焦，肾与膀胱气化不利。

1. 膀胱湿热　多食辛热肥甘之品或嗜酒过度，酿成湿热，下注膀胱，或下阴不洁，湿热秽浊毒邪侵入膀胱，酿成湿热，或肝胆湿热下注皆可使湿热蕴结下焦，膀胱气化不利，而见热淋、血淋、石淋、膏淋诸证。

2. 肝郁气滞　恼怒伤肝，肝失疏泄或气滞不宣，郁于下焦，致肝气郁结，膀胱气化不利，发为气淋。

3. 脾肾亏虚　久淋不愈，湿热耗伤正气，或劳累过度，房事不节，或年老、久病、体弱，皆可致脾肾亏虚，发为气淋、膏淋、血淋、劳淋等。总之，淋证的病位在肾与膀胱，且与肝脾有关。其病机主要是肾虚，膀胱湿热，气化失司。肾与膀胱相表里，肾气的盛衰，直接影响膀胱的气化与开合。淋证日久不愈，热伤阴，湿伤阳，易致肾虚；肾虚日久，湿热秽浊邪毒容易侵入膀胱，引起淋证的反复发作。因此，肾虚与膀胱湿热在淋证的发生、发展及病机转化中具有重要的意义。淋证有虚有实，初病多实，久病多虚，初病体弱及久病患者，亦可虚实并见。实证多在膀胱和肝，虚证多在肾和脾。

三、诊断与鉴别诊断

（一）诊断

1. 发病特点　多见于已婚女性，每因疲劳、情志变化、不洁房事而诱发。

2. 临床表现　小便频急，滴沥不尽，尿道涩痛，小腹拘急，痛引腰腹，为各种淋证的主症，是诊断淋证的主要依据。根据各种淋证的不同临床特征，确定不同的淋证。病久或反复发作后，常伴有低热、腰痛、小腹坠胀、疲劳等症。

3. 理化检查　尿常规、尿细菌培养、X线腹部摄片、肾盂造影、双肾及膀胱B超、膀胱镜。

（二）鉴别诊断

1. **癃闭** 二者均可见小便短涩量少，排尿困难。但癃闭以排尿困难，全日总尿量明显减少，点滴而出，甚则小便闭塞不通为临床特征，排尿时不痛，每日小便总量远远低于正常，甚至无尿排出；而淋证以小便频急、滴沥不尽、尿道涩痛、小腹拘急、痛引腰腹为特征，排尿时疼痛，每日小便总量基本正常。

2. **尿血** 二者均可见小便出血，尿色红赤，甚至尿出纯血等症状。尿血多无疼痛之感，虽亦间有轻微的胀痛或热痛；而血淋则小便滴沥而疼痛难忍。其鉴别的要点是有无尿痛。《丹溪心法·淋》曰："痛者为血淋，不痛者为尿血。"

3. **尿浊** 二者均可见小便浑浊。但尿浊排尿时尿出自如，无疼痛滞涩感；而淋证小便频急，滴沥不尽，尿道涩痛，小腹拘急，痛引腰腹。以有无疼痛为鉴别要点。

四、辨证论治

（一）辨证要点

1. **辨明淋证类别** 由于每种淋证都有不同的病机，其演变规律和治法也不尽相同，在此需要辨明淋证类别。辨识的要点是每种淋证的各自特征。起病急，症见发热，小便热赤，尿时热痛，小便频急症状明显，每日小便可达数十次，每次尿量少者为热淋；小便排出沙石或尿道中积有沙石，致排尿时尿流突然中断，尿道窘迫疼痛，或沙石阻塞于输尿管或肾盂中，常致腰腹绞痛难忍者为石淋；小腹胀满明显，小便艰涩疼痛，尿后余沥不尽者为气淋；尿中带血或夹有血块，并有尿路疼痛者为血淋；淋证而见小便浑浊如米泔或滑腻如脂膏者为膏淋；久淋，小便淋沥不已，时作时止，遇劳即发者为劳淋。

2. **辨虚实** 在区别各种不同淋证的基础上，还需辨识证候的虚实。一般而言，初起或在急性发作阶段，因膀胱湿热、沙石结聚、气滞不利所致，尿路疼痛较甚，小便浑浊黄赤者，多为实证；淋久不愈，尿路疼痛轻微，溺色清白见有肾气不足、脾气虚弱之证，遇劳即发者，多属虚证。气淋、血淋、膏淋皆有虚、实及虚实并见之证，石淋日久，伤及正气，阴血亏耗，亦可表现为正虚邪实并见之证。

3. **辨标本缓急** 各种淋证之间可以相互转化，也可以同时并存，所以辨证上应区别标本缓急。一般是本着正气为本，邪气为标；病因为本，证候为标；旧病为本，新病为标等标本关系进行分析判断。以劳淋转为热淋为例，从邪与正的关系看，劳淋正虚是本，热淋邪实为标；从病因与证候的关系看，热淋的湿热蕴结膀胱为本，而热淋的证候为标，根据急则治标，缓则治本的原则，当以治热淋为急务，从而确立清热通淋利尿的治法，先用相应的方药，待湿热渐清，转以扶正为主。同样在石淋并发热淋时，则新病热淋为标，旧病石淋为本，如尿道无阻塞等紧急病情，应先治热淋，后治石淋，治愈热淋后，再治石淋。

（二）治疗原则

实则清利，虚则补益，是治疗淋证的基本原则。实证有膀胱湿热者，治宜清热利湿；有热邪灼伤血络者，治宜凉血止血；有沙石结聚者，治宜通淋排石；有气滞不利者，治宜利气疏导。虚证以脾虚为主者，治宜健脾益气；以肾虚为主者，治宜补虚益肾。

（三）分证论治

1. **热淋**

主症：小便频急短涩，尿道灼热刺痛，尿色黄赤，少腹拘急胀痛或有寒热，口苦，呕恶，或腰痛拒按，或有大便秘结，苔黄腻，脉滑数。

病机：湿热毒邪，客于膀胱，气化失司，水道不利；盖火性急迫，故溲频而急；湿热壅遏，气机失宣，故尿出艰涩，灼热刺痛；湿热蕴结，故尿黄赤；腰为肾之府，若湿热之邪侵于肾，则腰痛而拒按；上犯少阳，而见寒热起伏，口苦呕恶；热甚波及大肠，则大便秘结；苔黄腻，脉滑数，均为湿热为病之象。

治法：清热利湿通淋。

方药：八正散。大便秘结，腹胀，重用生大黄，加枳实；腹满便溏，去大黄；伴见寒热，口苦，呕恶，用小柴胡汤；湿热伤阴，去大黄，加生地、牛膝、白茅根；小腹胀满，加乌药、川楝子；热毒弥漫三焦，入营入血，用黄连解毒汤合五味消毒饮；头身疼痛，恶寒发热，鼻塞流涕，加柴胡、金银花、连翘。

2. 石淋

主症：实证者尿中时夹沙石，小便艰涩或排尿时突然中断，尿道窘迫疼痛，少腹拘急，或腰腹绞痛难忍，痛引少腹，连及外阴，尿中带血，舌红，苔薄黄；虚证者病久沙石不去，可伴见面色少华，精神委顿，少气乏力，舌淡边有齿印，脉细而弱，或腰腹隐痛，手足心热，舌红少苔，脉细带数。

病机：湿热下注，化火灼阴，煎熬尿液，结为沙石，瘀积水道，而为石淋；积于下则膀胱气化失司，尿出不利，甚则欲出不能，窘迫难受，痛引少腹；滞留于上，则影响肾脏司小便之职，郁结不得下泄，气血滞涩，不通则痛，由肾而波及膀胱、阴部；沙石伤络则尿血；沙石滞留，病久耗气伤阴，但终因有形之邪未去，而呈虚实夹杂之证。

治法：实证宜清热利湿，通淋排石；虚证宜益肾消坚，攻补兼施。

方药：石韦散。排石，加金钱草、海金沙、鸡内金；腰腹绞痛，加芍药、甘草；尿中带血，加小蓟、生地、藕节；尿中有血条血块，加川牛膝、赤芍、血竭；小腹胀痛，加木香、乌药；兼有发热，加蒲公英、黄柏、大黄；石淋日久，用二神散合八珍汤；阴液耗伤，用六味地黄丸合石韦散；肾阳不足，用金匮肾气丸合石韦散。

3. 气淋

主症：实证表现为小便涩痛，淋漓不尽，小腹胀满疼痛，苔薄白．脉多沉弦；虚证表现为尿时涩滞，小腹坠胀，尿有余沥，面白不华，舌质淡，脉虚细无力。

病机：肝主疏泄，其脉循少腹，络阴器，绕廷孔；肝郁气滞，郁久化火，气火郁于下焦，或兼湿热侵袭膀胱，壅遏不能宣通，故脐腹满闷，胀痛难受，小便滞涩淋漓，此为实证；年高体衰，病久不愈或过用苦寒、疏利之剂，耗气伤中，脾虚气陷，故小腹坠胀，空痛喜按；气虚不能摄纳，故溲频尿清而有余沥，小便涩滞不甚，是属气淋之属虚者。

治法：实证宜利气疏导，虚证宜补中益气。

方药：实证用沉香散，虚证用补中益气汤。胸闷胁胀，加青皮、乌药、小茴香；日久气滞血瘀，加红花、赤芍、川牛膝；小便涩痛，服补益药后，反增小腹胀满，加车前草、白茅根、滑石；兼血虚肾亏，用八珍汤倍茯苓加杜仲、枸杞、怀牛膝。

4. 血淋

症状：实证表现为小便热涩刺痛，尿色深红或夹有血块，疼痛满急加剧，或见心烦，舌苔黄，脉滑数；虚证表现为尿色淡红，尿痛涩滞不明显，腰酸膝软，神疲乏力，舌淡红，脉细数。

病机：湿热下注膀胱，热伤阴络，迫血妄行，以致小便涩滞而尿中带血；或心火炽盛，移于小肠，热迫膀胱，血热伤络，故血与溲俱下，血淋乃作；若热甚煎熬，血结成瘀，则溲血成块，色紫而黯，壅塞膀胱，见小腹急满硬痛，舌苔黄，脉滑数，均为实热表现；若素体阴虚，或淋久湿热伤阴，或素患痨疾，乃至肾阴不足，虚火亢盛，损伤阴络，溢入膀胱，则为血淋之虚证。

治法：实证宜清热通淋，凉血止血；虚证宜滋阴清热，补虚止血。

方药：实证用小蓟饮子，虚证用知柏地黄丸。热重出血多，加黄芩、白茅根，重用生地；血多痛甚，另服参三七、琥珀粉；便秘，加大黄；虚证，用知柏地黄丸加旱莲草、阿胶、小蓟、地榆；久病神疲乏力，面色少华，用归脾汤加仙鹤草、泽泻、滑石。

5. 膏淋

主症：实证表现为小便浑浊如米泔水，置之沉淀如絮状，上有浮油如脂，或夹有凝块，或混有血液，尿道热涩疼痛，舌红，苔黄腻，脉濡数；虚证表现为病久不已，反复发作，淋出如脂，小便涩痛反见减轻，但形体日渐消瘦，头昏无力，腰酸膝软，舌淡，苔腻，脉细弱无力。

病机：下焦湿热，阻于络脉，脂液失其常道，流注膀胱，气化不利，不能分清泌浊，因此尿液混浊如脂膏，便时不畅，属于实证；病久肾气受损，下元不固，不能摄纳脂液，故淋出如脂，伴见形瘦乏力、腰膝酸软等虚象。

治法：实证宜清热利湿，分清泄浊；虚证宜补虚固涩。

方药：实证用程氏萆薢分清饮，虚证用膏淋汤。小腹胀，尿涩不畅，加乌药、青皮；小便夹血，加小蓟、蒲黄、藕节、白茅根；中气下陷，用补中益气汤合七味都气丸。

6. 劳淋

症状：小便不甚赤涩，但淋漓不已，时作时止，遇劳即发，腰酸膝软，神疲乏力，舌质淡，脉细弱。

病机：淋证日久或病情反复，邪气伤正，或过用苦寒清利，损伤正气，转为劳淋；而思虑劳倦日久，损伤心脾肾诸脏，正气益虚，遂使病情加重；肾虚则小便失其所主，脾虚气陷则小便无以摄纳；心虚则水火失济，心肾不交，虚火下移，膀胱失约，劳淋诸证由之而作。

治法：健脾益肾。

方药：无比山药丸。小腹坠胀，小便点滴而出，可与补中益气汤同用；面色潮红，五心烦热，舌红少苔，脉细数，可与知柏地黄丸同用；低热，加青蒿、鳖甲；面色少华，畏寒怯冷，四肢欠温，舌淡，苔薄白，脉沉细者，用右归丸或用鹿角粉 3g，分 2 次吞服。

五、其他

1. 单验方

（1）生白果 7 枚，去壳去心存衣，捣碎；用豆浆 1 碗，煮沸，放入白果，搅匀即可食用，每日 1 次。适用于淋证的虚证。

（2）生鸡内金粉、琥珀末各 1.5g，每日 2 次吞服。适用于石淋。

（3）金钱草 6g，水煎代茶饮，每日 1 剂饮用。适用于石淋。

（4）大小蓟、白茅根、荠菜花各 30 ~ 60g，水煎服，每日 1 剂口服。适用于血淋及膏淋。

（5）菟丝子 10g，水煎服，每日 3 次口服。适用于劳淋。

（6）冬葵子为末，每次 5g，每日 3 次口服。适用于气淋。

2. 中成药

（1）热淋清颗粒：每次 4g，每日 3 次开水冲服。适用于热淋。

（2）八正合剂：每次 15 ~ 20mL，每日 3 次口服。适用于热淋、石淋。

（3）尿感宁冲剂：每次 15g，每日 3 ~ 4 次口服。适用于热淋。

（4）金钱草冲剂：每次 1 袋，每日 3 次冲服。适用于石淋。

（5）三金片：每次 5 片，每日 3 次口服。适用于各种淋证。

（6）清开灵注射液 40 ~ 60mL，加 5% 葡萄糖注射液或 0.9% 氯化钠注射液 250mL，每日 1 次静点。适用于淋证热毒较甚，热象明显者。

3. 针刺

主穴：肾俞、膀胱俞、京门、照海、天枢。

配穴：中级、三焦俞、阴陵泉、阳陵泉、交信、水道、足三里。

手法：中强刺激，留针 15 ~ 30 分钟，每日 1 ~ 2 次。适用于治疗肾结石、输尿管上段结石，促进通淋排石，缓解疼痛。

第二节　癃闭

一、定义

癃闭是指由于肾和膀胱气化失司而导致小便量少，点滴而出，甚则小便闭塞不通为主症的一种病证。其中又以小便不利，点滴而短少，病势较缓者称为"癃"；以小便闭塞，点滴不通，病势较急者称为"闭"。

二、病因病机

病机关键：膀胱气化不利。

1. 湿热蕴结　中焦湿热不解，下注膀胱或肾热移于膀胱，膀胱湿热阻滞，导致气化不利，小便不通，而成癃闭。

2. 肺热气壅　肺为水之上源，热壅于肺，肺气不能肃降，津液输布失常，水道通调不利，不能下输膀胱；又因热气过盛，下移膀胱以致上、下焦均为热气闭阻，而成癃闭。

3. 脾气不升　劳倦伤脾，饮食不节或久病体弱，致脾虚而清气不能上升，则浊阴就难以下降，小便因而不利。

4. 肾元亏虚　年老体弱或久病休虚，肾阳不足，命门火衰，所谓"无阳则阴无以生"，致膀胱气化无权，而溺不得出；或因下焦积热，日久不愈，津液耗损，导致肾阴不足，所谓"无阴则阳无以化"，也可产生癃闭。

5. 肝郁气滞　七情内伤引起肝气郁结，疏泄不及，从而影响三焦水液的运行及气化功能，致使水道的通调受阻，形成癃闭。

6. 尿路阻塞　瘀血败精或肿块结石，阻塞尿路，小便难以排出，因而形成癃闭。总之，本病的病位，虽在膀胱，但与三焦、肺、脾、肾的关系最为密切，上焦之气不化，当责之于肺；中焦之气不化，当责之于脾；下焦之气不化，当责之于肾。肝郁气滞，使三焦气化不利，也会发生癃闭。此外，各种原因引起的尿路阻塞，均可引起癃闭。

三、诊断与鉴别诊断

（一）诊断

1. 发病特点　多由忧思恼怒，忍尿，压迫会阴部，过食肥甘辛辣及饮酒、贪凉、纵欲过度等引发本病。多见于老年男性或产后妇女及手术后患者。常有淋证、水肿病病史。

2. 临床表现　以排尿困难，排尿次数可增多或减少，全日总尿量明显减少，排尿无疼痛感觉，点滴而出或小便闭塞不通，点滴全无为临床特征。

3. 理化检查　肛门指诊、B超、腹部X线摄片、膀胱镜、肾功能检查。

（二）鉴别诊断

1. 淋证　二者均属膀胱气化不利，故皆有排尿困难，点滴不畅的证候。但癃闭则无刺痛，每天排出的小便总量低于正常，甚则无尿排出，癃闭感受外邪，常可并发淋证；而淋证小便频数短涩、滴沥刺痛，欲出未尽，每天排出小便的总量多为正常，淋证日久不愈，可发展成癃闭。《医学心悟·小便不通》："癃闭与淋证不同，淋则便数而茎痛，癃闭则小便短涩而难通。"

2. 关格　二者均可见小便量少或闭塞不通。但关格常由水肿、淋证、癃闭等经久不愈发展而来，是小便不通与呕吐并见的病证，常伴有皮肤瘙痒，口有尿味，四肢抽搐，甚或昏迷等症状；而癃闭不伴有呕吐，部分患者有水蓄膀胱之症候，但癃闭进一步恶化，可转变为关格。

3. 水肿　二者均可表现为小便不利，小便量少。但水肿是指体内水液潴留，泛滥肌肤，引起头面、眼睑、四肢浮肿，甚者胸、腹腔积液，并无水蓄膀胱之症候；而癃闭多不伴有浮肿，部分患者还兼有小腹胀满膨隆，小便欲解不能或点滴而出的水蓄膀胱之证。

四、辨证论治

（一）辨证要点

1. 细审主证

（1）小便短赤灼热、苔黄、舌红、脉数者属热；若口渴欲饮、咽干、气促者，为热壅于肺；若口渴不欲饮，小腹胀满者，为热积膀胱。

（2）时欲小便而不得出，神疲乏力者属虚；若老年排尿无力，腰膝酸冷，为肾虚命门火衰；若小便不利兼有少腹坠胀、肛门下坠，为中气不足。

（3）若尿线变细或排尿中断，腰腹疼痛，舌质紫暗者，属浊瘀阻滞。

2. 详辨虚实　癃闭有虚实的不同，因湿热蕴结、浊瘀阻塞、肝郁气滞、肺热气壅所致者，多属实证；因脾气不升、肾阳不足、命门火衰、气化不及州都者，多属虚证。若起病急，病程较短，体质较好，尿道窘迫，赤热或短涩，苔黄腻或薄黄，脉弦涩或数，属于实证。若起病缓，病程较长，体质较差，尿流无力，舌质淡，脉沉细弱，属于虚证。

（二）治疗原则

癃闭的治疗应根据"六腑以通为用"的原则，着眼于通，即通利小便。但在具体应用时，通之法，又因证候的虚实而各异。实证治宜清湿热，散瘀结，利气机而通利水道；虚证治宜补脾肾，助气化，使气化得行，小便自通。同时，还要根据病因，审因论治，根据病变在肺、在脾、在肾的不同，进行辨证论治，不可滥用通利小便之品。此外，尚可根据"上窍开则下窍自通"的理论，用开提肺气法，开上以通下，即所谓"提壶揭盖"之法治疗。

（三）分证论治

1. 膀胱湿热

证候：小便点滴不通或量少而短赤灼热，小腹胀满，口苦口黏，或口渴不欲多饮，或大便不畅，舌质红，苔黄腻，脉沉数。

病机：湿热壅积于膀胱，故小便不利而热赤，甚则闭而不通；湿热互结，膀胱气化不利，故小腹胀满；湿热内盛，故口苦口黏；舌质红，苔黄腻，脉沉数或大便不畅，均因下焦湿热所致。

治法：清热利湿，通利小便。

方药：八正散。舌苔厚黄腻，加苍术、黄柏；心烦、口舌生疮糜烂，合导赤散；大便通畅，去大黄；口干咽燥，潮热盗汗，手足心热，舌尖红，用滋肾通关丸加生地、车前子、牛膝。

2. 肺热壅盛

主症：小便不畅或点滴不通，咽干，烦渴欲饮，呼吸急促或咳嗽，舌红，苔薄黄，脉数。

病机：肺热壅盛，失于肃降，不能通调水道，下输膀胱，故小便点滴不通；肺热上壅，气逆不降，故呼吸急促或咳嗽；咽干，烦渴，舌红，苔薄黄，脉数，都是里热内郁之征。

治法：清肺热，利水道。

方药：清肺饮。心烦，舌尖红或口舌生疮等症，加黄连、竹叶；大便不通，加杏仁、大黄；头痛、鼻塞、脉浮，加薄荷、桔梗。

3. 肝郁气滞

症状：小便不通或通而不爽，胁腹胀满，多烦善怒，舌红，苔薄黄，脉弦。

病机：七情内伤，气机郁滞，肝气失于疏泄，水液排出受阻，故小便不通或通而不爽；胁腹胀满，为肝气不舒之故。脉弦，多烦善怒，是肝旺之象；舌红，苔薄黄，是肝郁化火之势。

治法：疏利气机，通利小便。

方药：沉香散。肝郁气滞症状较重，合六磨汤；气郁化火，苔薄黄，舌质红，加丹皮、山栀。

4. 尿道阻塞

主症：小便点滴而下或尿如细线，甚则阻塞不通，小腹胀满疼痛，舌质紫暗或有瘀点，脉细涩。

病机：瘀血败精阻塞于内或瘀结成块，阻塞于膀胱尿道之间，故小便点滴而下或尿如细线，甚则阻塞不通，小腹胀满疼痛，舌质紫暗或有瘀点，脉涩，都是瘀阻气滞的征象。

治法：行瘀散结，清利水道。

方药：代抵当丸。瘀血现象较重，加丹参、红花；病久面色不华，加黄芪、丹参；小便不通，加用金钱草、海金沙、鸡内金、冬葵子、瞿麦。

5. 脾气不升

主症：时欲小便而不得出或量少而不爽利，气短，语声低微，小腹坠胀，精神疲乏，食欲不振；舌质淡，苔薄白，脉细弱。

病机：清气不升则浊阴不降，故小便不利；中气不足，故气短语低；中气下陷，升提无力，故小腹坠胀；脾气虚弱，运化无力，故精神疲乏，食欲不振；舌质淡，脉弱细，均为气虚之征。

治法：升清降浊，化气利水。

方药：补中益气汤合春泽汤。舌质红，加补阴益气煎；兼肾虚证候，加用济生肾气丸。

6. 肾阳衰惫

主症：小便不通或点滴不爽，排出无力，面色㿠白，神气怯弱，畏寒怕冷，腰膝冷而酸软无力，舌质淡，苔白，脉沉细而弱。

病机：命门火衰，气化不及州都，故小便不通或点滴不爽，排出无力；面色㿠白，神气怯弱，是元气衰惫之征；畏寒怕冷，腰膝酸软无力，脉沉细而弱，都是肾阳不足之征兆。

治法：温阳益气，补肾利尿。

方药：济生肾气丸。兼有脾虚证候，可合补中益气汤或春泽汤同用；形神委顿，腰脊酸痛，宜用香茸丸。

五、其他

1. 单验方生大黄12g，荆芥穗12g，晒干后（不宜火焙，否则药力减弱）共研末，分2次服，每间隔4小时用温水调服1次，每日2次。适用于癃闭之肺热壅盛证。

2. 中成药

（1）参麦注射液60mL，加5%葡萄糖注射液或0.9%氯化钠注射液100mL，每日1次静点。适用于癃闭气阴两虚证。

（2）注射用红花黄色素氯化钠注射液100mL，每日1次静点。适用于癃闭之血瘀阻络证。

3. 针灸

选穴：足三里、中极、三阴交、阴陵泉。

治法：反复捻转提插，强刺激。体虚者，灸关元、气海。

第三节　遗精

一、定义

遗精是指不因性交而精液自行泄出，甚至频繁遗泄的病证。有梦而遗者，名为梦遗；无梦而遗，甚至清醒时精自滑出者，名为滑精，是遗精的两种轻重不同的证候。此外中医又有失精、精时自下、漏精、溢精、精漏、梦泄精、梦失精、梦泄、精滑等名称。

二、病因病机

本病病因较多，病机复杂，但其基本病机可概括为两点。一是火热或湿热之邪循经下扰精室，开合失度，以致精液因邪扰而外泄，病变与心肝脾关系最为密切；二是因脾肾本身亏虚，失于封藏固摄之职，以致精关失守，精不能闭藏，因虚而精液滑脱不固，病变主要涉及脾肾。

1. 肾虚不藏　恣情纵欲：青年早婚，房事过度或少年频犯手淫，导致肾精亏耗。肾阴虚者，多因阴虚火旺，相火偏盛，扰动精室，使封藏失职；肾气虚者，多因肾气不能固摄，精关失约而出现自遗。

2. 君相火旺　劳心过度：劳神太过，心阴暗耗，心阳独亢，心火不能下交于肾，肾水不能上济于心，心肾不交，水亏火旺，扰动精室而遗。

3. 气不摄精　思虑过度，损伤心脾，或饮食不节，脾虚气陷，失于固摄，精关不固，精液遗泄。

4. 湿热痰火下注　饮食不节，醇酒厚味，损伤脾胃，酿湿生热或蕴痰化火，湿热痰火，流注于下，扰动精室，亦可发生精液自遗。

综上所述，遗精的发病机制，主要责之于心、肝、脾、肾四脏。且多由于房事不节、先天不足、用心过度、思欲不遂、饮食不节等原因引起。

三、诊断与鉴别诊断

（一）诊断

每星期2次以上或一日数次，在睡梦中发生遗泄或在清醒时精自滑出，并有头昏、耳鸣、精神萎靡、腰酸腿软等症状，即可诊断为遗精。

（二）鉴别诊断

1. 生理性溢精　一般未婚成年男子或婚后长期分居者，平均每月遗精 1 ～ 2 次或虽偶有次数稍增多，但不伴有其他症状者，均为生理性溢精。此时无需进行治疗，应多了解性知识，消除不必要的紧张恐惧心理。病理性遗精则为每星期 2 次以上，甚则每晚遗精数次。

2. 早泄　早泄是男子在性交时阴茎刚插入阴道或尚未进入阴道即泄精，以致不能完成正常性交过程。其诊断要点在于性交时过早射精。而遗精则是在非人为情况下频繁出现精液遗泄，当进行性交时，却可能是完全正常的。其诊断要点在于非人为情况下精液遗泄，但以睡眠梦中多见。有时临床上两者可同时并存。

3. 小便尿精　小便尿精是精液随尿排出或排尿结束后又流出精液，尿色正常而不混浊，古人将本症归于"便浊""白浊""白淫""淋浊"等疾病门中。其诊断要点是精液和尿同时排出或尿后流出精液。多因酒色无度、阴虚阳亢、湿热扰动精室、脾肾气虚等引起。

4. 尿道球腺分泌物　当性兴奋时尿道外口排出少量黏稠无色的分泌物。其镜下虽偶见有精子，但并非精液，故要与遗精相鉴别。

5. 前列腺溢液　某些中青年，因纵欲、酗酒、禁欲、手淫等，致使前列腺充血，腺泡分泌增加，腺管松弛扩张，在搬重物、惊吓、大便用力时，腹压增加，会阴肌肉松弛，会有数量不等的白色分泌物流出，称为前列腺溢液，亦称前列腺漏。

四、辨证论治

（一）辨证要点

1. 审察病位　一般认为用心过度或杂念妄想，君相火旺，引起遗精的多为心病；精关不固，无梦遗泄的多为肾病；故前人有"有梦为心病，无梦为肾病"之说。但还须结合发病的新久以及脉证的表现等，才能正确地辨别病位。

2. 分清虚实　初起以实证为多，日久则以虚证为多。实证以君相火旺及湿热痰火下注，扰动精室者为主；虚证则属肾虚不固，脾虚气不摄精，封藏失职。若虚而有热象者，多为阴虚火旺。

3. 辨别阴阳　遗精属于肾虚不藏者，又当辨别偏于阴虚，还是偏于阳虚。偏于阴虚者，多见头昏目眩，腰酸耳鸣，舌质红，脉细数；偏于阳虚者，多见面白少华，畏寒肢冷，舌质淡，脉沉细。

4. 洞察转归　遗精的发生发展与体质、病程、治疗恰当与否有密切关系。病变初期及青壮年患者多为火盛或湿热所致，此时若及时清泻则可邪退病愈；遗精日久必耗伤肾阴，甚则阴损及阳，阴阳俱虚，此时可导致阳痿、早泄、男子不育等。故对遗精日久不愈、有明显虚象或年老体衰者，治疗又当以补血为主。若治疗后遗精次数减少，体质渐强，全身症状减轻，则为病势好转，病将痊愈之象。

（二）治疗原则

遗精的基本病机包括 2 个方面，一是火邪或湿热之邪，扰及精室；二是正气亏虚，精关不固。治疗遗精切忌只用固肾涩精一法，而应该分清虚实，实证以清泄为主；虚证方可补肾固精。同时还应区分阴虚阳虚的不同情况，而分别采用滋养肾阴及温补肾阳的治法。至于虚而有热者，又当予以养阴清火，审证施治。

（三）分证论治

1. 心肾不交

主症：每多梦中遗精，次日头昏且晕，心悸，精神不振，体倦无力，小便短黄而有热感。舌质红，脉细数。

病机：君火亢盛、心阴暗耗，心火不能下交于肾、肾水不能上济于心，水亏火旺，扰动精室，致精液走泄；心火偏亢，火热耗伤心营，营虚不能养心则心惊；外不能充养肌体，则体倦无力，精神不振；上不能奉养于脑，则头昏且晕；小便短黄而有热感，乃属心火下移小肠，热入膀胱之征；舌质红，脉细数，均为心营被耗，阴血不足之象。

治法：清心滋肾，交通心肾。

方药：三才封髓丹加黄连、灯心草之类。方中天门冬补肺，地黄滋肾，金水相生也；黄柏泻相火，黄连、灯心草清心泻火，俾水升火降，心肾交泰，则遗泄自止。若所欲不遂，心神不安，君火偏亢，相火妄动，干扰精室，而精液泄出者，宜养心安神，以安神定志丸治之。

2. 肾阴亏虚

主症：遗精，头昏目眩，耳鸣腰酸，神疲乏力，形体瘦弱。舌红少津，脉弦细带数。

病机：恣情纵欲，耗伤肾阴，肾阴虚则相火妄动，干扰精室，致使封藏失职，精液泄出；肾虚于下，真阴暗耗，则精气营血俱不足，不能上承，故见头昏、目眩；不能充养肌肉，则形体瘦弱，神疲乏力；腰为肾之府，肾虚则腰酸；肾开窍于耳，肾亏则耳鸣；舌红少津，脉弦细带数，均为阴虚内热之象。

治法：壮水制火，佐以固涩。

方药：知柏地黄丸合水陆二仙丹化裁。方中知母、黄柏泻火，丹皮清热，地黄、山药、山茱萸、芡实、金樱子填精止遗。若遗精频作，日久不愈者，用金锁固精丸以固肾摄精。

3. 肾气不固

主症：滑精频作，面白少华，精神萎靡，畏寒肢冷。舌质淡，苔白，脉沉细而弱。

病机：病久不愈，阴精内涸，阴伤及阳，以致下元虚惫，气失所摄，相关因而不固，故滑精频作；其真阴亏耗，元阳虚衰，五脏之精华不能上荣于面，则面白少华，精神萎靡，畏寒肢冷；舌淡、苔白、脉沉细而弱，均为元阳已虚、气血不足之征。

治法：补肾固精。

方药：偏于阴虚者，用六味地黄丸，以滋养肾阴；偏于阳虚者，用《济生》秘精丸和斑龙丸主之。前方偏于温涩，后者温补之力尤胜。

4. 脾虚不摄

主症：遗精频作，劳则加重，甚则滑精，精液清稀，伴食少便溏，少气懒言，面色少华，身倦乏力。舌淡，苔薄白，脉虚无力。

病机：脾气亏虚，精失固摄，而见遗精频作；劳则更伤中气，气虚不摄，精关不固，则见滑精；频繁遗滑，故精液清稀；脾气亏虚，不能化成气血，心脉失养故心悸，气短，面色无华；脾虚气陷，无力升举故食少便溏，少气懒言；舌淡苔薄白，脉虚无力，均为脾气亏虚之象。

治法：益气健脾，摄精止遗。

方药：妙香散合水陆二仙丹或补中益气汤加减。方中人参、黄芪益气健脾生精；山药、茯苓健脾补中，兼以安神，远志、辰砂清心调神；木香调气；桔梗升清；芡实、金樱子摄精止遗。若以中气下陷为主可用补中益气汤加减。

5. 肝火偏盛

主症：多为梦中遗泄，阳物易举，烦躁易怒，胸胁不舒，面红目赤，口苦咽干，小便短赤。舌红，苔黄，脉弦数。

病机：肝胆经绕阴器，肾脉上贯肝，两脏经络相连，如情志不遂，肝失条达，气郁化火，扰动精室，则引起遗精；肝火亢盛，则阳物易举，烦躁易怒，胸胁不舒；肝火上逆则面红目赤，口苦咽干；小便短赤，舌红苔黄，脉来弦数，均为肝火偏盛之征。

治法：清肝泻火。

方药：龙胆泻肝汤为主。方中龙胆草直折肝火，栀子、黄芩清肝，柴胡疏肝，当归、生地滋养肝血，泽泻、车前子、木通导湿热下行，肝火平则精宫自宁。久病肝肾阴虚者，可去木通、泽泻、车前子、柴胡等，酌加何首乌、女贞子、白芍等滋养肝肾之品。

6. 湿热下注

主症：遗精频作或尿时有精液外流，口苦或渴，小便热赤。苔黄腻，脉濡数。

病机：湿热下注，扰动精室，则遗精频作，甚则尿时流精；湿热上蒸，则口苦而渴；湿热下注膀胱，则小便热赤；苔黄腻，脉濡数，均为内有湿热之象。

治法：清热化湿。

方药：猪肚丸。猪肚益胃，白术健脾，苦参、牡蛎清热固涩，尚可酌加车前子、泽泻、猪苓、黄柏、草薢等，以增强清热化湿之力。

7. 痰火内蕴

主症：遗精频作，胸闷脘胀，口苦痰多，小便热赤不爽，少腹及阴部作胀。苔黄腻，脉滑数。

病机：痰火扰动精室，故见遗精频作；痰火郁结中焦，故见胸闷脘胀，口苦痰多；痰火互结下焦，故见小便热赤不爽，少腹及阴部作胀；苔黄腻，脉滑数，均为痰火内蕴之征。

治法：化痰清火。

方药：猪苓丸加味。方中半夏化痰，猪苓利湿。还可加黄柏、黄连、蛤粉等泻火豁痰之品。如患者尿时不爽，少腹及阴部作胀，为病久夹有瘀热之征，可加败酱草、赤芍以化瘀清热。

第四节 阳痿

一、定义

阳痿是指青壮年男子由于虚损、惊恐或湿热等原因，致使宗筋弛纵，引起阴茎萎软不举或临房举而不坚的病证。

二、病因病机

病机关键：宗筋弛纵。

1. 命门火衰 多因房劳过度，或少年频犯手淫，或过早婚育，以致精气虚损、命门火衰，引起阳事不举。

2. 心脾受损 思虑忧郁，损伤心脾，则病及阳明冲脉，而胃为水谷气血之海，以致气血两虚，宗筋失养，而成阳痿。

3. 恐惧伤肾 恐则伤肾，恐则气下，渐至阳痿不振，举而不刚，而导致阳痿。

4. 肝郁不舒 肝主筋，阴器为宗筋之汇，若情志不遂，忧思郁怒，肝失疏泄条达，则宗筋所聚无能。

5. 湿热下注 湿热下注，宗筋弛纵，可导致阳痿，经所谓壮火食气是也。

总之，就临床所见，本病以命门火衰较为多见，而湿热下注较为少见，所以《景岳全书·阳痿》说："火衰者十居七八，火盛者，仅有之耳。"主要病位在宗筋与肾，与心、肝、脾关系密切。

三、诊断与鉴别诊断

（一）诊断

1. 发病特点 多有房事太过，久病体虚或青少年频犯手淫史，常伴有神疲乏力、腰酸膝软、畏寒肢冷或小便不畅、滴沥不尽等症。

2. 临床表现 青壮年男子性交时，由于阴茎不能有效地勃起，无法进行正常的性生活，即可诊断本病。

3. 理化检查 血、尿常规，前列腺液，夜间阴茎勃起试验，阴茎动脉测压等检查。同时排除性器官发育不全或药物引起的阳痿。

（二）鉴别诊断

1. 早泄 二者均可出现阴茎萎软，但早泄是指在性交之始，阴茎虽能勃起，但随即过早排精，排精之后因阴茎萎软遂不能进行正常的性交。阳痿是指性交时阴茎不能勃起，二者在临床表现上有明显差别，但在病因病机上有相同之处。若早泄日久，可进一步导致阳痿的发生。

2. 生理性机能减退 二者均可出现阳事不举，但男子八八肾气衰，若老年人而见阳事不举，此为生理性机能减退，与病理性阳痿应予以区别。

四、辨证论治

（一）辨证要点

1. 辨别有火无火　阳痿而兼见面色㿠白，畏寒肢冷，阴囊阴茎冷缩或局部冷湿，精液清稀冰冷，舌淡，苔薄白，脉沉细者，为无火；阳痿而兼见烦躁易怒，口苦咽干，小便黄赤，舌质红，苔黄腻，脉濡数或弦数者，为有火。其中以脉象和舌苔辨证为主。

2. 分清脏腑虚实　由于恣情纵欲、思虑忧郁、惊恐所伤者，多为脾肾亏虚，命门火衰，属脏腑虚证；由于肝郁化火，湿热下注，而致宗筋弛纵者，属脏腑实证。

（二）治疗原则

阳痿的治疗主要从病因病机入手，属虚者宜补，属实者宜泻，有火者宜清，无火者宜温。命门火衰者，温补忌纯用刚热燥涩之剂，宜选用血肉有情温润之品；心脾受损者，补益心脾；恐惧伤肾者，益肾宁神；肝郁不舒者，疏肝解郁；湿热下注者，苦寒坚阴，清热利湿，即《素问·脏气法时论》所谓"肾欲坚，急食苦以坚之"的原则。

（三）分证论治

1. 命门火衰

主症：阳事不举或举而不坚，精薄清冷，腰酸膝软，精神萎靡，面色㿠白，头晕耳鸣，畏寒肢冷，夜尿清长，舌淡胖，苔薄白，脉沉细。

病机：恣情纵欲，耗损太过，精气亏虚，命门火衰，故见阳事不举，精薄清冷；肾精亏耗，髓海空虚，故见头晕耳鸣；腰为肾之府，精气亏乏，故见腰酸膝软，精神萎靡；畏寒肢冷，舌淡胖，苔薄白，脉沉细，均为命门火衰之象。

治法：温补下元。

方药：右归丸合或赞育丹。阳痿日久不愈，加韭菜籽、阳起石、仙灵脾、补骨脂；寒湿，加苍术、蔻仁；气血薄弱明显，加人参、龟甲胶、黄精。

2. 心脾受损

主症：阳事不举，精神不振，夜寐不安，健忘，胃纳不佳，面色少华，舌淡，苔薄白，脉细弱。

病机：思虑忧郁，损伤心脾，病及阳明冲脉，而阳明总宗筋之会，气血亏虚，则可导致阳事不举，面色少华，精神不振；脾虚运化不健，故胃纳不佳，心虚神不守舍，故夜寐不安；舌淡，脉细弱，为气血亏虚之象。

治法：补益心脾。

方药：归脾汤。肾阳虚，加仙灵脾、补骨脂、菟丝子；血虚，加何首乌、鹿角霜；脾虚湿滞，加木香、枳壳；胃纳不佳，加神曲、麦芽；心悸失眠，加麦冬、珍珠母。

3. 恐惧伤肾

主症：阳痿不举或举而不坚，胆怯多疑，心悸易惊，夜寐不安，易醒，苔薄白，脉弦细。

病机：恐则伤肾，恐则气下，可导致阳痿不举或举而不坚；情志所伤，胆伤则不能决断，故见胆怯多疑；心伤则神不守舍，故见心悸易惊，夜寐不安。

治法：益肾宁神。

方药：大补元煎或启阳娱心丹。肾虚明显，加仙灵脾、补骨脂、枸杞子；惊悸不安，梦中惊叫，加青龙齿、灵磁石。

4. 肝郁不舒

主症：阳痿不举，情绪抑郁或烦躁易怒，胸脘不适，胁肋胀闷，食少便溏，苔薄，脉弦。

病机：暴怒伤肝，气机逆乱，宗筋不用则阳痿不举。肝主疏泄，肝为刚脏，其性躁烈，肝气郁结，则情绪抑郁或烦躁易怒；气机紊乱则胸脘不适，胁肋胀闷；气机逆乱于血脉，则脉象弦。

治法：疏肝解郁。

方药：逍遥散。肝郁化火，加丹皮、山栀子；气滞日久，而见血瘀证，加川芎、丹参、赤芍。

5. 湿热下注

主症：阴茎萎软，阴囊湿痒臊臭，睾丸坠胀作痛，小便赤涩灼痛，肢体困倦，泛恶口苦，舌苔黄腻，脉濡数。

病机：湿热下注，宗筋弛纵，故见阴茎萎软；湿阻下焦，故见阴囊湿痒，肢体困倦；热蕴于内，故见小便赤涩灼痛，阴囊臊臭；苔黄腻，脉濡数，均为湿热内阻之征。

治法：清热利湿。

方药：龙胆泻肝汤。大便燥结，加大黄；阴部瘙痒，潮湿重，加地肤子、苦参、蛇床子。

五、其他

1. 单验方　牛鞭 1 根，韭菜子 25g，淫羊藿 15g，将牛鞭置于瓦上文火焙干、磨细；淫羊藿加少许羊油，在文火上用铁锅炒黄（不要炒焦），再和韭子磨成细面；将上药共和混匀。每晚用黄酒冲服 1 匙或将 1 匙粉用蜂蜜和成丸，用黄酒冲服。

2. 中成药

（1）参附注射液 20 ～ 40mL，加 5% 葡萄糖注射液或 0.9% 氯化钠注射液 100mL，每日 1 次静点。适用于阳虚重症。

（2）参麦注射液 60mL，加 5% 葡萄糖注射液或 0.9% 氯化钠注射液 100mL，每日 1 次静点。适用于阳痿气阴两虚证。

（3）六味地黄丸：每次 1 丸，每日 2 次口服。适用于阳痿之肝肾阴虚证。

（4）逍遥丸：每次 1 丸，每日 2 次口服。适用于阳痿之肝气郁结证。

（5）龙胆泻肝丸：每次 1 丸，每日 2 次口服。适用于阳痿之肝经湿热证。

3. 针灸

（1）针刺

选穴：关元、中极、太溪、次髎、曲骨、阴廉。

治法：针刺得气后留针，并温针灸 3 ～ 5 壮。

（2）灸法：取会阴、大敦、神阙，艾条温和灸与雀啄灸交替使用。

（3）耳针：取耳穴肾、皮质下、外生殖器，以 0.6cm×0.6cm 胶布中央粘上王不留行籽贴于上述 3 穴，然后用指稍加压。两耳交替进行，每周 2 次，10 次为 1 个疗程。

扫码领取
• 中 医 理 论
• 养 生 方 法
• 健 康 自 测
• 书 单 推 荐

第四章

• • •

消化系统疾病

第一节　慢性胃炎

一、概述

慢性胃炎是指不同病因引起的胃黏膜慢性炎症或萎缩性病变。系常见病,其发病率居各种胃病之首。临床上分慢性浅表性胃炎、慢性萎缩性胃炎和特殊类型胃炎,针灸主要治疗前面二种。慢性胃炎缺乏特异性症状,大多数患者可无症状,或有程度不同的消化吸收不良症状,如中上腹部疼痛不适,食欲减退、饭后饱胀嗳气、反酸等。萎缩性胃炎可有贫血、消瘦、舌炎及腹泻等。本病病因至今尚未阐明,现代西医学尚无特效治疗药物。

慢性胃炎,中医学归属于"胃脘痛""痞满"范畴。

针灸治疗胃脘痛,早在《阴阳十一脉灸经》中就有记载。至《黄帝内经》记述更详,如《灵枢·邪气藏府病形》指出:"胃病者,腹䐜胀,胃脘当心而痛,上支两胁……取之三里也。"之后,历代针灸典籍,如《脉经》《针灸甲乙经》《针经指南》《针灸大全》《神灸经纶》等,多有载述。虽然胃脘痛包括多种胃部疾病,但应含慢性胃炎在内。

针灸治疗慢性胃炎的现代报道,首见于1954年。由于一直未能探索到有效之法,这之后有关资料很少。至20世纪70年代,应用羊肠线穴位埋植治疗本病,获得一定的效果。大量开展慢性胃炎的针灸治疗则在20世纪80年代之后。在最近30年中,多种穴位刺激之法被应用于本病。应用较多的是穴位注射,也进行针刺、温针灸、针挑、火针、穴位埋植、经络电冲击及耳针等法的治疗。有人还以耳穴变化来诊断慢性胃炎。目前,据报道各种穴位刺激法治疗本病的有效率在80%～90%之间。以单纯性浅表性胃炎疗效为佳。有学者应用循证医学的方法对针灸疗法治疗慢性浅表性胃炎进行Meta分析,结果显示,针灸较之药物治疗慢性浅表性胃炎在临床总有效率、增加胃黏膜血流量,改善胃脘痛、上腹胀、泛酸、纳呆食少等症状及其缓解时间上有优势;对慢性浅表性胃炎且胃镜下表现为中度患者疗效优于轻度及重度。

从古今已积累的经验看,针灸对慢性胃炎中的浅表性胃炎可以作为一种主要的治疗方法,而对萎缩性胃炎则是一种重要的辅助治疗之法。

二、古籍记载

(一)取穴

脾俞、胃俞、足三里、内关、中脘、膈俞、建里、太白、公孙、两乳下各1寸。

（二）操作

脾俞、胃俞及两乳下各1寸可用着肤灸。余穴施以针刺，得气后平补平泻，或补中寓泻。每次取3～4穴，留针15～20分钟。

（三）古方选辑

《灵枢·厥病》：厥心痛，腹胀胸满，心尤痛甚，胃心痛也，取之大都、太白。

《针灸甲乙经·卷九》：心痛上抢心，不欲食，支痛引鬲，建里主之。

《东医宝鉴·外形篇·卷三》：胃脘痛取足三里。

《针经指南·标幽赋》：脾痛（一作冷）胃疼，泻公孙而立愈。

《类经图翼·十一卷》：胃脘痛：膈俞、脾俞、胃俞、内关、阳辅。

《神应经·心脾胃门》：胃脘痛：太渊、鱼际、三里、两乳下（各一寸，各三十壮）、膈俞、胃俞、肾俞。

《神灸经纶·卷三》：心脾胀痛：上脘、中脘、脾俞、胃俞、肾俞、隐白、足三里。

三、穴位注射

（一）取穴

主穴：肝俞、胃俞、足三里。

配穴：胆囊穴。

胆囊穴位置：阳陵泉穴下1～2寸，有压痛处。

（二）治法

药液：黄芪注射液，复方当归注射液，胎盘组织液，维生素 B_{12} 注射液，维生素 C 注射液，徐长卿注射液。

操作：上述药液，任选一种，或交替应用。每次一般选 2 对穴位，以主穴为主，并发胆囊炎者加胆囊穴。用 2.5mL 注射器及 5 号齿科针头，吸入药液后，肝俞、胃俞直刺或向脊柱方向斜刺，足三里、胆囊穴直刺，至得气后，略做提插，使针感强后，推入药液。其中黄芪注射液、复方当归注射液、维生素 C 注射液，均为每穴 0.5～1.5mL；维生素 B_{12}（0.5mg/1mL）每穴 1mL；徐长卿注射液每穴 2mL。可隔日一次，3 个月为一疗程，疗程间隔 7 天左右。

（三）疗效评价

显效：症状消失或基本消失，体征消失或显著好转，胃镜复查黏膜慢性炎性反应消失或明显好转；有效：症状明显减轻，体征改善，胃镜复查黏膜慢性炎性病变范围缩小 1/2 以上；无效：治疗前后症状、体征无显著变化。

共治疗 291 例，显效 165 例，有效 105 例，无效 21 例，总有效率为 92.8%。

四、穴位埋植

（一）取穴

主穴：阿是穴。

配穴：中脘透上脘、梁门左透右、脾俞透胃俞、足三里、上巨虚。

阿是穴位置：以拇指在腰脊部督脉、膀胱经，上腹部之胃经、肾经处，从上到下按压，压力要均匀，压痛最明显处即阿是穴。一般背部多位于胃俞、脾俞、肝俞、胆俞、至阳、胃仓等穴；腹部多位于中脘、上脘、巨阙、梁门等穴区。

（二）治法

先找阿是穴，如找不到阿是穴，即改取配穴。每次取腹背穴 1～2 对，下肢穴 1 对。腹背部穴施以皮肤缝合针埋植法：常规消毒及局部麻醉后，以穿有1号肠线之大三角皮肤缝合针（肠线双折，线头对齐），穿过选定之穴位，并来回牵拉肠线，使局部产生酸麻胀感，再紧贴针眼，剪去表皮外两线头。下肢穴用 12 号腰穿针注入 2cm 左右长之肠线。针孔均盖以消毒敷料。一般为 20～30 天左右埋植 1 次，5 次为一疗程，疗程间隔 1 个月。

（三）疗效评价

近期痊愈：症状消失及体征明显改善，X 线或胃镜检查胃内阳性体征消失，观察一年未复发者；显效：主要症状消失，胃内阳性体征明显改善，或症状、体征消失，但一年内复发而症状显著减轻者；有效：症状及胃内阳性体征有所减轻，发作次数减少且程度减轻者；无效：症状和体征治疗前后无改善。

共治 273 例，近期痊愈 125 例，显效 79 例，有效 53 例，无效 16 例，总有效率为 94.1%。对其中 53 例做为期 1 ~ 5 年观察，结果未复发者 15 例，小发作者 34 例，表明有一定远期效果。

五、体针

（一）取穴

主穴：足三里。

配穴：脾胃不和型见脘腹胀满，痛连两胁、嗳气泛酸，或有恶心呕吐，睡眠欠佳，苔薄黄，脉沉弦，加期门、内关。脾胃虚弱型见胃脘隐痛，绵绵不已，喜按揉，得食腹胀，纳差乏力，面色苍白，大便先干后稀，苔薄白，舌边有齿痕，脉沉细，加脾俞、胃俞。胃阴不足型见胃脘隐有灼痛，口干欲饮，面色不华，大便干，舌红少苔，脉细数，加幽门、三阴交、章门。

另有脾胃虚寒，症情与脾胃虚弱大致相同，惟得热痛减，喜暖畏寒，取穴亦同。

（二）治法

主穴每次必取，配穴据型选用。脾胃不和者，用捻转提插平补平泻法，留针 15 ~ 20 分钟。脾胃虚弱，先施以紧按慢提补法，然后在针柄上插以 2cm 长之艾条温针，留针约 30 分钟。脾胃虚寒者，行烧山火补法（即三进一退，徐进疾出，反复多次，直至产生热感，要求插针时重而快，提针时轻而慢），留针 15 分钟，再隔姜灸 3 ~ 7 壮；胃阴不足，施以平补平泻法，留针 30 分钟。每日或隔日一次，10 次为一疗程，疗程间隔 5 ~ 7 天。

（三）疗效评价

以腹部疼痛、脘腹胀满、上腹压痛、食欲不振、嗳气等作为五项主症，以吐酸、嘈杂、恶心、呕吐等作为参考症。临床症状消失：主症及参考症消失，3 个月内未复发者；显效：主症减轻 2/3，或五项主症消失 3 项以上，参考症消失者；有效：主症减轻 1/3 ~ 1/2，或五项主症中有 1 ~ 2 项消失，参考症也有不同程度减轻者；无效：主症无变化，或在治疗观察时间内复发者。

共治 106 例，其中 86 例按上述标准评定，结果临床症状消失 16 例，显效 36 例，有效 29 例，无效 5 例，总有效率 94.2%。另 20 例按前一标准评定，总有效率为 100%。发现以老年人疗效为差，而得气感传，尤其是气至病所，可提高有效率。

六、温针灸

（一）取穴

主穴：关元、气海、足三里。

配穴：内关、中脘、膈俞、血海。

（二）治法

主穴均取，用温针灸法，萎缩性胃炎酌加配穴。用直径 0.30mm，长为 25 ~ 40mm 的毫针。如取背部穴，可先令患者取俯卧位，以 40mm 长的针具斜向脊柱呈 45° 角刺入，至得气后，用平补平泻手法运针 3 分钟，不留针；再取俯卧位，继针其余穴位。主穴针之得气后，用成品艾条切成 20mm 长艾段，点燃后插在针柄上。可连续施灸 2 个艾段。其他配穴，直刺至得气后，用补法或平补平泻法运针 1 分钟，所有穴位均留针 30 分钟。每日或隔日治疗一次，连续治疗 8 周为一个疗程。

（三）疗效评价

显效：主要症状消失，次症基本消失，胃镜复查黏膜病变消失或基本消失。好转：主要症状明显减轻，胃镜复查病变范围缩小 1/2 以上。无效：达不到有效标准，但没有恶化。

共治疗 92 例。结果显效 69 例，有效 16 例，无效 7 例，总有效率为 92.4%。

七、药罐法

（一）取穴
主穴：中脘、胃俞。
配穴：足三里、三阴交。

（二）治法
处方组成及药物炮制：曼陀罗 60g、延胡索 45g、桂枝 50g、高良姜 45g，浸泡、水煎、过滤，制成 50% 灭菌水溶液 400ml 备用。

物品准备：取大小不同型号的带双孔抽气玻璃罐。20 ~ 50ml 注射器、止血钳、药液、吸取药液的头皮针导管、覆盖水罐的橡皮帽、2 ~ 3 寸长不锈钢毫针、酒精棉球等，均盛于治疗盘内。

操作方法：每次主穴均取。首先把药液加温至 45℃左右。先拔背部，再拔腹部。吸拔时，一手持罐，罐口向下紧扣于穴位，另一手用注射器吸取上述药液 20 ~ 40ml，从注入孔中灌注于罐内。在排气孔覆盖橡皮帽，形成负压，然后用止血钳夹紧导管留置 30 分钟，治疗结束后，左手扶压水罐松开止血钳及橡皮帽，用注射器连接头皮针导管，吸尽罐内药液再以注射器抽去空气 30 ~ 50ml。留罐 20 ~ 40 分钟。配穴用针刺法，行针得气后，留针 30 分钟。每日 1 次，10 次为一疗程，停治 5 ~ 7 天后，进行第 2 疗程治疗。

（三）疗效评价
基本治愈：胃脘疼痛及有关症状均消失，胃镜组织学检查 HP 及胃黏膜内中性粒细胞炎症浸润均消失。好转：症状明显减轻或消失，胃镜组织学检查有程度不同的恢复。无效：仅见症状好转，胃镜检查无变化。

以上法共治慢性胃炎患者 141 例，基本治愈 90 例，好转 47 例，无效 4 例。总有效率为 97.1%。

八、电热针

（一）取穴
主穴：足三里、内关。
配穴：三阴交、合谷。

（二）治法
以主穴为主，酌加配穴，双侧均取。选定穴位，常规消毒后，以 6 号电热针直刺足三里 1 ~ 1.5 寸，内关 0.5 ~ 1 寸，然后接通电热针仪，电流量为 60 ~ 80mA，以患者有舒适的温热和酸胀感为度。配穴以毫针行常规刺法，并施提插补法，每隔 10 分钟行针 1 次。均留针 40 分钟。每日治疗 1 次，30 次为一疗程，共 3 个疗程，疗程间休息 3 ~ 5 天。

（三）疗效评价
共治疗 32 例，症状疗效之有效率为 97.0%，而胃镜疗效为 90.6%。其效果明显高于毫针组和西药治疗组。

第二节　胃下垂

胃下垂是指胃（包括大弯和小弯）的位置低于正常，即人在站立时，胃的下缘达盆腔，胃的上界（胃小弯）位置在两侧髂嵴连线以下本病主要由于胃膈韧带和胃肝韧带无力或腹壁肌肉松弛所致，多发生于身体瘦弱、胸廓狭长或多产的女性。本病属于中医学"胃痛""胃缓""痞满""腹胀"等范畴。

本病主要由于素体脾胃虚弱或长期饮食不节、营养不良、劳倦过度、七情内伤或大病、久病、多产等损伤脾胃，脾虚气陷，肌肉不坚，无力托举胃体所致。

一、临床表现

形体消瘦，病情轻者可无明显症状，重者可有上腹坠胀、疼痛不适，多在食后、久立及劳累后加重，平卧后减轻或消失。站立时腹主动脉搏动明显，平卧或双手由下腹部向上托起则上腹坠胀减轻。常伴有胃脘饱胀、厌食、恶心、嗳气、腹泻或便秘等症状，甚至还可出现站立性昏厥、低血压、心悸、乏力、眩晕等表现，也可同时伴有肝、肾、结肠等脏器的下垂。

二、诊断要点

（1）食后、久立及劳累后有腹部胀痛或不适感。
（2）体格检查时可发现脐下有振水音，上腹部可扪及强烈的腹主动脉搏动。
（3）胃肠钡餐 X 线检查可见胃呈鱼钩形，站立时位置下移，紧张力减退，胃下极低于髂嵴连线 5cm 以上。胃内常有较多潴留液，排空缓慢。

三、辨证施治

1. 辨证分型　中气下陷，脘腹胀满，坠胀不适，食后尤甚，平卧减轻，纳食减少，面色萎黄，形体消瘦，头昏目眩，神疲乏力，少气懒言，嗳气频频，或泛吐清水，大便不调。舌质淡、苔薄白，脉细无力。

2. 针灸治疗
治法：健脾益气、升阳举陷，针灸并用，用补法。以任脉、督脉、足太阳经穴及俞募穴为主。
主穴：中脘、胃俞、足三里、脾俞、气海、百会。
方义：胃下垂病变在胃，故取胃之背俞穴与胃之募穴中脘，形成俞募配穴，以健运中焦，调理气机；胃腑之下合穴足三里可补益胃气；脾俞、气海可健脾益气、补中和胃；百会可益气固脱、升阳举陷。上穴合用，以奏健脾益气、升阳举陷之功。
加减：痞满、恶心者，加公孙、内关，以和胃降气；嗳气、喜叹息者加太冲、期门，以疏肝理气。
操作：诸穴均常规针刺。主穴均用补法，配穴均用平补平泻法；上腹部和背部穴可针灸并用或针后加拔火罐。

四、其他疗法

1. 耳针疗法
处方：胃、脾、交感、皮质下。
操作：毫针刺法，每日 1 次，留针 20 ~ 30 分钟；也可用压丸法，每日按压 3 ~ 5 次，力量以患者能耐受为度。

2. 腧穴注射疗法
处方：中脘、气海、胃俞、脾俞、足三里。
药物：黄芪注射液或生脉注射液。
操作：每次取 1 ~ 3 穴，取上述任一种药液，每穴注入 1mL，每日 1 次。

3. 腧穴埋线疗法
处方：中脘、气海、胃俞、脾俞、足三里。
操作：行常规腧穴埋线，2 周治疗 1 次。

五、文献摘要

《灵枢·邪气脏腑病形》：胃病者，腹中膜胀、胃脘当心而痛、上支两胁、膈咽不能、食饮不下，取之三里也。
《针灸甲乙经》：腹满不能食，刺脊中……心腹胀满，噫、烦热、善呕、膈中不利，巨阙主之。

六、名家医案

张某，男，52岁，1979年8月2日初诊。食后脘腹作胀，食欲不振，胃部牵引沉重，脘腹痞闷。医院钡餐透视显示：胃底在两髂连线下3cm，曾服中药无效。体格检查：形体消瘦，面色萎黄，食欲不振，舌质淡、苔薄白，脉细而弦。诊断：胃下垂，脾胃气虚型。治则：补中益气，升提举陷。处方：水突（右）、滑肉门（双）、梁门（双）、中脘、气海。操作：用1.5寸毫针直刺水突1寸左右，施平补平泻法；滑肉门透梁门，留针30分钟，加灸中脘、气海两穴，10次为一疗程，共治2个疗程而愈。（刘冠军，王富春，李影，中国当代名医针方针术集成. 长春：吉林科学技术出版社，1994: 66.）

七、小结

针灸治疗本病有一定的疗效，但疗程较长，须坚持治疗。患者平时应注意饮食有节，一次进食量不宜多，少量多餐，食后平卧位休息30分钟；忌烟酒、辛辣刺激物，增加营养；调畅情志，起居有时；平时要加强身体锻炼，特别是腹肌的锻炼。

第三节　胃轻瘫综合征

一、概述

胃轻瘫综合征简称胃轻瘫症、胃无力、胃麻痹，是指胃运动功能低下而引起的以胃排空延迟为特征，而有关的检查未发现器质性病变，以功能性消化不良为特征的一组临床综合征。患者主要表现为恶心、呕吐、上腹饱胀、嗳气、痞满、强迫性饮食减少、早饱或消化不良等。胃轻瘫综合征根据病因可分为原发性和继发性2种类型，后者在糖尿病、胃手术后、长期住院卧床患者中尤为常见。且以慢性多见，近年来该病的发病率呈不断上升趋势，严重影响其生活质量。药物在一定程度上能缓解胃轻瘫的症状，但它们所引起的副反应已导致大约40%患者不能坚持长期服用。

中医学中依据其主要症状，将之归属到"痞满"的范畴。

针灸治疗在古代医籍中，亦归于胃胀、嗳气等，可参考胃下垂一节中有关内容。

现代针灸治疗胃轻瘫综合征起步较晚，最早的报道见于20世纪90年代中期，但直到2004年，临床文献不多，仅查阅到8篇，但从2005年后，不仅文献量开始上升，而且临床观察质量也有一定提高。其中以针灸治疗糖尿病性胃轻瘫的临床资料最为多见。有人曾专门对这方面的随机对照文献进行了质量评价。指出，针灸治疗胃轻瘫综合征的临床随机对照研究的治疗方法正在成为一种趋势，虽然多数研究的研究方法运用还不够恰当，但已表明针灸治疗胃轻瘫综合征具有见效快、无不良反应等优点。

目前，在针灸方法上，以针刺为主，尚应用电针、温针、艾灸、穴位注射等方法，另外针灸与中药结合治疗糖尿病性胃轻瘫也为临床所常用。在穴位选择上以足三里、内关及中脘等穴应用频次较高。关于针灸治疗本病的效果，从已有的文献看，有效率均在95%左右。针灸可迅速缓解胃的麻痹状态，增加胃动力，因此，它被认为将是针灸治疗新的优势病种。

二、体针

（一）取穴

主穴：足三里、胃俞、中脘、太溪。

配穴：胃区（耳穴），纳呆乏力加脾俞、阴陵泉，怕冷、尿多者加肾俞，呕吐频繁加内关、公孙。

（二）治法

主穴均取，配穴据症状而加。选0.30mm×（40～50）mm毫针。患者取仰卧位。穴位常规消毒，主穴快速进针，深刺至得气后，用平补平泻法。配穴耳穴胃区取0.30mm×13mm毫针，用针柄探得明显的反应点后，刺入，至有胀痛感留针。公孙、内关，用泻法，余穴用补法。上述各穴均于得气后留针30

分钟，其间行针 3 ~ 5 次。每日 1 次，10 次为一疗程。疗程间停治 3 天。一般须 3 个疗程以上。

（三）疗效评价

显效：经治疗，恶心、呕吐、腹胀等症状消失，胃排空时间恢复正常；有效：经治疗后上述症状减轻，食后偶有上腹不适，胃排空仍慢，但较前好转；无效：症状无改善，胃排空无变化。

共治疗 97 例，显效 73 例，有效 19 例，无效 5 例，总有效率为 94.9%。

三、电针

（一）取穴

主穴：足三里、天枢、内关、中脘。

配穴：肝胃不和加太冲，痰湿中阻加丰隆，胃火炽盛加内庭，胃阴不足加三阴交，脾胃气虚加公孙。

（二）治法

主穴均取，配穴据症而加。取仰卧位，穴位常规消毒，选 0.25mm ×（25 ~ 50）mm 之毫针，采用爪切法进针直刺，深度为 0.5 ~ 1.5 寸。先针刺主穴，得气后施以大幅度提插加捻转的平补平泻法，每次每穴持续刺激 1 分钟，足三里穴要有麻电感向足背放射，内关穴要有局部酸胀感或有向指端放射感，中脘和天枢穴分别要求上腹部和中腹部有胀闷沉重感。配穴，太冲、丰隆、内庭针刺得气后不通电，用泻法，三阴交、公孙用补法。以上穴位，在运针 1 分钟后，主穴分别连接电针仪，用断续波或疏密波，强度以患者可耐受为宜。同时根据不同患者所表现的证候，辨证选取配穴，针刺得气后不通电，均留针 30 分钟，每日 1 次，10 日为 1 个疗程，疗程间隔 3 日。

（三）疗效评价

显效：症状消失，胃 X 线造影及胃电图检查胃十二指肠张力蠕动正常，胃排空率恢复到正常，或较治疗前的排空率增加 >25%；好转：症状减轻，X 线造影及胃电图检查胃十二指肠张力蠕动有改善，胃排空率虽然未恢复到正常，但较治疗前的排空率增加 > 25%；无效：症状及 X 线造影及胃电图检查胃十二指肠张力蠕动改善不明显，胃排空率无变化或增加 < 25%。

共治疗 73 例，其中 60 例按上述标准评定，显效 31 例，有效 26 例，无效 3 例，总有效率为 95.0%。另 13 例采用药物治疗做对照，结果，针灸组有效率为 92.3%，疗效优于药物组（*P*<0.05）。

四、针灸

（一）取穴

主穴：中脘，关元、天枢、足三里。

配穴：气海、内关、阳陵泉、上巨虚、三阴交。

（二）治法

主穴均取，配穴酌加。患者取仰卧位，穴位处皮肤常规消毒，取 0.35mm × 40mm 的毫针。采用以下 2 种针灸法：一法为，先针主穴，快速进针提插捻转，产生酸、麻、胀、重感后施平补平泻手法，在天枢、足三里二穴双侧连接电针仪，疏密波，电流强度以可耐受为度。均留针 30 分钟。出针后隔姜灸中脘、关元、双侧天枢穴 2 ~ 3 壮，TDP 灯照射腹部。

另一法为：先将艾条切成 2cm 长的艾段，然后再把老姜切成 0.1cm 厚的姜片，在姜片的中央穿一小孔以便针柄穿过。治疗时，患者平卧位，将穴位常规消毒，按上法针刺，采用平补平泻法使之得气。主穴均用隔姜灸法。然后把穿有小孔的姜片从针柄的末端穿过，使姜片贴于皮肤上，再将艾段插在针柄顶端，艾段约同针柄顶端齐平，最后在艾段靠近皮肤一端将其点燃，使针和姜片变热。每穴连续灸 3 壮。配穴只针不灸。均留针 30 分钟。

上法每日治疗 1 次，每周治疗 6 次，停治 1 天，12 次为 1 个疗程。

（三）疗效评价

显效：临床症状消失，X 线钡餐检查胃蠕动或胃排空时间 <4 小时；有效：临床症状明显好转，X 线钡餐检查胃蠕动较前增强，胃排空时间恢复到 4 ~ 6 小时；无效：临床症状无明显减轻，X 线钡餐检查

胃蠕动及胃排空时间无改善。

共治疗 94 例患者，其中 54 例按上述标准评定，结果：显效 29 例，有效 22 例，无效 3 例，总有效率为 94.4%，同时对这 54 例患者进行了 2 个月的随访，复发率为 10%。另 40 例的总有效率为 95.0%。

五、穴位注射

（一）取穴

主穴：足三里、内关。

（二）治法

药液：新斯的明注射液 1mg（1mg/2mL）、甲氧氯普胺 10mg（10mg/1mL）、维生素 B₆100mg（100mg/2mL）、甲钴胺注射 0.5mg（0.5mg/1mL）。

主穴每次均选，取一侧穴。上述药液任选一种，可轮用亦可单用一种。以一次性 2mL 注射器抽取药液，穴位消毒后进针，按针灸手法进针，上下提插，不捻转，待患者有酸、麻、胀等得气感后，回抽无血，注入药物。先注射左侧足三里穴，而后将剩余的半量药物同法注入对侧的内关穴内。次日改用右侧足三里和左侧内关穴药物注射，每日交替使用。每日 1 次，10 次为一疗程。疗程间停治 3 天。

（三）疗效评价

显效：症状消失，胃排空时间恢复正常；有效：症状减轻，胃排空仍慢，但较前好转；无效：症状无改善，胃排空无变化。

共治疗 155 例，显效 108 例，有效 38 例，无效 9 例，总有效率 94.2%。其中临床症状消失最早的为 17 小时，最迟的为 4 天。

六、芒针

（一）取穴

主穴：中脘。

配穴：气血不足加足三里、三阴交、气海，肝郁犯脾者加太冲，腑气不通加天枢、关元。

（二）治法

主穴必取用芒针治疗，配穴据症而加，用常规针法。选择直径 0.4mm，长 6 寸的芒针，常规消毒后，施用夹持进针法，在中脘穴迅速破皮，垂直缓慢进针，当患者自觉针感向小腹或者两胁走窜时即为得气。得气后不行针，缓慢捻转出针。进针过程中，一旦针下搏动感明显则立即停止治疗，防止伤及腹主动脉。配穴，针刺得气后，足三里、三阴交、气海施补法，太冲施泻法，天枢、关元施平补平泻法。留针 30 分钟。

每日 1 次，15 天为 1 个疗程。疗程间停治 3 天。

（三）疗效评价

显效：临床症状消失，停治 3 个月无复发；有效：临床症状消失，停治 3 个月症状复发；无效：治疗后，临床症状无任何改善。

以上法治疗糖尿病性胃轻瘫 45 例，结果显效 27 例，有效 12 例，无效 6 例，总有效率 86.7%。

第四节　慢性溃疡性结肠炎

一、概述

慢性溃疡性结肠炎，亦称特发性结肠炎、慢性非特异性溃疡性结肠炎。本病是一种原因不明的主要发生在直肠和乙状结肠（亦可扩展至横结肠、降结肠，甚至全结肠）黏膜和黏膜下层的炎症性病变，以溃疡、糜烂为主。临床表现为腹痛、腹泻，粪中含血、脓和黏液，常伴有里急后重，便后腹痛可暂时缓解。病程日久，反复发作，患者可出现贫血、消瘦、低热等现象。以青壮年多见，男稍多于女。本病原好发于欧洲和美洲，但近年我国也有增多趋势。

慢性溃疡性结肠炎，归属于中医学"肠澼""赤沃"或"痢疾"等范畴。

针灸治疗肠澼，首载于《灵枢·经脉》："肾足少阳之脉：是主肾所生病者……黄疸，肠澼。"至《针灸甲乙经》，更明确提出穴方："病泄下血，取曲泉、五里。腹中有寒，泄注肠澼便血，会阳主之。"后世的不少医著，诸如《备急千金要方》《千金翼方》《普济方》《针灸资生经》《针灸聚英》等，都有这方面的内容。其中，《普济方》还专辟"肠澼"一节，归纳历代治疗穴方。

针灸治疗慢性溃疡性结肠炎的现代临床报道，虽然明确标明本病病名的文章至20世纪80年代方始出现，但是早在50年代的有关针灸治疗慢性肠炎、慢性腹泻的资料中已有提及。综合海内外的临床工作，目前在穴位刺激方法上，用得比较多的是穴位埋植和艾灸之法，且以隔药饼灸报道多见。其次，也采用体针、耳针、穴位注射、穴位贴敷及粗针等法。针灸对本病的疗效，海内外学者曾将针灸和西药作过对照，如 Kequena·Y 认为用激素类药物治疗本病有不良反应，而以灸法为主（少数配合针刺）治疗，不仅停服药物，而且可使腹痛、泄泻迅速得以缓解。我国有人以穴位埋植法治疗和服西药组对照，结果发现，穴位埋植法疗效明显胜于西药。

各种穴位刺激法治疗本病的效果，大致在90%左右，但复发率较高。对复发病例，再次针灸仍然有效。虽然这个结论并不严谨，但从已经积累的大量古今临床实践表明，针灸应该是本病中轻型患者的主要疗法之一。

二、古籍记载

（一）取穴

关元、天枢、大肠俞、复溜、会阳、中都、章门、太白、中脘。

（二）操作

关元、天枢用灸法，着肤灸或隔蒜灸。中脘、章门，针后加灸。余穴针刺，宜平补平泻法，留针20 ~ 30分钟。

上述穴位，每次可选3 ~ 4穴。

（三）古方选辑

《备急千金要方·卷三十》：复溜主肠游便脓血，泄痢，后重、腹痛如症状。

小肠输主泄痢脓血五色，重下肿痛。

太冲、曲泉主溏泄，痢泄下血。

《千金翼方·卷二十七》：久痢百治不差，灸足阳明下一寸，高骨之上中，去大指奇间三寸，灸随年壮。又灸关元三百壮，十日灸。

《普济方·卷四百二十三》：治肠澼㿗疝，小腹痛（《资生经》），穴中都。

治肠澼，穴复溜、束骨、会阳。

治肠澼切痛，穴四满。

《东医宝鉴·外形篇·卷一》：下痢，腹痛，便脓血，取丹田、复溜、小肠俞、天枢、腹哀。

《针灸大成·卷九》：戊寅冬，张相公长孙，患泻痢半载，诸药不效，相公命予治之。……予对曰：泻痢日久，体貌已变，须元气稍复，择日针灸可也。华岑公子云：事已危笃矣，望即治之，不俟再择日期，即针灸中脘、章门，果能饮食。

《针方六集·卷五》：中注，肠澼小腹胀。

三、穴位埋植

（一）取穴

主穴：分2组。①巨阙俞透神道（或神道透灵台）、脾俞透胃俞；②上脘透中脘、天枢。

配穴：里急后重，脓血黏液便者配大肠俞、肾俞；体弱，慢性消化不良者配足三里。

巨阙俞位置：第四椎下陷中，即第四、五胸椎棘突之间凹陷中。

（二）治法

主穴二组任取其一。每次取 3 ~ 5 个穴，单取主穴，或与配穴搭配应用。采取注线法埋植，取 12 号或者 16 号腰穿针，将 01 号或 3 号消毒肠线剪成 2 ~ 3cm 长的小段，分别浸泡于 75% 的酒精内备用，临用前再以生理盐水浸泡至软，以利吸收。穴区消毒局部麻醉后，将肠线穿入针孔内。左手拇、示指固定皮肤，右手执针，快速刺入皮下，至所需的深度，待患者有酸、胀、沉感后，固定针芯，向上提腰穿针至针芯平齐时出针，肠线即埋入穴内，覆盖消毒敷料并固定。10 ~ 15 天埋植一次。穴位可轮用。

（三）疗效评价

临床痊愈：临床症状消失，大便镜检正常，肠镜检黏膜病变恢复正常或遗留瘢痕；显效：临床症状基本消失，大便镜检正常，肠镜或钡餐透视示黏膜为轻度炎症性改变；有效：临床症状明显减轻，肠镜及钡餐透视示病变程度有减轻；无效：治疗前后，临床症状，肠镜、钡餐透视病变均无改善。

以本法治疗慢性结肠炎 1 723 例，临床治愈 1 353 例，显效 252 例，有效 75 例，无效 43 例，总有效率 97.5%。与西药组比较，有显著差异（$P<0.005$），以穴位埋植为优。对穴位埋植 32 例，做 3 年随访，复发率为 14.5%。

四、艾灸

（一）取穴

主穴：分两组。①中脘、天枢、关元；②足三里、章门、上巨虚。

配穴：脾俞、肾俞、大肠俞、足三里、太溪、太冲、三阴交、中倚俞。

（二）治法

主穴任选一组，亦可一组无效时改为另一组，或两组同用。配穴据症酌取，每次 2 ~ 3 个穴。均用艾灸，但方法不同，分述如下：

第 1 组主穴用温盒灸法：取艾灸盒 2 个，将 1 ~ 3 寸长艾条 4 ~ 5 段，点燃后，放在艾灸盒内。令患者平卧暴露腹部，然后，将艾灸盒分别置于可覆盖中脘、天枢至关元的穴区（中脘穴上可用小号艾灸盒，天枢至关元穴，须用大号）。盒盖留 1 ~ 2cm 孔隙。灸治部位温度渐升，以患者能耐受为度。如太烫，可将盒内艾段分散，或略抬高艾灸盒。30 分钟后温度渐减，40 分钟灸毕。

第 2 组主穴用化脓灸法：每次选 1 个穴，双侧同取，穴位轮用。采用 3 年陈艾绒，加少量人工合成麝香，做成黄豆大之艾炷。取准穴后以 2% 普鲁卡因注射液做一局部麻醉皮丘，并涂以蒜汁，连续行直接灸，一般灸 21 ~ 25 壮，使穴区形成一直径 0.8 ~ 1cm 的焦痂，痂下硬结厚度须达 0.5cm 以上。灸后小膏药贴盖穴区，使之化脓，5 ~ 7 日形成灸疮，注意保持清洁，灸疮在 3 ~ 5 周内愈合。

配穴灸法：用艾条以雀啄灸，每次 15 ~ 20 分钟，以穴区皮肤出现红晕为度。每日或隔日一次，15 ~ 20 次为一疗程。

另外可配合中药内服：广木香 5g（冲），槟榔 10g，青陈皮各 10g，吴茱萸炒黄连 5g，吴茱萸炒黄柏 10g，炒枳壳 10g，制大黄 10g，焦山楂 25g。腹痛甚加红藤、延胡索；脓血便加白头翁、地榆、赤芍；黏液便加苍术、姜半夏；腹冷喜暖或进冷食症状加剧者加吴茱萸、炮姜。每日 1 剂水煎服。

为加强疗效，尚可配合捏脊法：共分 5 条线，即大椎至长强穴 1 条线，大杼至白环俞左右 2 条线，附分至秩边左右 2 条线。患者俯卧，术者双手拇示指指腹相对，自长强穴捏起肌肤，边捏边推，渐到大椎穴，如此反复 3 ~ 5 遍，每次捏至腰俞、肾俞、脾俞时，用力往上提拉几下肌肤，依上手法再捏其他诸线。

（三）疗效评价

艾灸治疗本病的有效率，在 65.0% ~ 98.0%。106 例以上法艾灸并以上述标准评判，临床痊愈为 74 例，显效 21 例，有效 8 例，无效 3 例，总有效率 97.2%。另观察 50 例，总有效率为 92.0%，一年后随访，复发率为 30.0%，再于足三里施以化脓灸，全部有效。

五、针灸

（一）取穴

主穴：分 2 组。①足三里、上巨虚、关元、天枢；②脾俞、大肠俞、上髎、次髎。

配穴：脘腹胀满，腹痛即泻，泻后痛减者加合谷、太冲；下痢赤白，赤多白少者加三阴交。脾胃虚弱者加中脘，肾阳虚衰加肾俞。

（二）治法

主穴单取第一组，也可两组交替，配穴据症加用。局部常规消毒，以 28 号 1.5 ~ 2 寸毫针快速捻转进针，得气后针感放射至下腹部，留针 30 分钟，5 分钟捻转 1 次。关元、足三里用补法，天枢、上巨虚用泻，余用平补平泻，出针后按压针孔。然后用神灯治疗仪照射关元穴，无条件者可用艾条雀啄灸神阙及上髎、次髎穴各 30 分钟，温度以患者能耐受为宜。每日 1 次，7 ~ 10 次为一疗程，休息 3 天行第二疗程。

（三）疗效评价

基本痊愈：临床症状消失，大便形状、便次正常，连续镜检阴性，结肠镜检查肠壁表面光滑，钡剂灌肠无钡剂停留；有效：临床症状明显好转，镜检有少量上皮细胞或脓细胞，结肠镜检查，肠黏膜轻度充血，溃疡面消失或变浅，钡剂灌肠肠壁微粗糙；无效：治疗前后症状体征未改善。

用上述方法共治疗 225 例，基本痊愈 162 例，有效 56 例，无效 7 例，总有效率为 95.1%。

六、体针

（一）取穴

主穴：①天枢、关元、气海、大肠俞、长强。②肝门、肠门、四花下穴、腑肠。

配穴：①足三里、三阴交；②肝俞、脾俞、胃俞、大肠俞。

肝门穴位置：支正穴后 1 寸。

肠门穴位置：在支正穴与养老穴的中点。

四花下穴：足三里穴下 8 寸贴胫骨外。

腑肠：四花下穴直上 1 寸半。

（二）治法

每次取一组主穴，可仅用一组，也可轮用。均取双侧。第一组主穴，可酌加第一组配穴，针法如下：天枢、气海、关元，针深 1 ~ 2 寸，得气后，以高频小幅度提插加捻转之补法，使针感放射至腹部和外生殖器。大肠俞斜向脊柱刺入 1.5 ~ 2 寸，长强、足三里、三阴交直刺 1 ~ 1.5 寸，以得气为度，并施平补平泻手法。留针 15 ~ 20 分钟，每隔 5 分钟行针 1 次。亦可于进针得气后，采用温针法。第二组主穴，均为台湾董氏奇穴，采用毫针直刺，针深 1 ~ 1.5 寸，至患者有强烈放射胀痛感后，留针 30 分钟，留针期间不行针。第二组配穴，肝俞、脾俞、胃俞、大肠俞分别用闪罐法拔罐 15 分钟。

上法每日或隔日一次，10 次为一疗程，疗程间隔 5 ~ 7 天。

（三）疗效评价

共治疗 76 例，临床痊愈 59 例，有效 15 例，无效 2 例，总有效率 97.4%。远期疗效亦较满意。

七、隔饼灸

（一）取穴

主穴：分 2 组。①中脘、天枢、足三里；②神阙、气海、上巨虚。

配穴：脾胃虚弱加大肠俞、脾俞；湿热蕴结加水分；脾虚肝郁加脾俞、肝俞；脾肾阳虚加关元；便秘加中注；脓血多加隐白。

（二）治法

药饼制作：附子、肉桂、丹参、红花、木香、黄连研成细粉，密藏备用。湿热蕴结以黄连、丹参、红花、木香为主药；其他各型以附子为主药，配以适量肉桂、红花、木香、丹参等药。每次取药粉 2.5g，加黄酒 3g，调成厚糊状，并制成直径 2.3cm，厚度 0.5cm 的药饼。

主穴均取，每次 1 组，配穴据症而加。将药饼置于穴位上，上放置底径 2.1cm，高 2cm，重约 2g 之艾炷灸灼。脾胃虚弱型各灸 3 壮；湿热蕴结各灸 2 壮，其中足三里、上巨虚各灸 4 ~ 7 壮，要求有较强的感应。脾虚肝郁均灸 3 壮，脾肾阳虚主穴 3 壮，配穴 4 壮；便秘者中注灸 2 壮，天枢少灸或不灸；脓血甚者，隐白灸 4 ~ 7 壮。灸至患者感到有热气向内渗透，局部潮红为佳。灸法要求每日 1 次，12 次为一疗程，停灸 3 ~ 5 日，再继续下一疗程，一般须灸 6 个疗程以上。

对疗效不佳者，尚可配合埋针法。于第 3 ~ 5 腰椎双侧夹脊穴及膀胱经穴附近寻找敏感点，在敏感点处埋藏皮内针；如未找到敏感点，则可在大肠俞埋皮内针。留针 2 日，停 1 日后再行埋针。注意穴位轮用，不宜在同一部位反复埋针。

（三）疗效评价

以隔药饼灸共治 129 例，其中，94 例按类似上述标准评判，临床痊愈 62 例，显效 12 例，有效 17 例，无效 3 例，总有效率为 96.8%。另 35 例重点观察了隔药饼灸对腹痛、腹泻等 10 个症状的影响，结果表明其有效率在 60.0% ~ 96.0% 之间。

八、铺灸

（一）取穴

主穴：胃肠穴区、关元穴区、夹脊穴区。

胃肠穴区位置：以足阳明胃经足三里、上巨虚、条口、丰隆、下巨虚等处的腧穴及其循行线为中心向左右两侧延伸各 1.5 ~ 2cm，穴区长约 14 ~ 18cm。

关元穴区位置：以任脉神阙、气海、石门、关元、中极、曲骨经脉线为中心向左右两侧延伸各 1.5 ~ 2cm，覆盖足少阴肾经肓俞、中注、四满、气穴、大赫、横骨等穴，穴区长约 15 ~ 18cm。

夹脊下穴区位置：从第 11 胸椎棘突开始到第 3 腰椎棘突结束的督脉循行线为中心，左右涉及足太阳膀胱经的第一侧线，包括脊中、悬枢、命门、脾俞、胃俞、三焦俞、肾俞、气海俞，穴区长约 12 ~ 16cm。

（二）治法

铺灸材料：党参、苍术、白术、茯苓、山药、葛根、车前子各 100g，木香、炙甘草各 50g，藿香 60g，黄连、秦皮各 100g，制附片 20g，人工麝香 0.2g，冰片 2g，诸药共研细末备用。洞巾若干条、鲜生姜泥、鲜生姜汁、精制艾绒、95% 乙醇、胶布、棉签若干。

铺灸方法：夹脊下穴区铺灸法：患者取俯卧位，将洞巾铺于背部，只暴露施术部位，棉签蘸鲜姜汁擦拭夹脊下穴区，并均匀撒铺灸药末覆盖穴区局部皮肤，厚度为 1 ~ 2mm，后将姜泥做成和穴区大小等同的长方体，置于药末之上，长宽和穴区一致，厚约 0.8 ~ 1.2cm。再将精制艾绒制成边长约 4cm 左右的正三棱锥形艾炷，置于姜泥之上，棉签蘸取 95% 乙醇均匀涂于正三棱锥艾炷上，点燃乙醇便可顺势均匀点燃艾炷，自然燃烧，以患者有温热感至能忍受为度，如患者因温度太高而无法忍受时，取掉燃烧的艾炷，更换新艾炷。每次使用 3 ~ 5 壮，最后去净艾炷，保留药末与姜泥，以胶布固定。待其热感消失后，去掉所有铺灸材料。胃肠穴区和关元穴区灸法除患者选择仰卧位外，其余操作与夹脊下穴区相同。每日施灸 1 次，10 次为一疗程，疗程之间休息 3 天，连续治疗 3 个疗程。

（三）疗效评价

以铺灸法共治 28 例，结果，临床痊愈 6 例，显效 14 例，有效 5 例，无效 3 例。总有效率为 89.3%。

九、电针加敷贴

（一）取穴

主穴：①中脘、天枢、关元、气海；②上巨虚、脾俞、大肠俞、足三里。

（二）治法

局部常规消毒后，每次选择一组穴位针刺，另一组贴敷，两组轮换交替。针刺方法：使用 0.35mm、长 50mm 毫针，刺入后以高频小幅度提插捻转之补法，使针感放射至腹部和外生殖器，得气后接低频电子脉冲治疗仪，以 60Hz 的连续波，强度以患者能耐受为度，留针 30 分钟。

贴敷药物：附子、肉桂、细辛、甘遂各等份，粉碎成细颗粒备用，每次使用时用鲜姜汁搅拌均匀成团状后贴敷于非针刺一组穴位，每次贴敷 4 ~ 6 小时，以皮肤潮红为度。如果患者皮肤出现发疱破溃，先将疱内液体抽出，再局部涂以外用药，一般 1 周左右即可痊愈。针刺与穴位贴敷均每日治疗 1 次，6 次后休息 1 天，连续治疗 8 周。

（三）疗效评价

以上法共治 45 例，临床疗效为：显效 30 例，有效 11 例，无效 4 例，总有效率 91.1%。结肠镜下疗效：显效 20 例，有效 18 例，无效 7 例，总有效率 84.4%。

第五节　功能性便秘

一、概述

功能性便秘，又称单纯性便秘、习惯性便秘或特发性便秘，是指原发性持续性便秘而无器质性疾病引起者。临床表现，主要包括排便次数减少，排便困难和粪质过硬等，经常三五日或七八日一次。由于胃肠道功能紊乱，患者还可有上腹部胀满、恶心、嗳气、腹痛及排气过多等不适。我国患病率在 3% ~ 17%，并呈逐年上升趋势。已成为影响现代人生活质量的重要因素之一。

本病归属中医学便秘范畴。

针灸治疗便秘，在我国古医籍中有大量记载。最早的文献见于《黄帝内经》。如《素问·刺腰痛》："腰痛……大便难，刺足少阴。"有学者曾统计，在从先秦至明清的 93 种中医针灸典籍中，治疗本证共涉及穴位 148 个，且以照海、支沟、足三里、太白、章门、神阙等应用频次最高。而治疗方法用得最多的是针、灸二法，尚有刺血、敷贴等。这些都为后世提供了十分丰富的可供借鉴的经验。

现代针灸治疗功能性便秘，较早的临床报道见于 20 世纪 70 年代后期。从 80 年代开始有关文章逐步增多，着重在继承传统经验的基础上验证单穴治病的经验，如承山、支沟和犊鼻等穴。从 90 年代中期之后，每年持续有针灸治疗该病文献刊出，从 2000 年至今，有关文献量大增，成为消化系统中医病证的第二大针灸病谱。在取穴上，不仅继承传统，也结合现代医学的研究结果，如以改善结肠功能为主，可主要取在脐水平面上下穴的穴位；旨在改善盆底肌肉功能的，可以腰骶部的穴位为主。在方法上，除上述外，还采用电针、艾灸、穴位敷贴、温针、穴位埋线等法；在疗效上，从已有临床经验看，针灸治疗便秘是有较好效果的，但由于便秘病因不同，类型较复杂，其疗效存在一定差异，如无力性便秘疗效优于痉挛性便秘，慢传输型便秘疗效优于其他类型等。

二、古籍记载

（一）取穴

支沟、照海、足三里、承山、太白、章门、石门、神阙。

（二）操作

支沟，足三里，用针刺，支沟用补法，足三里用泻法，采用调气针法；照海、太白、承山，针刺先补后泻，可采用呼吸补泻法；章门，石门，用温和灸法；神阙，用隔豆饼灸法。

（三）古方选辑

《灵枢·杂病》：腹满，大便不利，腹大，亦上走胸噫，喘息喝喝然，取足少阴。

《脉经·卷二》：左手寸口人迎以前脉阴实者，手厥阴经也，病苦闭，大便不利，腹满四肢重，身热苦胃胀，刺三里。

《针灸甲乙经·卷七》：少腹痛引喉咽，大便难，膜胀，承山主之。

《琼瑶神书·卷二》：便秘支沟气上攻，升阳三里要搓松，搜松皮吸针头住，再使升提即便通。

《古今医统大全·卷六十九》：秘结：照海（灸三壮，泻之），章门（灸二七壮），太白（灸三壮，泻之），气海（刺），三里（刺）。

三、体针

（一）取穴

主穴：①天枢、关元、中脘、气海、上巨虚；②长强、次髎、中髎、会阳、大肠俞、秩边。

配穴：肠胃积热者配内庭、曲池，气机郁滞者配支沟、太冲、四神聪，气血亏虚者配脾俞、胃俞、足三里，阳虚者配肾俞，阴虚者配交信、太溪、大钟。

（二）治法

主穴每次取一组，二组交替，亦可仅用一组。配穴据症而选。均选用0.30mm×（40～75）mm之毫针。主穴第一组，嘱患者取仰卧位，肌肉放松，充分暴露所选穴位的位置，选准穴位，皮肤常规消毒。先针腹部穴，继针下肢穴，快速破皮，缓缓进针至得气后，用平补平泻法。第二组穴，患者取侧卧位，从长强穴直刺进针约1寸，到达肛管直肠环肌群，进针后施以小幅度快速捻转2分钟，待肛周出现酸、麻、胀、重等感觉为止；从次髎穴、中髎穴进针，将针与皮肤呈约75°角沿穴孔刺入，术者手下有坚韧感，继续向内刺入有沉紧涩感，患者有酸、麻、胀、重等感觉并向下腹肛周放射，此时停止进针；会阳深刺使针感放射至肛门；秩边穴以泻法施针，针尖指向后阴，以35°度角刺入2.5～3寸，至患者肛门部有抽胀感时即留针守气。配穴宜以《灵枢·经脉》"盛则泻之，虚则补之，热则疾之，寒则留之"为准则，随证变化运用，冷秘留针，热秘疾刺不留针，虚秘用补法，实秘用泻法。一般宜中等量手法刺激。上述穴位均留针30分钟，每5分钟行针1次，每日1次。2周为一疗程，疗程间隔3天。

（三）疗效评价

临床痊愈：大便正常，或恢复至病前水平，其他症状全部消失。显效：便秘明显改善，间隔时间及便质接近正常；或大便稍干而排便间隔时间在72小时以内，其他症状大部分消失。有效：排便间隔时间缩短1天，或便质干结改善，其他症状均有好转。无效：便秘及其他症状均无改善。

共治疗336例，临床痊愈187例，显效95例，有效33例，无效21例，总有效率93.8%。

四、电针

（一）取穴

主穴：①天枢、大横、支沟、腹结；②殷门（左），上巨虚（左）。

配穴：气海、水道、关元、足三里、上巨虚、大肠俞、肾俞、八髎、四神聪。

（二）治法

主穴选用一组。二组轮用，或仅用一组，穴位均取。配穴酌情选用2～3穴。第一组穴：穴位处常规皮肤消毒，用0.25mm×（40～75）mm一次性针灸针。天枢深刺1.8～2.8寸，进针深度突破腹膜，不提插捻转，局部酸胀并有揪痛感为度。余穴常规针法。大肠俞直刺1.5～2寸，气海、关元直刺1.2～1.5寸，得气为度。上巨虚、足三里、支沟直刺0.8～1.5寸，捻转得气，针刺深度以得气为度；八髎穴，刺入第1、2、3、4骶后孔进针2.5寸。电针输出极可分别连于两侧天枢、水道、大横、腹结及支沟等穴，疏密波，强度以患者腹部肌肉收紧并伴见针柄来回摆动、能耐受为度。输出极也可连于大肠俞和中髎，波形及频率同前，使针感放射至肛门或会阴。通电30分钟。第二组主穴，患者取侧卧位。均取左侧穴。选用0.25×40mm的针灸针，斜刺（与皮肤约呈15°角），针刺深度1.2寸，针刺得气后，连接电针仪，连续波，刺激频率为3Hz，强度以患者能耐受为度。先刺激10分钟，后保持姿势不变（俯卧位留针）中止电刺激10分钟，之后再用同样的频率和强度刺激10分钟。配穴，针刺得气后，留针30分钟。

每日治疗1次，7天为一疗程。疗程间停针3天。一般须2个疗程以上。

（三）疗效评价

以上法共治疗228例，临床痊愈59例，显效105例，有效50例，无效14例，总有效率93.9%。

五、耳穴贴压

（一）取穴

主穴：大肠、直肠下段、三焦、皮质下、交感。

配穴：肝、胆、脾、胃、肺、肾、内分泌、小肠、肛门

（二）治法

主穴均选，配穴据病情酌加。每次取一侧耳穴。耳部常规消毒。在所选穴区寻找敏感点（压痛点或低电阻点），然后用镊子夹持粘有王不留行籽或磁珠的耳穴贴压并固定于穴区。嘱患者每日自行按压耳穴 3 ~ 5 次，每次每穴按压 1 分钟，以局部出现热、胀、痛为宜。两耳交替，每 3 天更换耳贴一次。10 次为一疗程。

（三）疗效评价

近期痊愈：保持 2 天以内排便 1 次，便质转润，排便通畅，伴随症状消失；显效：2 天以内排便，便质转润，排便欠畅，伴随症状缓解；有效：3 天以内排便，便质先干后软，排便欠畅，伴随症状缓解；无效：治疗前后症状无改善。

共观察 298 例，近期痊愈 192 例，显效 72 例，有效 25 例，无效 9 例，总有效率 97.0%。

六、热敏灸

（一）取穴

主穴：热敏点。

热敏点位置：在背侧足太阳膀胱经两外侧线以内，肾俞和大肠俞两穴水平线之间的区域。

（二）治法

先探查热敏点。方法为：手持点燃的清艾条，在距离选定部位皮肤表面 3cm 左右高度处进行悬灸，包括雀啄灸和回旋灸。当患者感受到艾热发生透热、扩热、传热、局部不热远部热、表面不热深部热和非热觉中的一种或一种以上感觉时，即为发生腧穴热敏化现象，该穴点即为热敏点。在探查到的热敏点中选取 1 个热敏化现象最为明显的穴位，进行悬灸。手持艾条，在选定的热敏点的皮肤表面 3cm 左右高度处，行温和灸，每隔 3 分钟掸灰并调整艾条与皮肤距离，保持足够热度，以发生透热、扩热、传热和非热感觉等腧穴热敏化现象为标准。每次治疗 40 分钟，隔日一次。10 次为一疗程。

（三）疗效评价

共治疗 30 例，临床痊愈 19 例，有效 7 例，无效 4 例，总有效率 86.6%。

七、温针

扫码领取
· 中医理论
· 养生方法
· 健康自测
· 书单推荐

（一）取穴

主穴：天枢、中脘、石门。

配穴：下脘、关元。

（二）治法

主穴均取，配穴酌加 1 个穴，二穴轮用。用 0.35 mm × 50mm 毫针，穴区常规消毒后，直刺进针 1.5 ~ 2 寸，轻微提插捻转至局部有酸胀感后留针，然后在主穴的针柄上插入 2.5 ~ 3cm 长的艾条段，从下端点燃，待艾段燃尽后，可再加一段。每次灸 1 ~ 2 壮。灸毕取针。配穴只针不灸。留针 30 分钟。

每日 1 次，治疗 15 天为一疗程。疗程间停针 3 天。

（三）疗效评价

共治疗 77 例，近期治愈 40 例，显效 18 例，有效 15 例，无效 4 例，总有效率为 94.8%。

八、针罐

（一）取穴

主穴：①天枢、气海、关元、水道、归来；②神阙八阵穴。

配穴：督脉（背腰段）、膀胱经1、2经线（背腰段）。

神阙八阵穴：以神阙穴为中心，以神阙穴至关元穴长度为半径做圆，并八等分圆周而形成8个穴点。

（二）治法

主穴每次取一组，二组可轮用，也可单独应用。用针刺法。第一组穴操作：用0.30mm×（60～100）mm毫针。双侧均取，天枢穴直刺，胖人2.5寸，瘦人2.0寸，行捻转平补平泻，局部产生酸胀痛感。气海穴、关元穴，直刺加灸，胖人2.5寸，瘦人2.0寸。水道穴、归来穴呈45°角向左侧进针，胖人2.0寸，瘦人1.5寸，施提插泻法，腹部有抽动酸胀感为佳。第二组，取0.30mm×45mm毫针，针刺8个穴点，均为直刺，深度0.8～1寸，采用烧山火补法，即进针得气后浅层为天部，操作拇指向前单方向顺时针捻转，捻转同时将针提插，反复操作3次。上述针法，均留针20分钟。亦可采取灸法：用自制的灸盒（12cm×17cm）放于神阙八阵穴上，内置点燃的艾条2根，每根长10cm，每次灸30分钟。

去针或灸后，再取配穴，采用走罐法。嘱患者取俯卧位，用液体石蜡在背部涂擦后，选用大号玻璃罐，用闪火法在背部拔住。然后用手握住罐子，依次循督脉（从大椎至长强）、膀胱经第1和第2经线（与督脉相应的背腰段），往返推移，至所拔部位皮肤红润或充血为度。

上法隔日一次，10次为一疗程。疗程间停治3天。

（三）疗效评价

以上法共治疗121例，临床痊愈93例，显效14例，有效5例，无效9例，总有效率92.6%。

九、穴位敷贴

（一）取穴

主穴：①天枢、腹结、关元；②神阙。

（二）治法

敷药制备：方一：吴茱萸、干姜、肉桂、小茴香、广木香、白及、白芷、山柰，上药各等份，共研细末，加蜂蜜调和制成直径为2cm的药饼备用。方二：大黄1g、厚朴0.5g、小茴香0.5g、香附0.5g。将上述中药配方颗粒，临用时用水调成糊状备用。

每次取一组穴位，二组穴位可单独应用，或用一组无明显效果时，改用另一组。第一组穴用处方一，将所选穴清洁后，取药饼贴敷于其上，用消毒敷料覆盖，胶布固定。隔日更换1次，15次为1个疗程，疗程间隔5天。第二组穴用处方二，脐部清洁后将药糊填满脐窝，以5cm×4cm自黏性敷料覆盖，胶布固定。中药敷脐每次可持续一整天，每日更换1次。5天为一疗程，停治2天后再继续下一疗程。

（三）疗效评价

共治疗107例，临床痊愈44例，显效34例，有效19例，无效10例，总有效率90.7%。

十、穴位埋植

（一）取穴

主穴：足三里、天枢、大肠俞。

配穴：中极、长强。

（二）治法

主穴均取，效不显时，酌加配穴。对所选穴位准确标记，并做常规严格消毒，用1%利多卡因对穴区进行局部麻醉，将2号医用羊肠线2～3cm穿入12号硬膜外穿刺针针孔中，对准穴位，快速刺入，缓缓送针深达肌层，得气后，边推针芯边退针管，将羊肠线植入穴位。针眼用创可贴固定。穴区在5日内，每天用碘酒或酒精棉球消毒针眼一次。

（三）疗效评价

共治疗 96 例，55 例在埋线后第二天即顺畅排便一次，26 例 3 日排便一次，13 例在 4 日后排便。3 个月后随访，96 例患者中，显效以上 88 例，符合上述临床痊愈标准的 71 例，大便基本正常而无痛苦。

第六节　肠易激综合征

一、概述

肠易激综合征是一组包括腹痛、腹胀、排便和大便性状异常的综合征，它们持续存在或间歇发作，临床上缺乏明显形态学和生化学的异常。该病病程可长达数年至数十年，常反复发作，症状时轻时重。它是功能性胃肠疾病中最常见的疾病之一。患者年龄多在 20～50 岁，女性多见，男女比例约为 1：2.6 倍。肠易激综合征的病因和发病机制尚不清楚。

肠易激综合征在中医学上属"泄泻""腹痛""便秘"等范畴。

针灸治疗"泄泻""腹痛""便秘"等病症，在古医籍中多有记载。而类似本病描述症状的治疗条文也有所见。如《针灸甲乙经·卷十一》："洞泄、淋癃、大小便难，长强主之。"类似腹泻与便秘交替型肠易激综合征。而《太平圣惠方·卷一百》："膀胱俞：腹中痛，大便难，"则是针对腹痛便秘的取穴。虽然，古人的方法不一定切合本病，但其积累的经验还是有一定借鉴意义的。

现代针灸治疗本病。最早见于 20 世纪 50 年代初，虽未指明为本病，但证候颇为类似。而明确以本病病名的针灸治疗文献则出现于 90 年代初。近二十年来，有关临床资料的数量有不断上升的趋势，表明本病已受到针灸界的关注，成为新的有潜力的针灸病谱之一。目前在治疗方法上，体针、耳针、电针、艾灸、穴位贴敷、火针、腕踝针及皮肤针叩刺等，都有应用。疗效上，对由环境因素和精神情绪诱发者和某些食物原因导致者，针灸均有较好的效果；而遗传因素引起本病的，则相对较差。最近，有学者收集了 1978-2011 年有关针灸治疗本病的临床随机对照的文献，进行系统评价，Mata 分析显示针刺结合灸法治疗肠易激综合征优于常规西药治疗。

二、古籍记载

（一）取穴

中极、气海、足三里、丰隆、膀胱俞、太白。

（二）操作

腹部穴均取，酌加下肢穴。腹部穴可针后加灸，背部穴及下肢穴以针刺为主。据不同证型，选用补泻之法。

（三）古方选辑

《素问·长刺节论》：病在少腹，腹痛不得大小便，病名曰疝。得之寒，刺少腹二股间，刺腰髁骨间。

《针灸甲乙经·卷七》：少腹痛引咽喉，大便难，膜胀，承山主之。

《备急千金要方·卷三十》：丰隆主……腹若刀切之状，大便难。

《太平圣惠方·卷九十九》：膀胱俞：泄痢肠痛，大小便难。

《针灸聚英，天元太乙歌》：小腹便最难医，气海中极间使宜，三里更须明补泻，下针断不失毫厘。

《医宗金鉴·刺灸心法要诀》：太白……一切腹痛大便难。

三、体针

（一）取穴

主穴：腹痛型：天枢、足三里、公孙；便秘型：大横、支沟、大肠俞、足三里、中脘、照海；腹泻型：中脘、上巨虚、阴陵泉、足三里、三阴交。

配穴：湿热盛者加中极、上巨虚，阴陵泉、曲池，肝郁者加太冲、肝俞、阳陵泉，气虚者加气海，脾虚者加脾俞、胃俞、阴陵泉、神阙，心气虚者加关元、神门，肾阳虚者加肾俞、命门、大肠俞。

（二）治法

主穴据症型而选，配穴据证候而加。穴位局部常规消毒，选取 0.30mm×（40～50）mm 毫针进针，得气后行平补平泻手法，留针 30 分钟。每天 1 次，10 次为一疗程，一般须连续治疗 3 个疗程。每个疗程之间休息 3～5 天。

（三）疗效评价

临床痊愈：临床症状和体征完全消失，大便次数和性状正常，随访 3 个月未复发。显效：临床症状和体征基本消失，大便次数接近正常，但食后腹部偶有不适。好转：临床症状和体征较治疗前有所改善。无效：经 3 个疗程治疗临床症状和体征无改善。

共治疗 387 例，临床痊愈 128 例，显效 136 例，有效 98 例，无效 25 例，总有效率为 93.5%。

四、温针

（一）取穴

主穴：天枢、大肠俞、关元、足三里。

（二）治法

按常规消毒穴位，用直径 0.35mm、长 40mm 的不锈钢针灸针垂直刺入穴位，得气后行提插捻转手法，平补平泻，然后把一段长 1.5cm 的艾段插至针柄点燃，燃尽后移去灰烬。如觉太热在皮肤上垫以硬纸片。每次温针 3～5 壮，以热量渗入穴位内为度。每日 1 次，10 次为一疗程。

（三）疗效评价

临床痊愈：主要临床症状消失，大便成形，黏液消失，疗效指数 ≥95%；显效：主要临床症状基本消失，大便近似成形，黏液明显减少，70% ≤疗效指数 <95%；有效：主要临床症状好转，大便溏，黏液减少，30% ≤疗效指数 <70%；无效：临床症状无改善，疗效指数 <30%。疾病疗效指数 =（治疗前主要症状总分值－治疗后主要症状总分值），治疗前主要症状总分值 ×100%（参照《中药新药临床研究指导原则》，把症状分为轻、中、重度，分别记 1、2、3 分。无症状：大便成形，软便，每日 1～2 次记 0 分；轻度：症状轻微，不影响生活和工作，能够忍受，糊状便，大便每日 2～3 次，或少量黏液；中度：症状较重，已影响工作、生活，尚能忍受，大便呈蛋花样，每日 4～5 次，或黏液便中等量；重度：症状严重，妨碍工作和生活，难以忍受，稀水样便，每日 6 次及以上，或大量黏液便）。

共观察 158 例，临床痊愈 46 例，显效 63 例，有效 36 例，无效 13 例，总有效率为 91.8%。

五、针灸

（一）取穴

主穴：①灸关元、神阙、天枢、中脘，针刺足三里、上巨虚、下巨虚、三阴交；②灸关元俞、命门、悬枢，针刺胃俞、脾俞、大肠俞、足三里。

配穴：畏寒腹冷，大便稀薄者加阴陵泉；腹痛较明显者加合谷、行间；便秘者加支沟；焦虑失眠者加内关、神门、太冲。

（二）治法

主穴每次选一组，二组交替轮用。配穴据症而加，均针刺。穴位局部常规消毒，选 0.25mm×（40～50）mm 毫针进针，得气后行平补平泻手法，中等强度刺激，留针 20 分钟。艾灸穴位可采用回旋灸或温和灸或非化脓直接灸，灸至皮肤潮红为度。隔日治疗 1 次，10 次为 1 个疗程。

（三）疗效评价

显效：主要临床症状基本消失，大便基本成形，黏液明显减少或消失；有效：主要临床症状好转，大便溏，黏液减少；无效：临床症状无改善。

共观察 125 例，显效 71 例，有效 45 例，无效 9 例，总有效率 92.8%。

六、针刺加隔姜灸

（一）取穴

主穴：中脘、天枢、气海、关元、上巨虚、足三里、太冲、内关、神阙。

（二）治法

按常规针刺，刺入得气后，行提插捻转手法，平补平泻，每隔 10 分钟行针 1 次，留针 30 分钟。又将鲜姜切成厚约 0.4cm，直径 2～3cm 的薄片，中间用针刺 5～6 个小孔，置于神阙穴上，将艾绒捻成蚕豆大小艾炷，放在姜片上燃烧，感到灼痛时更换艾炷，每次灸 5 壮。每天针灸 1 次，10 天为一疗程，共治疗 2 个疗程，疗程间休息 2 天。

（三）疗效评价

共治疗 82 例，临床痊愈 48 例，有效 31 例，无效 3 例，总有效率 96.3%。

七、隔药饼灸

（一）取穴

主穴：①中脘、气海、足三里；②天枢、大肠俞、上巨虚。

配穴：脾虚肝郁型加肝俞、脾俞，湿热蕴结型加水分，脾胃虚弱型加脾俞，脾肾阳虚型加关元。

（二）治法

敷药制备：将附子、肉桂、黄连、木香、红花、丹参等中药碾成粉末，分别封闭储存待用。湿热蕴结型以黄连、丹参、红花为主药，配以适量木香粉。其他各型均以附子为主药，配以适量肉桂、红花、丹参、木香等药粉。将 2.5g 药粉加黄酒 3g 调拌成厚糊状，用模具按压成直径 2.3cm、厚度 0.5cm 大小的药饼。

主穴每次取一组，2 组穴位交替使用。配穴据症酌加。先将药饼放在穴位上，再将艾炷（底径 2.1cm，高 2cm，重约 2g）放在药饼上，点燃。每穴各灸 2 壮。每日 1 次，12 次为一疗程，疗程间停治 3 天，共灸 5 个疗程。

（三）疗效评价

临床痊愈：腹痛、泄泻和腹胀等主要临床症状消失，胃肠道功能恢复正常，治疗后 3 个月内病情无复发。显效：临床症状与体征消失，大便正常，或肠镜检查肠痉挛及黏液消失，半年内无复发者。有效：临床症状与体征显著减轻，大便正常，半年后复发，重复用药（或施灸）仍有效；无效：治疗前后无变化或曾好转又复发者。

共观察 78 例，临床痊愈 37 例，显效 26 例，有效 9 例，无效 6 例，总有效率 92.3%。

八、穴位贴敷

（一）取穴

主穴：神阙。

（二）治法

敷药制备：艾叶 5g，吴茱萸 5g，川椒 15g，干姜 5g，香附 15g，细辛 10g，肉桂 5g，丁香 15g，荜澄茄 1.5g。将上述药物细研成粉末备用。

临用时，取适量药末，与少许独头蒜泥混合而呈膏状，敷于神阙穴上，并用麝香追风膏固定。一般 1 天换药 1 次，如敷后数小时即有痒痛等刺激感及局部有红肿者，可提前取下。10 次为 1 个疗程。

（三）疗效评价

按前述类似标准评定。共观察 45 例，显效 16 例，有效 13 例，无效 16 例，总有效率 64.4%

第七节　慢性病毒性肝炎

一、概述

慢性病毒性肝炎，又称慢性肝炎，以慢性乙型病毒性肝炎最为常见，也是针灸治疗的主要类型。目前，国内按临床分型，一般分为慢性迁延性肝炎和慢性活动性肝炎二型。前者指急性肝炎患者迁延不愈，病程超过半年者；后者指症状和体征持续一年以上。慢性肝炎，临床主要有乏力、纳呆、腹胀及肝区痛等症状，肝脏大多较正常为大，质地中等，或呈颗粒状或有结节形成。慢性活动性肝炎还可出现肝外多脏器损害。

慢性病毒性肝炎，由于肝区痛是其最常见症状，故中医学将其归入"胁痛"范畴。

针灸治疗慢性肝炎，在古代医籍中亦多归为"胁痛"。胁痛的施治，比较明确与针灸有关的首见于《足臂十一脉灸经》："足少阳脉：胁痛……皆灸少阳脉。"至《内经》，则有更详的描述。在后世的不少医著中，诸如《脉经》《针灸甲乙经》《备急千金要方》《琼瑶神书》《医学纲目》《神应经》《针灸大成》及《神灸经纶》等都有这方面载述。《针灸大成》还特别强调了胁痛的针灸辨治，指出有怒气伤肝、血不归元的胁痛等多种，取穴各有不同。

针灸治疗慢性肝炎的现代报道，始于 20 世纪 50 年代。而从 70 年代起，有关资料逐渐增多。包括各种类型的慢性肝炎，也涉及对无症状乙型肝炎病毒表面抗原携带者的针灸治疗。国内早期多采用穴位注射之法，并发现所选择的药物与疗效有一定关系。80 年代以后，一直至进入 21 世纪以来，有关临床文献日益增多，以 1989-2003 年最为集中。除继续以应用穴位注射法为主外，还采取灸法、拔罐、穴位激光照射、耳穴埋针、穴位埋线、穴位敷贴、温针灸等多种穴位刺激法，有不同程度的疗效。国外对针灸诊治慢性肝炎也较为重视。在针灸诊断方面，发现慢性肝炎的患者，某些穴位会产生特异变化。

基本上已经证实，针灸对缓解以至消除慢性肝炎的腹胀、胁痛、疲劳以及食欲不振等症状的疗效和对慢性肝炎患者的整体调整作用是肯定的。由于迄今为止西医尚无治愈本病之法，因此，针灸应当作为其重要的一种治法，加以研究和推广。

二、古籍记载（胁痛）

（一）取穴

期门、章门、丘墟、行间、阴陵泉、膈俞、肝俞、足三里。

（二）操作

每次取 3 ~ 5 个穴，先针期门，继针他穴。足三里施以温补之法，行间用泻法，余穴均用平补平泻法，期门宜沿皮刺 3 寸。留针 15 分钟。针后可施灸。

（三）古方选辑

《素问·藏气法时论》：肝病者，两胁下痛引少腹。取其经，厥阴与少阳。

《针灸甲乙经·卷之九》：胸胁榰满，痛引膺，不得息，闷乱烦满，不得饮食，灵墟主之。

《卫生宝鉴·卷十八》：范郎中夫人……病心腹胀满，旦食则呕，暮不能食，两胁刺痛，诊其脉弦而细，先灸中脘穴。

《神应经》：胸胁满引腹：下廉、丘墟、侠溪、肾俞。

《东医宝鉴·外形篇》：胁并胸痛不可忍，取期门、章门、行间、丘墟、涌泉、支沟、胆俞。胸胁胀痛，取公孙、三里、大（太）冲、三阴交。

《神灸经纶·卷三》：两胁胀满：胆俞、意舍、阴陵泉。

胁肋胀痛：膈俞、章门、阴陵泉、丘墟。

三、穴位注射

（一）取穴

主穴：足三里、脾俞、肝俞、三阴交、阴廉。

配穴：期门、中都、胃俞、地机。

（二）治法

药液：丹参注射液、HBsAg-iRNA、维生素 B$_1$ 加维生素 B$_{12}$、维生素 K$_1$、干扰素、苦参素、胸腺肽、黄芪注射液。以主穴为主，疗效不显时酌配或改用配穴。除 HBsAg-iRNA 仅取阴廉外，余每次取 1 或 2 对穴。

上述药液，任取一种。每穴注射量：丹参注射液为 1ml、HBsAg-iRNA 2mg、维生素 K$_1$5mg；每次注射总剂量：干扰素为 300 ~ 500 万单位、苦参素 2mL、胸腺肽 1.6mg、黄芪注射液 10mL，维生素 B$_1$2mL（含量 100mg）和维生素 B$_{12}$1mL（含量 0.1mg）混合后，分注于 4 穴。注射时，用 5 号齿科长针头，穴位常规消毒后，迅速刺入，慢慢送针，至有较明显的酸胀得气感时，用中等速度推入药液。第 1 疗程，每日 1 次，至第 2 疗程，如症状改善，可改为隔日一次，待各项肝功能正常，症状消失后，宜剂量减半，再巩固 1 ~ 2 疗程。15 次为一疗程。

亦可配合服用下列方剂：黄芪、麦芽各 35g，羊蹄根、桑椹子各 40g，贯众 25g，丹参、赤芍、郁金各 12g，白术、茯苓、淫羊藿、山楂各 15g，西洋参粉 2g（冲服）等组成，水煮服，每周 6 剂，3 个月为 1 个疗程。

（三）疗效评价

临床痊愈：经治疗后，症状消失，各项肝功指标正常，肝大恢复；显效：症状均明显减轻或多数症状消失，肝功指标接近正常或肝功指标多数正常，肝大改善；有效：症状和体征有一定改善；无效：症状和体征均无改善，或反趋向恶化。

共治 327 例，按以上标准评定，大部分都有不同程度效果。其中 65 例，治疗后 HBsAg 阴转率为 61.5%，抗-HBe 阳转率为 42.9%，HBV-DNA 阴转率为 53.2%。中医辨证联合干扰素穴位注射治疗慢性乙型肝炎 89 例，ALT 恢复正常者 78 例（87.6%），自觉症状消除者 81 例（91.0%），HBsAg 转阴率 20.2%（18/89），HBeAg 转阴率 51.6%（46/89），抗 HBc 转阴率 34.8（31/89）%，抗 HBe 阳转率 59.5%（55/89），经随访半年，疗效稳定。另对 46 例慢性乙型肝炎患者的观察结果显示，穴注后，完全应答 10 例（治疗结束时血清 HBeAg 及 HBV-DNA 阴转或伴 HBsAg 阴转，ALT 值正常）；部分应答 10 例（治疗结束时血清 HBV-DNA 阴转或 HBV-DNA 滴度明显下降，但 HBeAg 仍维持阳性或 ALT 未正常）；无应答 10 例（HBeAg 及 HBV-DNA 持续阳性，有或无 ALT 值改善）。

四、体针

（一）取穴

主穴：分 3 组。①至阳、肝俞、阳陵泉；②大椎、气海；③内关、三阴交、太冲。

配穴：足三里、丘墟。

（二）治法

慢性肝炎取第 1 组，无症状乙型肝炎病毒表面抗原携带者取第 2 组穴。乙型肝炎患者 ALT 持续不降者取第 3 组穴。酌加配穴。第 1 组穴操作，至阳穴向上斜刺 1 寸，肝俞向脊椎侧斜刺，阳陵泉和足三里均直刺 1.5 寸，以得气为度，留针 10 分钟。第 2 组，大椎穴针刺得气后，小幅度持续捻转 1 ~ 2 分钟，以向下传导为佳，不留针。气海穴直刺至局部酸胀，留针 30 分钟。第 3 组选 0.30mm ×（25 ~ 60）mm 毫针，采用平补平泻法，留针 30 分钟。配穴足三里，留针 30 分钟，每 10 分钟捻转 1 次，针后以艾条温和灸 5 ~ 10 分钟。丘墟穴，直刺，得气后施平补平泻法。前二组穴，均为每周针 3 次；第 3 组穴，每日针刺 1 次。均以 10 次为一疗程，疗程间停针 3 ~ 5 天。

（三）疗效评价

共治 101 例。其中，58 例为乙型肝炎患者 ALT 持续不降者。结果临床痊愈 34 例，显效 13 例，无效 11 例。总有效率为 81.0%。其中，HBeAg 转阴 15 例，占 25.9%。

五、穴位敷贴

（一）取穴

主穴：阿是穴、日月、章门、期门。

阿是穴：肝区或章门穴与期门穴二穴连线中点。

（二）治法

敷药制备：

（1）乙肝膏方：赤芍、紫草、黄芪、当归、百合、五味子、仙鹤草、乳香、红花、川楝子、香附、青黛、炒鸦胆子、狼毒各等量共研细末，用陈醋、蛋清、蜂蜜按 2 : 1 : 5 的比例搅拌呈糊状，文火蒸 5 遍以上呈黏稠状，摊于麝香追风膏上备用。

（2）乙肝散方：姜黄、蒲黄、红花、滑石、栀子、猪肝（焙干）适量，研细末，用乙醇调成糊状，摊于麝香追风膏上备用。

（3）桃仁、当归、川芎、丹参、红花、鳖甲、白术、水红花子、冰片。各适量，研末，用食醋调成糊状。一次药膏用量约为 30g。

操作：第 1、2 方，两贴方可单独使用，也可交替应用。主穴均贴，每 4 天换药 1 次，15～20 次为一疗程。第 3 贴方，一次贴敷 2 个穴位，穴位可轮用。于贴敷 6～24 小时后除去，一日 1 次，15 日为一个疗程。少数患者贴敷后，可能在贴敷处出现小粒水疱，待其自然干瘪后，可重新贴敷，或者更换穴位贴敷。

（三）疗效评价

共治 138 例，其中 30 例按前述标准评定，结果临床痊愈 12 例，显效 14 例，有效 4 例。有效率达 100%。另 108 例，在治疗后，症状及体征包括纳差、倦怠、腹胀、肝区不适疼痛，肝脾肿大及黄疸等均有一定程度改善，ALT 指标明显下降（$P<0.05$），血清肝纤维化指标显著改善（$P<0.01$）。上述贴方，在治疗过程中均未见任何不良反应。

六、艾灸

（一）取穴

主穴：分 2 组。①肝俞、脾俞、大椎、至阳、足三里；②期门、章门、中脘、膻中、石子头。

石子头位置：太渊穴上 3 寸。为古人治疸消黄之验穴。

（二）治法

采用麦粒灸或药饼灸。可任选一种，亦可交替使用。每次选一组穴，两组交替。麦粒灸法为，取纯艾制成麦粒大小艾炷，先于施灸部位涂少许凡士林或大蒜汁，趁其未干时，将艾炷粘于其上，点燃。当艾炷燃至一半左右，患者感到皮肤发烫或有灼痛时，即用镊子将剩下之艾炷夹去，换新艾炷施灸，以局部皮肤红晕为度。一般每次灸 5～7 壮。隔饼灸为隔附子饼灸，可用附子切成薄片，亦可将附子研末，以黄酒调和做饼，厚约 0.3～0.6cm。施灸时，用重 2g 之艾炷，下衬附子饼和脱脂棉，灸至患者感灼热不可忍时，可略移动附子饼，或另易新炷。每次每穴灸 3～5 壮，以皮肤出现红晕为度。隔日一次，3 个月为一疗程。一般治疗一疗程，如未见效，可隔一周后，续灸。

（三）疗效评价

以上法观察 24 例，经 3 个月治疗后，患者的主要症状得到改善，以消化道诸症的改善最为明显，体征方面则以肝区叩痛减轻为主。肝脾肿大超过肋下 2cm 者，则艾灸后无明显回缩。艾灸后，还对多种血清谷丙转氨酶（S-GPT）、血清前白蛋白（PA）和血清 γ-GT 等肝功指标有不同程度的影响。

七、穴位注射加敷贴

（一）取穴

主穴：足三里、阳陵泉、三阴交。

配穴：大椎、肝俞、脾俞、至阴。

（二）治法

药液：注射用水 2mL。

主穴每次均取一侧，行穴位注射。刺入至得气，回抽无血后，每穴注入 0.5 ~ 1mL。每周 2 次，二侧交替。配穴用敷贴法。敷药制备：斑蝥、丹参、赤芍各 20g，白芥子、地鳖虫各 10g，玄参、连翘各 12g，研末加适量凡士林调成膏备用。每次取 2 个穴，每穴用药 1g 贴敷，上以消毒敷料固定，6 ~ 12 小时自然起疱，不必放液，让其自行吸收，每周 1 次。

（三）疗效评价

共治 66 例，结果显效 33 例，有效 17 例，无效 16 例，总有效率为 75.8%。

八、温针

（一）取穴

主穴：中脘、气海、足三里、阳陵泉。

配穴：曲池、合谷、三阴交。

（二）治法

主穴均取，酌加配穴。采用 0.35mm×50mm 毫针，深刺至得气后施平补平泻手法，留针 30 ~ 40 分钟，每隔 10 分钟行针一次。取陈艾绒捻成如枣核大的艾炷，裹在中脘、气海、双侧足三里、双侧阳陵泉（有腹腔积液者加三阴交）针尾处点燃，依病情灸 5 ~ 7 壮，以患者感热、局部皮肤潮红为度。每日 1 次，15 次为一疗程。停治 3 ~ 5 日继续第 2 个疗程，3 个疗程后复查肝功能。

（三）疗效评价

共治 50 例，均参照《中医病证诊断疗效标准》评价疗效。治疗后全部有效，总有效率为 100%；肝功能检查谷氨酸氨基转移酶下降，20 例 HBeAg 转阴；临床症状如食欲不振、上腹饱胀、乏力等均显著缓解或消失；B 超示肝纤维化程度减轻，脾平均缩小 3 ~ 4cm，腹腔积液减少。

第八节　肝硬化

一、概述

肝硬化是一种常见的由不同病因引起的慢性、进行性、弥漫性肝病，在我国主要由病毒性肝炎引起，在国外，特别是北美、西欧则以慢性酒精中毒常见。分为代偿期和失代偿期二期。早期，即代偿期，可无明显症状，或症状较轻。一般以乏力、食欲减退、右上腹隐痛、腹泻及黄疸、脾大、腹腔积液，肝脏质地偏硬、先大后小等为主要临床表现。现代医学迄今尚无特效药物。

中医无肝硬化病症名，其中肝硬化腹腔积液与中医臌胀类似。

针灸治疗臌胀，最早记载见于《黄帝内经》。《灵枢·水胀》明确指出："鼓胀……腹胀身皆大，大与肤胀等也。色苍黄，腹筋起，此其候也。先泻其胀之血络，后调其经，刺去其血络也。"后世医著如《针灸甲乙经》《针灸资生经》《神应经》《神灸经纶》等，多有载述和发挥。近代针灸治疗本病，在 20 世纪 20 年代初曾有针刺治疗单腹胀症的文章，但明确提出对肝硬化进行针灸治疗的报道，则见于 50 年代中期。之后，国内外虽均有关于肝硬化的临床观察和实验研究，但所积累的病例数较少，且主要应用于早期肝硬化。穴位刺激方法亦不多。至 90 年代，出现了穴位敷贴法，并迅速引起针灸界的重视，近 20 年来大量的临床报道见诸于各地医学刊物。当然，目前敷贴物还多是单方或验方的临床经验总结，存在优化和规范问题，特别是缺乏随机对照等严格设计的规范临床研究。

这一问题，同样存在于用于治疗肝硬化的其他穴位刺激疗法，诸如针刺、艾灸、穴位注射等，故尚难揭示其针灸治疗规律。从已积累的经验看，针灸对本病可作为一种重要的辅助治疗方法，因此，本节所述疗法均要求和中西药物同时应用，以发挥协同作用，提高临床疗效。

二、古籍记载

（一）取穴

肝俞、脾俞、气海、水分、章门、复溜、足三里、三阴交、神阙、中封、行间。

（二）操作

每次取4~5个穴，腹部及背部俞穴宜灸，其中肝俞宜麦粒灸百壮，脾俞灸随年壮，神阙隔盐灸，亦可以艾条灸。至局部潮红为度。下肢穴用针刺，补法或平补平泻法，留针15~30分钟。

（三）古方选辑

《针灸资生经·卷四》：水分治腹胀如鼓，水肿腹鸣。胃虚胀不嗜食，绕脐痛，冲胸不息……复溜治腹中雷鸣，腹胀如鼓，四肢肿，十水病。章门疗身黄羸瘦，四肢怠惰，腹胀如鼓，两胁积气如卵石。中封、四满主鼓胀。

《景岳全书·杂证谟·肿胀》：脾俞（治胀随年灸之）、肝俞（治胀灸百壮）、三焦俞（治心腹胀满，饮食减少，小便不利，羸瘦少气）、水分（治腹胀绕脐结痛，不能食，若是水病，尤宜灸之）、神阙（主水肿膨胀、肠鸣如水之声，极效）、石门（主水肿水行皮中，小便黄）、足三里（主水肿腹胀）、水沟（主一切水肿）。

《类经图翼·卷十一》：水沟（三壮）、水分（灸之大良）、神阙（三壮，主水鼓甚妙）、膈俞、肝俞、脾俞、胃俞、肾俞、中脘、气海（气胀、水鼓、黄肿）。

《神应经·腹痛胀满门》：鼓胀：复溜、中封、公孙、太白、水分、三阴交。

《针灸大成·卷九》：单蛊胀：气海、行间、三里、内庭、水分、食关（在建里旁1寸，为奇穴）。双蛊胀：支沟、合谷、曲池、水分……三里、三阴交、行间、内庭。

三、穴位敷贴

（一）取穴

主穴：期门、神阙。

配穴：章门、日月、阿是穴。

阿是穴位置：肝脏、脾脏局部。

（二）治法

敷药制备：

（1）软肝膏：黄芪、当归、生地、熟地、柴胡、桃仁、三棱等研末，配制成膏药，膏药摊在8cm×8cm不吸水的棉纸上备用。如伴腹腔积液，另加甘遂末1g于膏药上。

（2）逐水消臌散：甘遂、大戟、三棱、莪术、地鳖虫、木香、玄参、地龙各10g，白芷、白花蛇舌草、生大黄各30g，蜈蚣1条，天南星、全瓜蒌各15g。加减：水肿甚，腹胀满者加泽漆30g，蟾蜍皮10g；腹胀明显而腹腔积液较少者加枳实、青皮、陈皮各20g上药研为细末。放入10cm×10cm的布袋中备用。

（3）红花、姜黄、赤芍、紫草、山栀、川楝子、香附、猪肝（焙干）各等量，研细末，用蜂蜜和75%乙醇按2：1的比例调成糊状，加入少许月桂氮䓬酮透皮促进剂。贮棕色瓶备用。

操作：方之一软肝膏，仅取主穴患侧，将膏药贴在期门和神阙穴区。可令患者每日自行换药1次，3个月为一疗程。方之二逐水消臌散，用食醋和匀后放入专用电饭煲内蒸热，趁热贴敷于主穴并加配穴2个，每次贴敷30分钟，每日2次。若药粉冷却后可以再次加温。7天为一个疗程，每个疗程结束后停敷2天，再进行下一个疗程，腹腔积液消失后停用。方之三以章门穴为主穴配以日月穴和期门穴。一般仅取一穴。敷贴时将上述药膏摊在麝香膏的黏性面（约4cm×6cm大小范围内），贴于章门穴，6天换一次，15次为一疗程。有些患者贴敷后会出现小水疱，可换贴配穴，待主穴的水疱自然干瘪后再贴。

（三）疗效评价

显效：腹腔积液（B超检查证实）及全身症状缓解或消失，肝功能恢复正常。好转：腹腔积液及其他症状明显好转，肝功能有改善。无效，腹腔积液未见减轻，其他症状及肝功能无改善或恶化。

以上法共治 159 例。其中 100 例按此标准评定，显效：61 例，好转 24 例，无效 15 例，总有效率为 85.0%。另 59 例肝炎后肝硬化患者，从多指标进行观察，结果显示，患者的主要体征和症状较治疗前有明显改善；肝功能指标，治疗前后亦有显著差异（P<0.05），并可使腹腔积液明显消退，过氧化脂质（LPO）含量恢复至正常，但对肝脾的回缩无明显作用。

四、针灸

（一）取穴

主穴：肝大新穴、三阴交、曲池、肝俞、阳陵泉、中脘、章门、足三里。

配穴：心悸失眠加内关、神门，尿少加阴陵泉、关元，纳差加胃俞，腹腔积液加肾俞、水分、三阴交。

肝大新穴位置：足背侧第 3、4 趾间的凹陷处。

（二）治法

每次取主穴 3 ~ 4 个，据症酌加配穴。肝大新穴针法：穴区消毒后，用 1 寸毫针刺入 5 分，轻度刺激，留针 10 分钟。背部穴，针刺得气后，轻刺激施补法 1 分钟，即去针，腹部穴宜留针 15 ~ 20 分钟，用平补平泻法，四肢穴以中等强度的刺激，施平补平泻法 2 分钟之后，留 20 ~ 25 分钟。留针期间，每隔 5 分钟，行针 1 次。针后在气海、关元、肝俞，用艾条熏灸或太乙神针灸半小时，以局部出现红晕为度。隔日一次，15 次为一疗程，间隔 5 ~ 7 天，继续下一疗程。

在针灸治疗过程中，可配合服用下列中药：柴胡 15g，白术 25g，茯苓 25g，生地 30g，山萸肉 10g，枸杞子 30g，赤芍 25g，丹参 30g，炙鳖甲 40g，白花蛇舌草 50g，生牡蛎 20g，甲珠 15g，重楼 15g，半枝莲 25g，三棱 15g，莪术 15g。每日一剂，水煎成 400mL，早晚分服。

（三）疗效评价

本法适用于早期肝硬化患者，共观察 167 例。以肝大新穴配服上述中药，共观察 95 例早期肝硬化患者，病理活检显示小结节型及大小结节混合型硬化的平均分值下降，与治疗前比较均有显著性差异（P<0.01），小结节型记分下降幅度大于大小结节混合型。表明对肝硬化前期病变有明显的逆转作用。另以其他穴位治疗 72 例早期肝硬化及 2 例肝硬化腹腔积液患者，均取得了不同程度的效果，有效率在 85% ~ 95% 之间。

五、穴位注射

（一）取穴

主穴：足三里。

配穴：委中、三阴交。

（二）治法

药液：华蟾素注射液、呋塞米注射液、苦参素注射液。

操作：以主穴为主。取双侧足三里穴位，以一次性注射器吸取华蟾素注射液 5mL 或苦参素 400mg，

用左手拇、示指固定穴位，右手呈握笔状执注射器与皮肤垂直，快速刺入 1.5 ~ 2.0cm，做小幅度提插，待有酸、麻、重、胀等任何一种感觉时，即将针尖稍提回抽无血后，把药液缓缓注入，每侧穴各注入华蟾素注射液 2.5mL 或苦参素 200mg，每日 1 次，存活者坚持 3 个月一疗程。备用穴，主要用于治疗肝硬化腹腔积液，多取委中，效不佳时可改三阴交。取一侧配穴常规消毒，用注射针快速刺入，上下提插，注意手法要轻，不可伤及主要神经或血管，得气后回抽无血，注入呋塞米 10 ~ 40mg，出针后按压针孔勿令出血。每日 1 次，左右两侧委中或三阴交交替注射。

（三）疗效评价

临床痊愈：临床症状消失，移动性浊音消失，肝功能恢复正常，B 超检查显示无腹腔积液；显效：临床症状基本消失，移动性浊音消失，肝功能尚轻度异常，B 超检查无腹腔积液；有效：临床症状有改善，移动性浊音仍为（+），肝功能有好转，B 超检查腹腔积液减少；无效：临床症状无改善，移动性浊音、肝功能及 B 超检查均无变化。

以上法共治疗 271 例患者。其中，136 例主要治疗肝硬化腹腔积液。106 例按上述标准评价，临床

痊愈 76 例，显效 15 例，有效 7 例，无效 8 例。总有效率 92.5%。另 135 例为肝硬化患者，应用华蟾素注射液和苦参素注射液治疗，结果表明，均具有抗病毒、调节免疫、提升白细胞、促进肝细胞再生和修复、减轻肝细胞的炎症和坏死等多种功效。因其无明显的不良反应，可作为治疗活动性肝炎肝硬化常规用药。

六、隔物灸

（一）取穴

主穴：①神阙；②中脘。

配穴：足三里、三阴交、水分。

（二）治法

主穴每次取 1 个穴，配穴据症酌加。第一组穴，采用隔膏药灸法：以健脾软肝膏（党参、白术、桃仁、郁金、薄荷、鸡内金等，研粉制成膏药）敷于脐中，用量与腹面平，上用纱布或肤疾宁覆盖。然后点燃艾条，以温和灸法熏灸敷药处 15 分钟，以热力直达穴区为佳。每天灸 3 次，48 小时换贴膏药 1 次，一般以治 3 个月为一疗程。第二组穴及配穴可用隔姜艾灸法，法同上。

（三）疗效评价

显效：自觉症状消失，肝功能恢复正常，A/G 比值升至正常，肝脾肿大回缩；有效：自觉症状改善或部分好转，肝功能基本正常，A/G 比值升至 1 ~ 1.3 之间，肝脾肿大稍有回缩（锁骨中线肋下回缩 2cm 以内者）；无效：临床症状、体征、化验室检验均无改善，甚至加重者。共治疗 54 例，按上述或类似上述标准评定。显效 19 例，有效 26 例，无效 9 例，总有效率为 83.3%。

七、穴位离子导入

（一）取穴

主穴：期门、肝俞。

（二）治法

药液：软肝煎浓煎剂（由鳖甲、郁金、丹参、莪术、茵陈、白术组成）。

操作：患侧主穴均取。用 2 块浸透中药的衬垫（由 10 层无菌纱布制成，大小为 10cm×10cm），分别置于两穴，再在衬垫上和两穴对侧分置正负电极板，电极板分别接 VLH-6100 光电离子治疗仪的正负输出极。电流强度 0.3mA/cm^2，每次治疗 30 分钟。每日 1 次。15 天为一疗程，间隔一周进行下一疗程，共治疗 3 个疗程（45 天）为一阶段。

（三）疗效评价

共观察 60 例肝硬化失代偿期患者，通过对治疗前后的比较，显示本法可明显改善肝硬化患者的临床症状、体征、肝功能及肝纤维化指标；B 超检查表明，脾大回缩、肝门静脉改善（P 均 <0.05）。

八、电针

（一）取穴

主穴：足三里、中脘、内关、百会。

（二）治法

上穴均取，进针后患者有酸、沉、胀、麻感，医者感觉针下有沉紧感为得气。得气后单侧接 WO-6F 型电针治疗仪，等幅，固定频率 F_1=80 次/秒，变动频率 F_2=120 次/秒，电量以穴位局部见肌肉轻微抽动，患者能够耐受的最高限度为宜，留针 40 分钟。每日 1 次，2 周为一疗程。

（三）疗效评价

疗效评定标准：根据肝硬化患者的食欲不振、早饱、嗳气、反酸、恶心、呕吐、上腹胀痛、餐后过饱 8 项症状的严重程度定出以下的评分标准：无症状为 0 分，偶尔出现症状或症状很轻为 1 分，症状较重但不影响正常生活或工作为 2 分，症状严重且明显影响正常生活或工作为 3 分，8 项总分共 24 分。疗效判定标准：显效：症状积分降低 > 80%；有效：症状积分降低 >50%；无效：症状积分降低 ≤ 50%。

本法用于治疗肝硬化患者的胃动力障碍，共观察 23 例，结果显效 9 例，有效 12 例，无效 2 例，总有效率为 91.3%。

第九节 胆囊炎

胆囊炎分为急性和慢性 2 种。急性胆囊炎是由于胆囊管阻塞、化学性刺激和细菌感染引起的胆囊急性炎症性疾病；慢性胆囊炎大多为慢性起病，也可由急性胆囊炎反复发作，迁延日久导致。慢性胆囊炎大多为慢性结石性胆囊炎，少数为非结石性胆囊炎。本病多发生在 40 ~ 65 岁，女性高于男性，且以体型肥胖者为多见。一般病程长，反复发作，每因饮食不节、情志失调或劳累而诱发。本病属于中医学"胆胀""胁痛""黄疸"范畴。

本病主要由胆腑气机通降失常所致。外感湿热之邪，蕴结脾胃，熏蒸肝胆，胆腑疏泄通降失常，而致胆胀；或饮食不节，嗜酒肥甘，脾胃受损，健运失职，湿邪阻滞中焦，肝胆之气疏泄失常，导致胆胀；或忧思暴怒，肝气郁滞，气机不利，肝失疏泄，损及胆腑，胆汁失于通降，而成胆胀。肝胆气郁，则血行瘀滞，瘀血内阻，以致病情迁延难愈。由于气滞、热郁、瘀血、湿阻致使肝胆气郁，胆失通降者属实；由于疾病反复，邪恋不去，正气渐虚，致使肝肾阴亏或脾肾阳虚者属虚或虚实夹杂。本病病位在胆，与肝、胆、脾关系密切。

一、临床表现

急性胆囊炎的典型表现为急性发作的右上腹持续或阵发性绞痛，可向肩背部放射，胆囊区有压痛或反跳痛，肌紧张，伴发热，恶心呕吐或有黄疸及血白细胞增高。急性胆囊炎引起的腹痛持续时间往往较长，呼吸和改变体位常常能使疼痛加重。

慢性胆囊炎多数表现为胆源性消化不良、厌油腻食物、上腹部闷胀、嗳气、胃部灼热等，胆囊区可有轻度压痛或叩击痛。若胆囊积水，常能扪及圆形、光滑的囊性肿块。

二、诊断要点

（1）以右胁胀满疼痛为主要表现。
（2）右上腹有压痛，墨菲征阳性。
（3）多有饱餐油腻、恼怒、劳累等诱因。
（4）排除十二指肠溃疡穿孔、胰腺炎、肠梗阻、右肾结石及心绞痛导其他疾病。

三、辨证施治

1. 辨证分型
（1）肝胆气郁：右胁胀满疼痛，连及右肩，遇怒加重，胸闷，善太息，嗳气频作，吞酸嗳腐。舌苔白腻，脉弦大。
（2）气滞血瘀：右胁部刺痛较剧，痛有定处而拒按，面色晦暗，口干口苦舌质紫暗或舌边有瘀斑，脉弦细涩。
（3）胆腑郁热：右胁部灼热疼痛，口苦咽干，面红目赤，大便秘结，小溲短赤，心烦燥热，失眠易怒。舌质红苔黄厚而干，脉弦数。
（4）肝胆湿热：右胁胀满疼痛，胸闷纳呆，恶心呕吐，口苦心烦，大便黏滞，或见黄疸。舌质红、苔黄腻，脉弦或滑。
（5）阴虚郁滞：右胁隐隐作痛，或略有灼热感，口燥咽干，急躁易怒，胸中烦热，头晕目眩，午后低热。舌质红、少苔，脉细数。
（6）阳虚郁滞：右胁隐隐胀痛，时作时止，脘腹胀满，呕吐清涎，畏寒肢凉，神疲气短，乏力倦怠。舌质淡、苔白腻，脉弦弱无力。

2. 针灸治疗

治法：肝胆气郁、气滞血瘀者，治宜理气解郁、活血化瘀，只针不灸，用泻法；胆腑郁热、肝胆湿热者，治宜清热利湿、疏肝利胆，只针不灸，用泻法；阴虚郁滞、阳虚郁滞者，治宜滋阴清热、温阳益气，针灸并用，用补法。以任脉、手足少阳经穴及俞募穴为主。

主穴：支沟、阳陵泉、胆俞、中脘、胆囊穴、期门。

方义：胁肋为少阳、厥阴二经之分野，故取手少阳之经穴支沟、足少阳之合穴阳陵泉，以疏调肝胆郁滞之经气；胆俞为胆之背俞穴，系胆腑经气转输之处，中脘为腑会，二穴合用，可通泻胆腑之气；期门为肝之募穴，胆囊穴为经外奇穴，二穴可加强疏肝利胆之作用。

加减：肝胆气郁者，加行间、太冲，以疏肝理气；气滞血瘀者，加膈俞、阿是穴以化瘀止痛；胆腑郁热者，加足临泣，以清泄胆腑郁热；肝胆湿热者，加三阴交、阴陵泉，以清热利湿；阴虚郁滞者，加肝俞，以补益肝肾；阳虚郁滞者，加肾俞、脾俞，以补脾肾之阳气。

操作：诸穴常规针刺。急性者每日 1 次，慢性者每日或隔日 1 次。

四、其他疗法

1. 耳穴疗法

处方：胰胆、肝、神门、交感、内分泌、十二指肠。

操作：如为急性发作，宜强刺激，留针 30 ~ 60min；如为慢性胆囊炎，中度刺激，留针 15 ~ 20min。每日 1 ~ 2 次。亦可取单侧耳穴，用压丸法，嘱患者每日自行按压 3 ~ 4 次，每次按压 1 ~ 2min，两耳交替。

2. 腧穴注射疗法

处方：胆俞、足三里、中脘、胆囊穴。

药物：当归注射液或 10% 葡萄糖注射液。

操作：每次选 2 ~ 3 穴，取任一种药液，每穴注射 1 ~ 2mL。隔日 1 次，7 ~ 10 次为一疗程。

3. 电针疗法

处方：胆俞、胆囊穴、日月、中脘、梁门。

操作：胆俞接阴极，其余穴接阳极，用可调波，频率 2 ~ 4Hz，刺激由弱到强，以能耐受为度。每次 30min，每日 1 ~ 2 次。

4. 皮肤针疗法

处方：胁肋部痛点、胸 7 ~ 10 夹脊。

操作：用皮肤针轻轻叩刺，并加拔火罐，每日或隔日 1 次。本法适用于慢性胆囊炎患者。

五、文献摘要

《备急千金要方》：肝俞、脾俞、志室主两胁急痛，肾俞主两胁引痛……支沟主胁腋急痛，腕骨、阳谷主胁痛不得意……阳辅主胸胁痛……胆俞、章门主胁痛不得卧，胸满呕无所出。

《神应经》：一切游走气攻胸胁疼痛，语言、咳嗽难，不可转侧，支沟，右疼泻左，左痛泻右，委中出血。

《针灸大全》：胸胁下痛，起止艰难，公孙、支沟二穴，章门二穴，阳陵泉二穴。

《针灸大成》：胁肋疼痛，支沟、章门、外关。……宜推详治之。复刺后穴：行间（泻肝经治怒气）、中封、期门（治伤寒后胁痛）、阳陵泉（治挫闪）。

《针灸逢源》：胸胁痛，支沟、天井、大陵、期门、三里、章门、丘墟、阳辅、行间。

《类经图翼》：心腹胸胁痛胀，胁肋胀痛，膈俞、章门七壮，阳陵泉、丘墟三壮。

六、名家医案

张某，女，64 岁，1982 年 3 月 1 日入院。患者脘腹及右胁痛 2 个月余，伴恶心呕吐，劳累、遇寒、情绪波动致使症状加重，痛时喜热喜按，饮食减少，大便成形，3～4d一行，舌淡红，苔薄白，舌边有齿痕，脉沉细。胆囊造影提示胆囊壁增厚，收缩功能不良。诊断：胁痛。治则：疏肝利胆，理气止痛。

处方：膈俞、胆俞、日月、阳陵泉、中脘、内关、公孙。操作：膈俞、胆俞针右侧，向脊柱方向斜刺1～1.5寸，用捻转泻法，施术1min，使针感沿着背部向右胁肋部感传；日月针右侧，沿肋骨斜刺1～1.5寸，予以雀啄泻法，施术1min，使针感抵右上腹；阳陵泉针双侧，直刺2～3寸，予捻转泻法，使针感沿经上传，施术1min；公孙、内关行常规针刺，施泻法1min，以局部酸胀为度；中脘用呼吸泻法，直刺2～3寸，施术1min，共针12次，诸症消失。（天津中医学院第一附属医院针灸科 – 石学敏针灸临证集验. 天津：天津科学技术出版社，1990: 379.）

七、小结

针灸疗法主要适用于慢性胆囊炎和急性单纯性胆囊炎。针灸治疗慢性胆囊炎有较好的效果，但是须坚持治疗，才能收到预期的疗效。而对于急性重症胆囊炎，针灸只能作为辅助手段之一，须采用中西医结合疗法综合治疗才能取得较好的疗效。患者平时要注意调节情志，保持精神乐观，戒烦躁，禁忧郁；调理饮食，勿过食肥甘厚味、辛辣酒类等；避免外邪，防止湿热侵袭；增强体质，避免外伤。

第十节　黄疸

黄疸是由于血清中胆红素升高致使皮肤、黏膜和巩膜发黄的疾病。本病可见于病毒性肝炎、肝硬化、胆石症、胆囊炎、钩端螺旋体病、某些消化系统肿瘤及出现黄疸的败血症等。中医学认为本病症包括阳黄、阴黄与急黄，常与"胁痛""鼓胀""癥积"等证并见。本病属于中医学"黄疸""谷疸""疸黄"等范畴。本病的发生与感受疫毒的湿热之邪、饮食所伤、肝胆湿热、脾胃虚弱等因素有关。其病机是湿邪阻滞，胆液不循常道外溢而发黄。其病位在肝、胆、脾、胃等。若中阳偏盛则湿从热化而成阳黄，中阳不足则湿从寒化而成阴黄。

一、临床表现

目黄、身黄、小便黄，尤以眼睛巩膜发黄最为明显。患病之初，可无黄疸，而以恶寒发热、纳呆、呕恶、身重肢倦等类似感冒症状为主，3～5d后才逐渐出现黄疸。黄疸加深时，尿、痰、泪液及汗液可被黄染，唾液一般不变色。患者常有饮食不节、与肝炎患者接触史或使用化学制品、药物史。

二、诊断要点

（1）以目黄、身黄、小便黄为主症。
（2）肝脏、脾脏或胆囊肿大，伴有压痛或触痛。
（3）实验室检查：血清胆红素升高。
（4）排除肝、胆、胰等恶性病变。

扫码领取
• 中 医 理 论
• 养 生 方 法
• 健 康 自 测
• 书 单 推 荐

三、辨证施治

1. 辨证分型
1）阳黄
（1）湿热兼表：黄疸初起，目白睛微黄或不明显，小便黄，脘腹满闷，不思饮食，伴有恶寒发热，头身重痛，乏力。舌苔薄腻，脉浮弦或弦数。
（2）热重于湿：初起目白睛发黄，迅速遍及全身，黄疸较重，色泽鲜明，壮热口渴，心中懊恼，呕恶纳呆，小便短赤，大便秘结，胁胀痛而拒按。舌质红、苔黄腻或黄糙，脉弦数或滑数。
（3）湿重于热：身目发黄如橘，无发热或身热不扬，头重身困，嗜卧乏力，胸脘痞闷，纳呆呕恶，厌食油腻，口黏不渴，小便不利，便稀不爽。舌苔厚腻微黄，脉濡缓或弦或滑。

（4）胆腑郁热：身目发黄，色鲜明，右胁剧痛且放射至右侧肩背，壮热或寒热往来。伴有口苦咽干，呕逆，尿黄，大便秘结或大便灰白。舌质红、苔厚而干，脉弦数或滑数。

（5）疫毒发黄（急黄）：起病急骤，黄疸迅速加深，身目呈深黄色。壮热烦渴，呕吐频作，尿少便结，脘腹满胀疼痛，烦躁不安或神昏谵语，或衄血、尿血，皮下发斑，或有腹腔积液，继之嗜睡昏迷。舌质红绛、苔黄褐干燥，脉弦数或洪大。

2）阴黄

（1）寒湿证：身目俱黄，黄色晦暗不泽或如烟熏，痞满食少，神疲畏寒，腹胀便溏，口淡不渴。舌质淡、苔白腻，脉濡缓或沉迟。

（2）脾虚证：多见于黄疸久郁者。症见身目发黄，黄色较淡而不鲜明，食欲不振，肢体倦怠乏力，心悸气短，食少腹胀，大便溏薄。舌质淡、苔薄，脉濡。

2. 针灸治疗

治法：湿热兼表者，治宜清热化湿，佐以解表；热重于湿者，治宜清热利湿，佐以通腑；湿重于热者，治宜除湿化浊、泄热除黄；胆腑郁热者，治宜疏肝泄热、利胆退黄；疫毒发黄者，治宜清热解毒、凉血开窍。寒湿证温中化湿、健脾和胃；脾虚证补养气血、健脾退黄。寒湿证可加用灸法，其他证型只针不灸，虚补实泻。以足少阳、足阳明、手足厥阴经穴及相应背俞穴为主。

处方：肝俞、胆俞、阳陵泉、太冲、至阳、足三里、中脘、内关。

方义：方取肝、胆之背俞穴肝俞、胆俞，胆之下合穴阳陵泉，肝经之原穴太冲，以疏调胆腑、利胆退黄；至阳为治疗黄疸的经验要穴，可宣通阳气以化湿退黄；足三里、中脘和胃消滞，健脾胃而化生气血；内关和胃降逆止呕。

加减：湿热兼表者，加大椎、曲池、合谷，以解表退热；湿重于热者，配阴陵泉，以健脾利湿；热重于湿者，加大椎，以清泻热毒；胆腑郁热者，加支沟、日月，以疏肝泄热；疫毒发黄者，加水沟、十宣、十二井穴，以泻热启闭；脾虚者，加脾俞、三阴交，以健脾利湿。

操作：诸穴常规针刺，虚补实泻；阴黄者可加灸法。

四、其他疗法

1. 耳穴压丸疗法

处方：肝、胆、脾、胃。

操作：用王不留行贴压，嘱患者每日自行按压 3 ~ 5 次，每次 1 ~ 2min，以局部发热为度。

2. 腧穴注射疗法

处方：胆俞、阳陵泉、阴陵泉、至阳。

药物：板蓝根注射液、维生素 B_1 注射液或维生素 B_{12} 注射液。

操作：取上述任一药液，每穴注射 0.5 ~ 1mL，每日 1 次，7 次为一疗程。

五、文献摘要

《针灸甲乙经》：黄疸，刺脊中……黄疸，热中善渴，太冲主之。

《扁鹊神应针灸玉龙经》；浑身发黄，至阳灸，委中出血。

《针灸大全》：黄疸，四肢俱肿，汗出染衣，公孙……至阳一穴，百劳一穴，腕骨二穴，中脘一穴，足三里二穴。

《针灸逢源》：发黄身如烟熏、目如金色、口燥而热结，砭刺曲池出血，或用锋针刺肘中曲泽之大络，使邪毒随恶血而出，极效。遍身面目俱黄，小便黄赤或不利，脾俞、然谷、涌泉。

《神灸经纶》：黄疸，公孙、至阳、脾俞、胃俞。酒疸目黄面发赤斑，胆俞。

六、名家医案

李某，男，18 岁。1979 年 11 月 14 日初诊。自述：发病 20d，尿黄、全身黄染 13d。20d 前因劳累引起腰痛，头昏，发冷，发热，腹胀，纳呆，厌食油腻，周身发软。此后出现尿黄，全身发黄，乏力。11月10日经某医院肝功能检查，诊断为急性黄疸型肝炎。体格检查：发育中等，营养一般，巩膜、皮肤黄染；心肺（－），腹部柔软，肝肋下1.5cm、剑下4cm，光滑充实，触叩痛明显。取穴：足三里、中封、肝炎穴、合谷、后溪。每日1次，两侧交替进行。针刺8次后黄退，食量增加，精神好转，去合谷、后溪。12月14日症状、体征全部消失，微感气短，加刺耳针5次痊愈。12月22日复查肝功能、超声波均正常。（刘冠军. 现代针灸医案选. 北京：人民卫生出版社，1985：197.）

七、小结

针灸治疗急性黄疸性肝炎有显著疗效，但应注意隔离，以防传染。对于其他原因所致的黄疸，针灸治疗的同时还应同时配合其他治疗措施。黄疸消退后仍应调治，以免湿邪不清，肝脾未复，导致黄疸复发，甚或转成癥积、鼓胀。患者应注意饮食，避免不洁食物，进食清淡而易消化的饮食，禁食辛辣刺激、油腻之品，忌烟酒；注意起居有常，不妄作劳，顺应四时变化，以免正气损伤，邪气乘袭。在发病初期，疫毒发黄患者须绝对卧床，恢复期和久病转为慢性的患者，可适当参加体育活动。保持心情愉快舒畅，有助于病情康复。

第五章

· · ·

内分泌系统疾病

第一节　高脂血症

高脂血症又称血脂异常，通常是指血浆中胆固醇和（或）三酰甘油升高，也泛指包括低高密度脂蛋白血症在内的各种血脂异常。血脂异常作为脂质代谢障碍的表现，也属于代谢性疾病。研究表明，血清总胆固醇（total cholesterol，TC）或低密度脂蛋白胆固醇（low density lipoproten-cholesterol，LDL-C）升高是冠心病和缺血性脑卒中的独立危险因素之一。多发于中老年人，但随着人群膳食结构和生活习惯的改变，青年人患本病者也在逐年增加。中国人群血脂水平和血脂异常患病率虽然尚低于多数西方国家，但随着社会经济的发展，人民生活水平的提高和生活方式的变化，人群平均的血清 TC 水平正逐步升高。与此同时，与血脂异常密切相关的糖尿病和代谢综合征在我国也十分常见。血脂异常分类较为繁杂，归纳起来有3种：①继发性或原发性高脂血症；②高脂蛋白血症的表型分型法；③高脂血症的基因分型法。中医学无"高脂血症"的病名，根据乏力、短气、胸闷、体重超重等的临床表现，当与"痰饮""湿热""肥胖"等相关。

一、病因病机

中医学认为高脂血症属本虚标实之证。本虚主要是肝、脾、肾三脏虚损，其中以肝肾不足为多见，因高脂血症多发生在 40 岁以后，此时肝肾亏损之象渐渐显露；标实主要是痰浊、湿浊和瘀血。其病因多由禀赋不足、饮食不节、七情内伤、久病失治、年老体虚，引起脏腑功能失常所致。由于脏腑功能失常，或脾失健运，痰湿内生；或肾虚，开合不利，水湿内停；或肾阳虚，不能温煦脾阳，中土不运，痰浊内生；或肝郁气滞，木横侮土，脾运不健，酿生痰湿；或因气滞、气虚、痰浊，而致血行不畅，瘀血内生，痰瘀交互为患，使营血变为"污秽之血"，脂质留而为弊。综上所述，肝肾不足是高脂血症产生的病理基础，痰浊、瘀血是高脂血症的病理产物，与疾病的发生、发展、转归和预后密切相关。痰瘀互结，留滞脉道，胸痹、中风等变端丛生。

二、诊断

鉴于本病的临床表现复杂且缺乏特异性，故诊断除根据年龄、体态、饮食习惯、家族史及相关疾病史外，主要依据实验室检查指标加以确诊。

（一）一般情况

为了及时发现和检出血脂异常，建议 20 岁以上的成年人至少每 5 年测量 1 次空腹血脂，包括 TC、LDL-C、HDL-C 和三酰甘油（triacylglycerol，TG）测定。对于缺血性心血管病及其高危人群，则应每 3 ~ 6 个月测定 1 次血脂。对于因缺血性心血管病住院治疗的患者应在入院时或 24h 内检测血脂。

血脂检查的重点对象：①已有冠心病、脑血管病或周围动脉粥样硬化病者。②有高血压、糖尿病、肥胖、吸烟者。③有冠心病或动脉粥样硬化病家族史者，尤其是直系亲属中有早发冠心病或其他动脉粥样硬化性疾病者。④有皮肤黄色瘤者。⑤有家族性高脂血症者。

建议 40 岁以上男性和绝经期后女性应每年进行血脂检查。

（二）病史

如询及有本病家族史及患糖尿病、胆管阻塞性肝胆病、慢性肾炎等病史者，即应从本病考虑行相关实验室检查。

（三）临床表现

凡诉有乏力、短气、胸闷、发胖、口黏等应考虑本病，行相关实验室检查。

（四）实验室检查

临床上检测血脂的项目较多，血脂的基本检测项目为 TC、TG、高密度脂蛋白胆固醇（high densityLipoprotein-cholesterol，HDL-C）和 LDL-C。其他血脂项目如 ApoA I、ApoB、Lp（a）等的检测属于研究项目，不在临床基本检测项目之列。

（五）诊断标准

源自中华医学会心血管病学分会、糖尿病学分会、内分泌学分会、检验分会和卫生部心血管病防治中心血脂异常防治委员会共同起草的《中国成人血脂异常防治指南》发表于 2007 年 5 月，在《中华心血管病杂志》第 35 卷第 5 期，见表 5-1。

表 5-1　血脂水平分层标准 [mmol/L（mg/dl ）]

分层	Tc	LDL-C	HDL-C	TC
合适范围	< 5.18（200）	< 3.37（130）	≥ 1.04（40）	< 1.70（150）
边缘升高	5.18 ~ 6.19（200 ~ 239）	3.37 ~ 4.12（130 ~ 159）		1.70 ~ 2.25（150 ~ 199）
升高	≥ 6.22（240）	≥ 4.14（160）	≥ 1.55（60）	≥ 2.26（200）
降低			< 1.04（40）	

三、鉴别诊断

本病系赖实验室检查加以确诊的，所以临床主要应排除可出现高脂血症的其他疾病（即继发性高脂血症）。可引起血脂升高的系统性疾病主要有糖尿病、肾病综合征、甲状腺功能减退症，其他疾病有肾衰竭、肝脏疾病、系统性红斑狼疮、糖原累积症、骨髓瘤、脂肪萎缩症、急性卟啉病、多囊卵巢综合征等。此外，某些药物如利尿剂、β 受体阻滞剂、糖皮质激素等也可能引起继发性血脂升高。

四、并发症

（一）动脉粥样硬化与缺血性心血管病

血脂异常是以动脉粥样硬化为基础的缺血性心血管病（冠心病和缺血性脑卒中）的危险因素。冠心病是冠状动脉粥样硬化引起心肌的氧供需失衡，必要时行平板运动心电图、心肌核素灌注扫描或冠状动脉造影来评估是否并发冠心病。可行颅脑 CT 或 MRI 检查排除脑卒中可能。

（二）急性胰腺炎与糖尿病

这 2 种疾病既可以是本病的原发病，又可以是本病的并发症。急性胰腺炎因具相应症状而不难确定，必要时可作尿或血清淀粉酶检查；糖尿病则是确诊高脂血症后应作为常规考虑的并发症，不论有无"三多（多尿、多饮、多食）一少（体重减轻）"之典型表现，都应当行血糖、尿糖乃至葡萄糖耐量试验等检查确定。

五、临证要点

（一）辨标本虚实

高脂血症乃本虚标实之证。本虚为脾胃虚弱、肝肾阴虚，标实为痰浊、瘀血。治疗首先应根据标本轻重缓急，确定治疗原则，或以治标为主，或以治本为主，或标本兼顾。治本当注意补虚，慎用熟地、山茱萸等滋腻之品，尤其是阿胶、鳖甲胶之类，以免妨碍脾运。

（二）重视脾胃

因脾为生痰之源，脾运得健，则痰浊自化，水谷精微得以化生气血，充养诸脏，使脏腑功能恢复正常，痰浊、瘀血无从产生。

（三）辨证与辨病结合

处方用药宜在辨证施治的基础上，根据现代药理研究结果，选用或加用具有降脂作用的药物，如决明子、大黄、山楂、泽泻、生首乌、黄精等，以提高疗效。

六、辨证施治

（一）痰浊阻遏

主症：形体肥胖，头重如裹，胸闷，呕恶痰涎，肢麻沉重，伴心悸，失眠，口淡，食少。舌胖，苔滑腻，脉弦滑。

治法：祛痰化浊。

方药：温胆汤合半夏天麻白术汤加减。

制半夏10g，陈皮6g，茯苓12g，枳实9g，白术10g，天麻15g，陈胆星10g。

半夏、陈皮燥湿化痰，理气和胃；茯苓、白术健脾益气渗湿，脾湿去痰消；枳实行气消痰，使痰随气下；天麻、胆星化痰息风。痰湿郁而化热，症见口干而苦，舌红，苔黄腻，脉滑数者，加黄连3g、山栀10g；便秘者，加生（或制）大黄6g；脾虚气弱，见气短乏力，脘腹痞胀，舌淡或胖，脉弱者，加党参、黄芪各15g；兼饮食积滞，见脘腹胀闷，嗳腐厌食者，加山楂20g、炒麦芽15g、莱菔子10g。

成方：血脂康、脂必妥片、心达康片。

（二）脾肾阳虚

主症：畏寒肢冷，眩晕，倦怠乏力，便溏，伴食少，脘腹作胀，面肢水肿。舌淡质嫩，苔白，脉沉细。

治法：健脾温肾。

方药：苓桂术甘汤合右归丸加减。

茯苓10g，白术15g，陈皮6g，山药10g，桂枝10g，熟地黄15g，制首乌15g，枸杞子10g，菟丝子10g，巴戟天10g，制附片5g。

茯苓、白术、陈皮、山药健脾益气化痰；熟地黄、制首乌、枸杞子滋肾阴；菟丝子、巴戟天、桂枝、制附片温运肾阳，以增温脾化饮之功。大便溏薄者，加炮姜炭10g、建曲10g；小便余沥者，加益智仁10g、台乌药10g。

成方：右归丸。

（三）肝肾阴虚

主症：眩晕，耳鸣，腰酸，膝软，五心烦热，伴口干，健忘，失眠。舌质红，少苔，脉细数。

治法：滋肝养肾。

方药：一贯煎合二至丸加减。

生地黄15g，枸杞子12g，女贞子、旱莲草各15g，沙参、麦冬、当归各10g，川楝子6g。

生地黄、枸杞子、女贞子、旱莲草滋补肝肾；沙参、麦冬、当归滋阴养血以柔肝；川楝子疏肝理气，补而不滞。阴虚生内热，见五心烦热，颧红盗汗者，加知母10g、黄柏8g、丹皮9g；肝肾阴虚，肝阳上亢，症见头目胀痛，面红目赤者，加石决明20g（先煎）、钩藤15g（后下）；阴虚及阳，阴阳两虚，见畏寒肢冷者，加仙灵脾、菟丝子各 10g。

成方：六味地黄丸。

（四）阴虚阳亢

主症：眩晕，头痛，急躁易怒，面红，口苦，伴心悸，失眠，便秘，溲赤。舌质红或紫黯，苔黄，脉弦或弦细而数。

治法：滋阴潜阳。

方药：天麻钩藤饮加减。

天麻 10g，钩藤 15g，石决明 20g，益母草 10g，牛膝 15g，杜仲 10g，寄生 10g，夜交藤 15g。

天麻、钩藤、石决明均有平肝息风之功；牛膝、杜仲、桑寄生、夜交藤能补益肝肾；益母草活血利水。兼便结者，加当归 10g，胡麻仁 10g；兼失眠多梦者，加柏子仁 10g、炒枣仁 10g。

成方：全天麻胶囊。

（五）气滞血瘀

主症：胸胁胀闷，走窜疼痛，心前区刺痛，伴心烦不安。舌尖边有瘀点或瘀斑，脉沉涩。

治法：活血化瘀，兼以理气。

方药：血府逐瘀汤加减。

桃仁 10g，红花 8g，川芎 10g，牛膝 15g，生地 10g，醋柴胡 5g，枳壳 10g，甘草 3g。

桃仁、红花、川芎、牛膝活血化瘀；生地滋阴养血；醋柴胡、枳壳理气解郁；甘草和中。瘀血甚，见有癥积者，加三棱、莪术各 10g；见有胸痛甚者，加降香 6g，郁金、延胡索各 10g。

成方：心可舒。

七、西医治疗

根据心血管病发病的综合危险因素来决定干预的强度，是国内外相关指南所共同采纳的原则。因此，全面评价心血管病的综合危险是预防和治疗血脂异常的必要前提。

（一）治疗性生活方式改变（TLC）

控制饮食和改善生活方式是血脂异常治疗的基础措施。无论是否进行药物调脂治疗都必须坚持 TLC。

（二）血脂异常患者开始调脂治疗 TC 和 LDL-C 值及其目标值

在进行调脂治疗时，应将降低 LDL-C 作为首要目标。临床上决定开始药物调脂治疗时，针对不同的危险人群，开始药物治疗的 LDL-C 水平以及需达到的 LDL-C 目标值有很大的不同，见表 5-2。

表 5-2 血脂异常患者开始调脂治疗 TC 和 LDL-C 值及其目标值 [mmol/L（mg/dl）]

危险等级	TLC 开始	药物治疗开始	治疗目标值
低危：10 年危险性 < 5%	TC ≥ 6.22（240），LDL-C ≥ 4.14（160）	TC ≥ 6.99（270），LDL-C ≥ 4.92（190）	TC < 6.22（240），LDL-C < 4.14（160）
中危：10 年危险性 5%～10%	TC ≥ 5.18（200），LDL-C ≥ 3.37（130）	TC ≥ 6.22（240），LDL-C ≥ 4.14（160）	TC < 5.18（200），LDL-C < 3.37（130）
高危：CHD 或 CHD 等危症，或 10 年危险性 10%～15%	TC ≥ 4.14（160），LDL-C ≥ 2.59（100）	TC ≥ 4.14（160），LDL-C ≥ 2.59（100）	TC < 4.14（160），LDL-C < 2.59（100）
极高危：ACS 或缺血性心血管病并发 DM	TC ≥ 3.11（120），LDL-C ≥ 2.07（80）	TC ≥ 4.14（160），LDL-C ≥ 2.07（80）	TC < 3.11（120），LDL-C < 2.07（80）

（三）血脂异常的药物治疗

1. 他汀类 能显著降低 TC 和 LDL-C，也能降低 TG 水平和轻度升高 HDL-C，是当前防治高胆固醇血症和动脉粥样硬化性疾病非常重要的药物。他汀类药物降低 TC 和 LDL-C 的作用虽与药物剂量有相关性，但不成直线相关关系。当他汀类药物的剂量增大 1 倍时，其降低 TC 的幅度仅增加 5%，降低 LDL-C 的幅度增加 7%。当前认为，使用他汀类应使 LDL-C 至少降低 30%～40%。目前常用的他汀类药物有：阿托伐他汀、辛伐他汀、氟伐他汀、瑞舒伐他汀、普伐他汀、洛伐他汀。

2. 贝特类　能降低血浆TG和提高HDL-C水平,并可使LDL亚型由小而密颗粒向大而疏松颗粒转变。临床上可供选择的贝特类药物有:非诺贝特、苯扎贝特、吉非贝齐。

3. 烟酸　烟酸属B族维生素,有明显的降脂作用。缓释型烟酸片不良反应明显减轻,较易耐受。轻中度糖尿病患者坚持服用,也未见明显不利作用,适用于高三酰甘油血症,低HDL-C血症或以TG升高为主的混合型高脂血症。烟酸的常见不良反应有颜面潮红、高血糖、高尿酸(或痛风)、上消化道不适等。这类药物的绝对禁忌证为慢性肝病和严重痛风;相对禁忌证为溃疡病、肝毒性和高尿酸血症。

4. 胆酸螯合剂　主要为碱性阴离子交换树脂,在肠道内能与胆酸呈不可逆结合,阻断胆汁酸中胆固醇的重吸收,降低血清LDL-C水平。临床试验证实这类药物能降低主要冠脉事件和冠心病死亡。胆酸螯合剂常见不良反应有胃肠不适、便秘,影响某些药物的吸收。

5. 胆固醇吸收抑制剂　依折麦布(ezetimibe)口服后被迅速吸收,有效地抑制胆固醇和植物固醇的吸收。最常见的不良反应为头痛和恶心,肌酸激酶(CK)和肝酶升高仅见于极少数患者。

6. 其他调脂药

(1)普罗布考:主要适用于高胆固醇血症,尤其是纯合子型家族性高胆固醇血症。有室性心律失常或QT间期延长者禁用。

(2)n-3脂肪酸:降低TG和轻度升高HDL-C,对TC和LDL-C无影响。用后出现消化道症状如恶心、消化不良、腹胀、便秘;少数病例出现转氨酶或CK轻度升高,偶见出血倾向。

7. 调脂药物的联合应用　为了提高血脂达标率,同时降低不良反应的发生率,不同类别调脂药的联合应用是一条合理的途径。由于他汀类药物作用肯定、不良反应少、可降低总死亡率以及有降脂作用外的多效性作用,联合降脂方案多由他汀类药物与另一种降脂药组成。

8. 药物治疗过程的监测　降脂药物治疗需要个体化,治疗期间必须监测安全性。当患者出现与药物治疗相关的症状、肝酶(AST/ALT)超过3倍正常上限(ULN)或CK升高超过5倍ULN应停药。停药后仍需每周复查肝功能和CK,直至恢复正常。

八、饮食调护

预防本病的关键在于合理膳食、适当的体育锻炼及体力劳动、保持心情舒畅3个方面。当然本病的发生与遗传有一定关系,有高脂血症家族史者,尤应做到未病先防,有病早治,以防发生胸痹真心痛及中风等变端。

本病发展呈慢性过程,治疗难以奏速效,一般需坚持长期服药,并注意调节饮食、情绪,进行体育锻炼,以求提高疗效。患者宜进低脂肪及有降脂作用的食物如海藻、紫菜、山楂、黑木耳、香菇、荸荠灯蔬菜及豆类食品等;多食富含维生素、纤维素及钾、碘、铬等元素的食品。

迄今的研究不仅为本病阐明了中医病因病机及其基本证候类型,并揭示了诸多单味及复方中药的具体降脂作用,此外循证医学的研究方法也用于临床。中医病因病机及其基本证候类型的内容已反映于本节中的有关栏目,所以这里对单味中药及中成药的循证医学的研究作一简介。

1. 已被肯定的降脂中药

(1)首乌:经临床研究证明,以首乌粗提片(每片0.25g,相当于生药0.81g)治疗高胆固醇血症有显效,其中对Ⅱa型效果为好,然多引起大便次数增多,停药后血脂多有反跳现象。动物实验又揭示,首乌制剂对家兔主动脉内膜斑块形成及脂质沉着有减轻作用。

(2)灵芝:临床报告认为它对Ⅱa型与Ⅲ型有较好的治疗效果,或与脉通的降脂作用相仿,但对此也有相左意见。实验研究则证实,它主要能延缓实验动物粥样斑块的形成。

(3)蜂胶:临床研究发现,蜂胶(1.2～2.7g/d)有类似氯贝丁酯降三酰甘油的作用及一定的降胆固醇作用。实验研究认为,它能明显地提高血清高密度脂蛋白胆固醇的绝对含量及其与总胆固醇的比值。

(4)山楂:临床研究认为,山楂的粗提浸膏片能降低胆固醇、三酰甘油及β脂蛋白比浊度,醇提取物也能降低三酰甘油。实验研究提示,它的醇制浸膏能降低实验性动脉粥样硬化家兔的血脂,并减轻脂质在器官上的沉积,总黄酮有降胆固醇作用。

（5）决明子：临床研究发现，决明子的煎剂（30g/d）、糖浆、片剂，对胆固醇与三酰甘油均有一定的降低作用。煎剂的效果与药量有关，并有腹泻、腹胀、恶心等作用。

（6）虎杖：临床报道，虎杖片剂（每片相当于生药5g，每次3片，每日3次）对降低胆固醇及三酰甘油均有效，其中以前者的作用为优。实验研究表明其有效成分白藜芦苷能降低胆固醇。

（7）大黄：有关研究证明，大黄主要通过增加肠蠕动而使胆固醇的排泄增多，吸收减少。

（8）绿豆：临床观察发现，每月进食绿豆、蚕豆等豆类1 000g以上者，胆固醇呈现降低趋势，三酰甘油无变化。实验研究揭示，它的生粉能降低胆固醇。

（9）泽泻：临床报道，泽泻的降胆固醇作用类似于氯贝丁酯，降三酰甘油作用则稍差于氯贝丁酯。多方面的实验研究提示其醇提取物能干扰胆固醇的吸收、分解和排泄。

（10）褐藻：有关研究揭示，褐藻提取物淀粉酸酯能降低胆固醇及三酰甘油，但有食欲亢进、大便干燥等不良反应。

（11）梧桐叶：临床与实验研究均证明梧桐叶的糖浆制剂有降低胆固醇的作用。

（12）红花：临床证明口服红花种子油（每次20mL，每日3次）有降胆固醇作用，但停药半个月后即回升。实验研究发现有同样的作用。

2. 已被阐明的降脂中药作用环节研究有关资料已表明，不同的降脂中药可对脂质代谢的不同环节发挥作用，唯其研究主要集中于对胆固醇代谢过程的影响，其具体结果为：首乌、决明子、泽泻、虎杖、柴胡、银花等能抑制肠道的吸收，泽泻能抑制体内的合成，泽泻、首乌、黄精、山楂、灵芝等能促进血浆中脂蛋白的转运与脂质的清除，柴胡、茵陈、大黄等则能促进肠道的排泄。

此外，国内外还研究了大蒜、香菇、三七、丹参、银杏叶、茶树根、龙井绿茶、桑寄生、明矾、荷叶、白僵蚕等的降脂作用。

第二节　单纯性肥胖症

单纯性肥胖症（obesity）是指人体进食热量多于消耗量，以体内脂肪积聚过多而造成体重超重的一种病症。评估肥胖的方法很多，但较简便且常用的方法为体重指数（body mass index，BMI），其计算公式为：BMI=体重/（身高）^{2}（kg/m^2）。国外诊断标准为：25为正常上限，25～30为过重，≥30为肥胖；考虑中国人的种属及形体，其诊断标准应较低，大致为：24为正常上限，24～28为过重，≥28为肥胖。据美国1997年Build study资料，男性肥胖发病率为4%～14%，女性则为14%～24%。45～65岁为好发年龄，近年来随着我国经济发展和生活方式的改变，肥胖发病有明显上升，发病年龄有下降趋势。

肥胖症，在古代已有所认识，汉代许慎微《说文解字》渭："肥，多肉也；胖，半体肉也。"然而肥胖主要是指脂肪蓄积，并非是指肌肉壮实，故在《灵枢·卫气失常》中已有"人有肥、有膏、有肉"之分。《灵枢·逆顺肥瘦》曰："肥人……其为人也，贪于取与。"已指出是由于摄入过多所致，故《素问·通评虚实论》明确指出："肥贵人，则膏粱之疾也。"

单纯性肥胖症，其脂肪之堆积在体内相对比较匀称，唯腹部、股部、背部一般较为集中，尤以腹部最为明显。由于脂肪过多，既增加身体的负荷，又影响脂肪代谢，由此肥胖的并发症较多，常见的是高血压、糖尿病、动脉硬化、高脂血症、脂肪肝、胆石症和肺心综合征等，影响人体的健康。所以对肥胖症的治疗，实是防止其并发症的发生或加重，寓有预防观念，体现了中医"治未病"的思想。

一、病因病机

肥胖的病因主要是由于摄入过多而致滋生痰湿，诚如《脾胃论》曰："能食而肥……油腻、厚味，滋生痰涎。"故在中医理论中向有"肥人多痰""肥人湿多"之说。然而痰湿乃是阴津水液所化，水湿津液之布输则仰仗肺、脾、肾的斡旋及肝之疏泄，痰湿之成乃是肺、脾、肾、肝之运化疏泄失司所致，《石室秘录》概言之"肥人多痰，乃气虚也，虚则气不能运化；故痰生之。"所以肥胖常是本虚标实之证。

痰湿是肥胖症的表露现象，有一些肥胖者具有家族性遗传因素，据调查双亲肥胖者，其子女肥胖发生率达 80%，诚如陈念祖说："大抵素禀之盛，从无所苦，惟是湿痰颇多。"其痰湿之内蕴大都来自后天，湿虽有外湿、内湿之分，导致肥胖的大都来自内湿之膏粱厚味、酒酪肥甘，以致形体丰盛肥胖，形成多痰多湿之质。痰湿混于血脂之中，因其质之稠厚，《黄帝内经》称之为"血浊""浊脂"，浊脂壅于脉中，可使脉络痹阻，导致血瘀，妇女常可由于体盛痰多，脂膜壅塞胞中，导致不孕，故痰、湿、瘀是本病的基本病理。

痰湿乃体内之阴津所化，瘀乃脉内血液之凝滞。津之与血在体内之运行、布输，全仗气机之推动与温煦，故气虚失运是本病的基本病机。盖脾为后天之本，生化之源，主运化水谷精微及水湿；肾为先天之本，助脾化生精微，故肥胖之始，常是"脾胃俱旺，能食而肥"，嗜食肥甘厚味，复又伐伤脾胃，以致脾胃气化失司，真元之气不足，湿聚脂积，气滞血瘀，此时之肥胖则已成。"少食而肥"之情，临床以脾虚湿阻最为多见，但在气机的条达中，肝之疏泄至关重要，因肝性喜条达，以布输柔和为顺，既升发阳气，又健运中州，具升降三焦之功。水湿、津液、血脂之运化无不借肝之疏泄而调畅，若肝失疏泄，情志失常，必有碍脾胃之运化，影响化脂降浊而可变生肥胖，且肝郁痰聚又可酿致肝胃积热，故气虚、痰湿、郁热是临床常见的证候。然而肝胃积热又可耗伤阴津，或因烦劳过度，早婚多育，耗伤肝肾之阴，肝阴不足，导致肝阳上亢，木旺克土，致使脾虚失运，痰湿内聚，或是日久阴损及阳，水谷精微亦失之布输，瘀积而致本病，故肥胖症，其本以阳虚为主，阴虚兼而有之；其标以痰湿为主，郁热亦可引发。

二、诊断

（一）临床表现

肥胖症多见于 40 ～ 50 岁女性，轻、中度肥胖常无自觉症状，其脂肪分布匀称，多以颈项、颜面、躯干、胸腹部明显。重度肥胖患者会感觉上楼梯气促气短，易疲劳，腰腿酸痛，喜坐卧，体力活动减少，动辄气短，嗜睡醉眠，可有肌肉酸痛，水肿，部分患者尚有情绪低落如抑郁、焦虑、自卑感等情绪变化。

（二）实验室检查

本症一般不强调过多的实验室检查，完全可以根据体征、体重或体重指数做出满意的诊断。一些检查主要针对相关并发症或有否并发症。

1. 体重指数（BMI） 以体重（kg）除以身高的平方（m^2）来表示体重指数。1998 年 WHO 公布：正常 BMI 为 18.5 ～ 24.9；≥25 为超重；25 ～ 29 为肥胖前期；30 ～ 34.9 为 I 度肥胖（中度）；35 ～ 39.9 为 II 度肥胖（重度）；≥40 为 III 度肥胖（极严重）。2000 年国际肥胖特别工作组提出了亚洲 BMI 正常范围为 18.5 ～ 22.9；<18.5 为体重过低；≥23 为超重；23 ～ 24.9 为肥胖前期；25 ～ 29.9 为 I 度肥胖；≥30 为 II 度肥胖。

2. 理想体重 理想体重（kg）＝身高（cm）-105；或＝身高减 100 后再乘以 0.9（男）或 0.85（女）。实际体重超过理想体重的 20% 者为肥胖；超过理想体重的 10% 又不到 20% 者为超重。

3. 腰臀比（WHR） 分别测量肋骨下缘与髂前上棘之间的中点的径线（腰围）与股骨粗隆水平的径线（臀围），再算出其比值。正常成人 WHR 男性 <0.9，女性 <0.85，超过此者为中央型肥胖。

4. 脂肪堆积程度 测定多采用皮褶厚度测定，25 岁正常人肩胛皮褶厚度平均为 12.4mm，大于 14mm 为脂肪堆积过多；三头肌部位皮褶厚度 25 岁男性平均为 10.4mm，女性平均为 17.5mm。

5. B 型超声波 可测定各部位皮下脂肪厚度，亦可测定有否脂肪肝、胆石症等。

6. 血脂水平测定 多数患者 CH、TG、LDL-C、VLDL-C 水平均升高，HDL-C 水平偏低。

三、鉴别诊断

（一）肥胖与过体重

肥胖是由于脂肪在体内堆积而导致体重增加，而过体重是于肌肉组织的增加而引起体重增加，如举重运动员、拳击运动员等大都为过体重，并非是脂肪过剩，故皮下脂肪厚度的测量结果并不增加，且无病态表现。

（二）继发性肥胖症

继发于神经、内分泌，代谢紊乱基础上的肥胖症有下列7组。

1. 下丘脑病 多种原因引起的下丘脑综合征包括炎症后遗症、创伤、肿瘤、肉芽肿等均可引起肥胖症。

2. 垂体病 见于轻型腺垂体功能减退症、垂体瘤（尤其是嫌色细胞瘤）、空泡蝶鞍综合征。

3. 胰岛病 由于胰岛素分泌过多，脂肪合成过度。见于：①2型糖尿病早期；②胰岛β细胞瘤（胰岛素瘤）；③功能性自发性低血糖症等。

4. 甲状腺功能减退症 原发性及下丘脑，垂体性者均较胖，可能由于代谢率低下，脂肪动员相对较少，且伴有黏液性水肿。

5. 肾上腺皮质功能亢进症 主要为皮质醇增多症。早期轻症的皮质醇增多症与单纯性肥胖症嫌色细胞瘤极为相似，其区别点主要是肥胖的向心性非均衡性分布的特征和副性征的表现，皮肤紫纹较粗且颜色较深，需注意在减肥门诊中把皮质醇增多症筛选出来。可作血皮质醇测定，本病含量升高可予以分辨。

6. 性腺功能减退症 ①女性绝经期及少数多囊卵巢综合征；②男性无睾或类无睾症。

7. 水潴留性肥胖 本病的特征是以水钠潴留为其主要病理，故肥胖具有水湿下注的特性，主要分布在腿部、臀部、腹部，且傍晚或劳累后可呈现明显的下肢水肿，经平卧休息后可减轻，与单纯性肥胖症有异，该病以中年及更年期妇女较为多见，男性较少，也可供鉴别。

上述继发性肥胖症都有其明确的病因及基础病的临床特点，与无明显诱因的单纯性肥胖症不难鉴别。

四、并发症

肥胖的并发症很多，最多见的是循环系统疾病、糖尿病、胆石症、脂肪肝、关节退化性病变、肺心综合征。

（一）循环系统疾病

循环系统疾病是肥胖最常见的并发症，主要有高血压、动脉硬化、高脂血症及冠心病。这主要由于肥胖症患者脂肪组织增多，血液中三酰甘油升高，导致血液循环量明显增加、脂肪沉积、心脏负荷过重所致。肥胖症患者经节食疗法减轻体重后，其高血压及高脂血症也会自行缓解，也证明了高血压等循环系统疾病是肥胖症的重要并发症。

（二）糖尿病

糖尿病的发病与肥胖有密切关系，尤其是中年以上的2型糖尿病，70%～80%为肥胖者，这主要由于肥胖者的脂肪细胞过度增生与肥大，对胰岛素不敏感所致。但节制饮食后，糖尿病病情也可随肥胖的减轻而有所缓解。

（三）胆石症

胆石症也是肥胖者常见的并发症，其胆石的主要成分为胆固醇，系由胆固醇紊乱所导致，部分患者可并发有脂肪肝。

（四）脂肪肝

由于脂肪在肝内堆积，致肝细胞变性、纤维组织增生，重者损害肝功能。据报道，肝脏活检有50%～59%肥胖者有脂肪变性，肥胖人肝硬化比例也高于非肥胖人。不少肥胖症患者常同时并发糖尿病与脂肪肝。

（五）关节退化性病变

由于脂肪增加加重骨及关节的负担而产生退化性病变，可有关节炎、腰酸、关节疼痛等症，可并发膝外翻或膝内翻、平底足等。

（六）肺心综合征（Pickwickian syndrome）

由于腹腔和胸壁脂肪组织堆积增厚，膈肌升高而降低肺活量，肺通气不良，引起活动后呼吸困难，严重者可导致缺氧、发绀、高碳酸血症，甚至出现肺动脉高压导致心力衰竭，此种心力衰竭往往对强心剂、利尿剂反应差。此外，重度肥胖者，尚可引起睡眠窒息，偶见猝死的报道。

五、临证要点

（一）肥胖者体态臃肿

宗"肥人多痰湿"之说，多见有痰湿的表现，常从实证论治。但痰湿之成主要由于水湿健运失司，《黄帝内经》有"诸湿肿满，皆属于脾"之说，系本虚标实之象。故在临床辨证中，应注意观察有无本虚之征象，诸如腰酸肢软，身困体重，神倦力乏等，但此等症状又常归咎于脂肪堆积，未作为虚象分析。在此，有学者认为应突出舌脉之辨识，如见舌质淡胖，舌边齿痕，或脉沉细濡，即为虚证，不可妄用泻下之法。

（二）肥胖者辨证应注重脾胃强盛与脾胃俱虚之别

肥胖者常主动节制饮食，但其食欲、食量的大小是反映其脾胃脏腑功能的主要表现。临证一定要详细询问，以辨其真伪。《黄帝内经》有"贪于取与""多食而肥"及"食少而肥"之分，就是其脾胃强盛与脾胃俱虚之别，故食欲、食量的问诊也是辨其虚实的关键。对肥胖者之饮食控制也应随其食欲佳良与否有所分别，多食而肥者应以减少其食量为主，控制饮食；少食而肥者则应调节其食谱，而不是以节食为目标，要保证供应人体基础代谢量，以维持正常生理功能。

（三）治疗肥胖症应从整体观念出发，全面考虑分析其证候的主次、兼杂

肥胖症常有多种并发症的存在，在临床上，其并发症的症状常与自身肥胖症的症状相混，在辨证中应从整体观念出发，全面考虑分析其证候的主次、兼杂，切不能因他病系肥胖症所引发，强调肥胖症为主体，他病为兼症，因为肥胖症的并发症常是肥胖症的危险因素，是肥胖症患者的重要死亡原因。所以当并发症症状较为明显时，应以其并发症为主体辨证，而将肥胖症之本病作为次症对待。

六、辨证施治

（一）脾虚湿阻

主症：体态肥胖臃肿，神疲力乏肢沉，常感头昏胸闷，纳少口淡或腻，或伴恶心痰多，脘腹胀满不适，大便溏糊或稀，身困嗜睡汗多，四肢麻木或肿，妇女带下清稀，月经量少错后。舌质淡红胖大，苔薄白滑或腻，脉沉细濡或弦滑。

治法：健脾化痰，燥湿减肥。

方药：二陈汤、苓桂术甘汤、防己黄芪汤化裁。

陈皮10g，半夏10g，苓15g，白术12g，苡仁20g，防己15g，泽泻159，山楂15g，荷叶12g。

脾虚湿阻是肥胖症常见的证型，其中又有痰湿偏重或脾虚为主之分。以肥胖为主诉者大都以痰湿为主，治疗常以化痰燥湿减肥为主，健脾为辅，待减肥之后再以调理脾胃为主。上方是以化痰为主之处方。脾虚明显者加黄芪、党参各15g；大便溏薄者，加太子参12g、车前子15g；兼胸闷痰多者，加蔻仁6g、杏仁10g，或藿香6g、枳壳8g；有痰湿化热趋势者，加黄芩6g、贝母8g；伴头晕头痛者，加菊花8g、川芎8g；兼水肿小便不利者，加猪苓12g、桂枝8g。

（二）脾肾两虚

主症：体态肥胖虚浮，腰背酸软微驼，动则气喘，形寒怯冷肢肿，精神萎靡，嗜卧懒散，性欲减退，阳痿，尿少，夜尿较多。舌体淡胖，舌边齿痕，苔薄白或滑，脉沉细无力或迟缓。

治法：补益脾肾，温化水湿。

方药：肾气丸合理中丸，或无比山药丸化裁。

生地20g，山茱萸10g，山药10g，茯苓15g，丹皮10g，泽泻15～20g，白术10g，党参10g，黄芪20g，桂枝10g，苡仁20g，鸡内金10g，山楂15g。

脾肾阳虚型多见于肥胖症的中老年患者，《黄帝内经》曰："年四十而阴气自半也，起居衰矣。"中年以后，人体由盛转衰，代谢功能逐渐低下，水湿不运，痰瘀渐生，以致形体肥胖。治当以温补脾肾为主，而不以减肥为主要宗旨。故以肾气丸温肾，理中丸健脾为主方。但在此也要顾及减肥，佐以苡仁、鸡内金、山楂等药。若肾阳虚证较为明显，可加附子10g、仙茅10g、巴戟天10g；夜尿频多者，加覆盆子10g、桑螵蛸10g；兼肾阴不足者，加枸杞子12g、菟丝子10g。

脾肾两虚型与脾虚湿阻型，二证可同时兼见，在治疗时，二证的治则可以相互参合使用，仅在其标实本虚的偏颇中，对顾本治标的药物有所侧重，但化痰燥湿之剂不可投之过猛。

（三）肝胃积热

主症：形体结实肥胖，面红呈多血质貌，平素恶热烦躁，口臭唇赤咽干，多食消谷善饥，小溲黄，大便秘。舌苔黄腻或黄燥，舌边尖红，脉实弦滑而数。

治法：清肝养胃，泄热减肥。

方药：龙胆泻肝汤、丹栀逍遥散、温胆汤化裁。

柴胡 10g，郁金 10g，姜黄 10g，薄荷 6g，黄芩 8g，山栀 10g，龙胆草 6g，丹皮 10g，知母 12g，番泻叶 10g，莱菔子 10g，荷叶 20g。

本型是肥胖症中偏于实证的类型，多见于有家族遗传史的年少的体质强壮者，系属于《黄帝内经》"多食而肥"的范畴，故可兼有食积的表现，如口臭苔腻等，故用莱菔子等佐以消导。其肥人多痰湿之证已有化热之象。部分也可见于肥胖症并发糖尿病或高血压而见肝热征象者，但此已寓有阴虚之内涵，与前者略有不同。治以泄热减肥为主。肝热明显者，重用龙胆草，可加夏枯草 10g、白芍 15g；胃热明显者，可加生石膏 20g、生地 10g；头胀头痛者，加钩藤 12g、菊花 8g、磁石 20g；食滞不化者，可佐保和丸等消食导滞。

此型是肥胖症患者中体质结实者，近年来临床普遍采用泻下法以减肥，主要适用于本组病例，可用纯大黄制剂，如大黄醇提片，或复方大黄制剂，如降脂减肥汤。

夏枯草 6 ~ 10g，绞股蓝 10 ~ 30g，荷叶 5 ~ 10g，玉米须 15 ~ 30g，厚朴 10g，枳实 10g，大腹皮 15 ~ 30g，泽泻 10 ~ 15g，大黄 6 ~ 18g，决明子 10 ~ 30g。

也可用其他轻泻剂，如排毒清脂胶囊（由番泻叶、泽泻、山楂、草决明、太子参、荷叶等组成）等，均可随证选用。

（四）肝肾阴虚

主症：体胖日益明显，性情急躁易怒，情绪抑郁寡欢，夜寐梦多，失眠，经少，经期不信或已绝经，伴头昏目眩，口苦咽干，烘热汗出。舌红少苔，脉弦细数。

治法：滋阴潜阳，柔肝减肥。

方药：杞菊地黄丸、知柏地黄丸、一贯煎化裁。

何首乌 10g，夏枯草 10g，山楂 10g，泽泻 10g，石决明 10g，莱菔子 10g，茶叶 10g。

肥胖者以阴虚为主证者主要见于更年期发胖者，常系内分泌紊乱所致，尤以妇女绝经前后多见。原则以滋阴、减肥同时并举，实是滋阴以治其本，调整其内分泌之紊乱；减肥以治其标，乃减轻其体重之超负荷。在体重明显上升时可用上方以减肥为主。若伴有高血压，可加钩藤 12g、磁石 20g、罗布麻 15g，克以潜镇降压；若气郁不舒者，可加用三花减肥茶（玫瑰花、代代花、茉莉花、川芎、荷叶等），以宽胸利气；伴大便干结者，可佐番泻叶 6 ~ 10g，或加服大黄醇提片 5 片。当体重有所下降时，则以调整内分泌紊乱为主，可随其阴虚阳亢之轻重程度分别选用杞菊地黄丸或知柏地黄为主化裁，或从更年期综合征论治，将肥胖作为兼症处理。

（五）气滞血瘀

主症：体态肥胖丰满，面色黯红，唇色微绀，伴胸闷气短，动则气促，腹部胀满，嗜卧打鼾，皮肤可见瘀点或老年斑，经行不畅或兼痛经。舌质紫黯，舌下青筋暴露，苔薄或滑腻，脉沉细涩。

治法：活血通络，降脂减肥。

方药：桃红四物汤、血府逐瘀汤、泽泻汤化裁。

桃仁 10g，红花 9g，枳实 12g，当归 10g，柴胡 10g，牛膝 10g，川芎 6g，赤芍 10g，泽泻 15g，山楂 15g，荷叶 15g，白术 8g。

肥胖者有气滞血瘀征象者，常是痰湿偏重已脂从浊化，凝而成瘀，常已并发循环系统疾病，尤以动脉硬化、冠心病、高脂血症多见。在痰湿与血瘀见症中，以血瘀之症更为明显。故以活血通络为主要治则，实已是治其并发发生之动脉硬化、冠心病为主。若血瘀较甚者，可加丹参 20g、苏木 10g，或三棱、莪术各 10g，以逐瘀通络；若气滞明显，加菖蒲 20g、郁金 10g、藿香 6g，以理气通络；兼痰浊较重者，可加白芥子 10g、陈胆星 10g、青礞石 20g、海浮石 20g 等，除痰宣通；若痰瘀有化热之势，可用天竺黄 8g、黄芩 8g、栀子 10g 等，清热化痰。

七、西医治疗

肥胖症患者主要采用节制饮食和运动疗法，可取得减肥的效果。只有在减食和运动疗法无效时，才考虑使用西药以进行辅助治疗，但某些药物不宜长期服用，以免发生不良反应。常用的药物主要有下列几种。

（一）食欲抑制剂

1. 苯丙胺类药物　此组药物的作用机制为兴奋下丘脑饱觉中枢，抑制食饵中枢。由于中枢神经兴奋作用，故可引起失眠、紧张等；刺激交感神经可有心悸、血压增高、头晕、出汗、口干等；此外还有恶心、呕吐、便秘等胃肠道反应。由于药物不良反应较大故治疗不理想，沿用较久的芬氟拉明（fenfluramine），每片 20mg，可选择使用。通常第 1 周每次口服 10 ~ 20mg，早晚餐前 15min 服用，第 2 周每日口服 20mg，每日 3 次餐前服，8 ~ 12 周为一疗程。

此组药物禁忌证：①青光眼；②甲状腺功能亢进；③交感胺类过敏者；④用单胺氧化酶抑制剂者；⑤癫痫、抑郁症患者及孕妇、司机、高空作业者禁用。长时间使用会成瘾。国外报道，此药还可引起肺性高血压和心脏瓣膜异常。1997 年夏，芬氟拉明自动在美国停止销售。

2. 盐酸西布曲明（sibutramine）　该药可抑制去甲肾上腺素和 5- 羟色胺的再摄取，增强生理性饱胀感，从而减少能量的摄入；另外尚可增加能量消耗。1997 年由美国 FDA 批准，已在多个国家上市。用量一般为每次 5mg，每日 3 次，疗程为 3 ~ 6 个月。不良反应可见轻度急躁、失眠、血压轻度增高及心率加快等。

3. 芬特明　为拟交感胺药，可促进下丘脑摄食中枢神经末梢内去甲肾上腺素和多巴胺释放而达到抑制食欲的作用，其减少胃液分泌，增加热能的作用也有助于体重减轻。本药口服易吸收，原药及其代谢物主要经由肾清除。芬特明的普通剂型（8mg，每日 3 次）与缓释剂型（15 ~ 30mg，每日 1 次）有相同疗效，且每日用药与间歇用药的作用也相同。约 60% 患者可减重 5% ~ 15%，仅采用低卡饮食者，加用本药后效果更好。芬特明常见的不良反应有精神紧张、口干、便秘、血压升高等，故本药不得用于中、重度高血压，心血管疾病患者；也不宜用于焦虑病或处于焦躁状态的患者。本药的结构与药理性质与苯丙胺相似，长期大剂量用药也可引发精神依赖和躯体依赖性，有药物或毒品滥用史者不得使用。

（二）脂肪吸收阻滞剂

此类药物中代表性药物为奥利司他（orlistat），系胰脂肪酶抑制剂，可选择性抑制胃肠道脂肪酶，阻止肠腔内三酰甘油的水解，能有效阻止脂肪分解吸收，可阻止 30% 食物中的脂肪吸收而以原形随粪便排出，减少能量摄取而达到减肥目的，故对喜摄入脂肪者尤有应用价值。由于该剂几乎不被肠道吸收，故无全身不良反应。局部反应有胃肠道的腹泻等。用量一般为 100mg，每日 3 次，进餐时服用。疗程 1 年以上有显著减肥效果，无反跳。

（三）代谢刺激剂

通过增高代谢率降低体重。常用的有甲状腺激素类，甲状腺片每日 30mg 开始逐渐加量，或用三碘甲状腺原氨酸（T_3），从每日 10μg 开始，每周增加一次剂量。可用至甲状腺片 240mg 或 $T_3$100μg，剂量逐渐增加。长期应用体重下降较肯定，但也有诸多不良反应，如心动过速、心绞痛、亢奋等。对于有心血管并发症者用此药须非常谨慎，如有心悸、兴奋、失眠、激动、多汗、心动过速，甚至房颤、心绞痛等应停药或减量。此外，在长期应用后，一旦停药有诱发甲状腺功能亢进的危险。

（四）降糖类药物

1. 双胍类　降糖药可降低血糖，也有抑制食欲、降低脂肪作用。由治疗糖尿病而移用于治肥胖症。其制剂有二甲双胍，但其主要是近期疗效，一般 6 周内体重可有所下降，到 12 周时体重就可能停止下降。肝肾功能不良者及年老体弱、心力衰竭者禁用，以防发生酸中毒。

2. 葡萄糖苷酶抑制剂　现常用的阿卡波糖在肠道内可竞争性抑制葡萄糖苷水解酶，减少多糖及蔗糖分解成葡萄糖，使糖的吸收相应减缓，减少能量摄入，也具有辅助减肥的作用。除胃肠道轻微腹泻外，无明显不良反应。

（五）其他减肥药

目前多处于研发阶段，诸如 $β_3$ 肾上腺素能受体激动剂、$α_2$ 肾上腺素能受体抑制剂、胰岛素增敏剂、黑皮质素受体激动剂、瘦素、胆囊收缩剂及神经肽 $γ$ 等。

总之，接受减肥治疗的患者应明确肥胖症是慢性病，一旦采用药物治疗就应坚持用药，这样才能防止体重反弹。实践证明，芬特明多用于短期减肥治疗，治疗中常发生药物耐受，不是首选治疗药。西布曲明和奥利司他经过长期安全性和有效性检验，是目前减肥药中最成熟的品种。

八、饮食调护

（1）饮食调护在肥胖症治疗中十分重要。其目的是减少热量摄入，使热量负平衡而动用体内脂肪。然而肥胖者大都具有恣食甘肥的特性，而油腻厚味又是滋生痰涎之源，故节制饮食不仅应控制饮食的量，更应重视控制饮食的质。应以蛋白质含量丰富，脂肪含量较少的食物为宜。多食蔬菜，少吃动物脂肪，要改变贪吃甜食的习惯。可予以高蛋白低糖低脂肪食谱。

（2）改变饮食习惯：饮食的营养吸收与人体的饮食习惯有一定的内在联系，肥胖者常有饭后午睡、傍晚临睡前吃点心等习惯，无形中增加了食物消化和热量吸收的能力，为减少或阻碍食物热量的吸收，应鼓励肥胖者运动，改变饭后睡眠的习惯，并坚持每天散步、慢跑或打拳、打球、游泳等运动锻炼，促使肌肉发达，脂肪减少，体质增强。

（3）食疗方：食疗方法治疗肥胖症，古已有之。其所选药物，主要是具有化痰、利湿、消食的药用食物，配以粳米煮粥代食。如《仁斋直指方论》的茯苓粥、《广济方》的苡仁粥等，近代有减肥汤（赤小豆100g、生山楂100g、大枣5枚）等。近年来常用的单纯性肥胖症食疗方如下。

①三花减肥茶：由玫瑰花、代代花、茉莉花、川芎、荷叶等组成。具宽胸利气，祛痰逐饮，利水消肿，活血养胃，降脂提神功效。

②天雁减肥茶：由荷叶、车前草等降脂利湿药组成。制成袋泡茶剂，每天早晨起饮用。具有清热利湿，润肠通便功效。

③荷叶茶：每天用鲜荷叶50～100g（干品25g）煎汤代茶，连服3个月，体重可显著降低。适用于脾虚湿阻肥胖者。

④鲜萝卜汁：白萝卜3个，洗净切块绞取汁液，每次20～50mL，每日2次。可下气消痰去积。

⑤黄芪冬瓜粥：炙黄芪30g，新鲜冬瓜100g，大米100g。洗净黄芪切片，加水煎取药汁2次，后与大米、冬瓜块（连皮）入锅，武火烧沸，后文火熬成。每日1次，常食。具有补气健脾渗湿的作用，适用于"多食而肥"者。

⑥荷叶苡仁粥：鲜荷叶1张，生山楂、生薏苡仁、橘皮各15g。置砂锅加水煮沸，取汁，加入大米同煮成粥服用，连续服用百日之后即可见效。功能健脾胃，化湿浊，适用于"多食而肥"者。

⑦薏米杏仁粥：薏米30g，杏仁10g，冰糖少许。加水成粥服食，常食。有健脾渗湿，宣肺降气祛痰的作用。

⑧参芪鸡丝冬瓜汤：鸡脯肉200g，党参、黄芪各10g，冬瓜200g，盐、味精适量。鸡脯肉切丝，参、芪洗净切片，冬瓜皮洗净切片，加水500mL，入盐、味精少许，煮熟至冬瓜烂即成。常食可补脾益气，渗湿减肥，适用于"食少而肥"者。

第三节　甲状腺功能亢进症

甲状腺功能亢进症，简称甲亢，指甲状腺呈现高功能状态，产生和释放过多的甲状腺激素所致的一组疾病，其共同特征为甲状腺激素分泌增加而导致的高代谢和交感神经系统的兴奋性增加，病因不同者各有其不同的临床表现。毒性弥漫性甲状腺肿（toxic diffuse goiter）又称 Graves 病（Gravesdisease），或称为 Basedow 病或 Parry 病，是甲状腺功能亢进的主要原因，也是一种自身免疫病，临床表现为累及包括甲状腺在内的多系统的综合征，包括：高代谢综合征、弥漫性甲状腺肿、突眼征、特征性皮损和甲状腺肢端病，由于多数患者同时有高代谢症和甲状腺肿大，故称为"毒性弥漫性甲状腺肿"。毒性甲状腺腺瘤（toxic adenoma）和毒性多结节性甲状腺肿（toxic multinodular goiter）是甲状腺激素水平增高的较少见的原因。以下主要论述 Graves 病。

甲亢归属"瘿病"范畴，"瘿"在《诸病源候论》中已明确指出是指颈前方出现状如樱核的肿物，是指甲状腺肿大，根据历代中医对瘿病的分类，其中忧瘿、气瘿更酷似伴甲亢病症的甲状腺肿大。

一、病因病理

甲亢属"瘿病"的范畴。瘿病是由于情志内伤、饮食及水土失宜等因素引起的，气滞、痰凝、血瘀壅结颈前为基本病机，以颈前喉结两旁结块肿大为主要临床特征的一类疾病。

瘿病的发生与情志内伤、体质因素、饮食及水土失宜有关。

（一）情志失调

长期忧思郁怒，可使气机郁滞，肝失疏泄，则津液循行失常，凝结而生痰，气郁痰结，壅于颈前，则形成瘿气，且其消长与情志变化有关。

（二）体质因素

先天禀赋不足，天癸虚弱，于妇女则对经、带、胎、产、乳等生理产生影响，而致肝血暗耗，冲任亏虚，阴精不足，津液失养。遇情志不遂，则气郁痰结而病。久则更伤肝阴，郁而化火。故较男性而言，女性更易患瘿病。

（三）饮食及水土失宜

饮食失调，或居住在高山地区，水土失宜，一则影响脾胃的功能，使脾失健运，不能运化水湿；二则影响气血的运行，痰气郁结颈前则发为瘿病。在古代瘿病的分类名称中有泥瘿、土瘿之名。

因情志抑郁或突遭剧烈的精神创伤，均可导致肝之疏泄功能异常，木失条达之性，则肝气内迫，郁结不化，气机郁滞，津液不行，凝聚成痰。痰气交阻于颈，遂成瘿肿，而成气郁痰阻之证。痰气郁结日久，凝结于眼部而致目突，恚怒又久而不解，遂化火冲逆，而呈肝火旺盛之象。其肝火炎于上则见急躁易怒，面部烘热，口苦目赤，眼瞳如怒视状；上扰心肺，心阴被扰，心神不宁，而见心悸失眠；肺卫失固，火蒸津液，汗多外泄；横犯中州，胃阴被耗，水津内乏，口渴引饮，阴伤则热，消谷善饥，多食而瘦。肝火既旺，又易伤阴，肝阴不足，久必及肾，肝肾阴虚，水不涵木而致筋脉失养，肢软无力，麻木颤抖，阴虚肝旺之证遂成。素体阴虚者，尤多恚怒郁闷之情，遇有气郁，更易化火。病久，一则壮火食气，二则阴损及阳，而至气阴两伤，脾阳受损，健运失司，因而纳谷不化，大便溏薄。阳虚既成，一则水失健运，滋生痰湿，二则气虚，无力推动血行，致使血液阻滞，而成瘀血、痰湿。瘀血上逆于颈，甲状腺肿大益甚，可有结块、硬肿；上凝于眼，突眼更著。由此在甲亢症状业已控制、甲状腺功能恢复正常时，有时仍可见有突眼症，而成难治之症。

总之，本病初起多实，以肝郁、痰凝为主，继之郁而化火，肝火旺盛，内炽伤阴，阴虚又复阳亢，阴虚、阳亢互为因果，成为甲亢主见之证候。久则气阴两耗，已由实转虚。主病在肝，而又涉及心、脾、胃、肾诸脏腑。目为肝窍，故目睛之症尤为突出，其理自明。

二、诊断

多起病缓慢，在表现典型时，可根据高代谢综合征、甲状腺肿和突眼征三方面的表现诊断，轻症患者或年老和儿童病例的临床表现常不典型，须借实验室检查以明确诊断。

（一）临床表现

典型病例常有下列表现。

1. 神经系统　患者易激动、精神过敏，伸舌和伸手时可见细震颤，多言，多动，失眠紧张，思想不集中，焦虑烦躁，多疑等。有时出现幻觉，甚至呈狂躁症，但也有寡言、抑郁不欢者。腱反射活跃，反射时间缩短。

2. 高代谢综合征 患者怕热、多汗，皮肤、手掌、面、颈、腋下皮肤红润多汗。常有低热，发生危象时可出现高热，患者常有心动过速、心悸，胃纳明显亢进，但体重下降，疲乏无力。

3. 甲状腺肿 多数患者以甲状腺肿大为主诉，呈弥漫性对称性肿大、质软，吞咽时上下移动。少数患者的甲状腺肿大不对称或肿大不明显。甲状腺弥漫对称性肿大伴杂音和震颤为本病一种特殊体征，在诊断上有重要意义，但应注意与静脉音和颈动脉杂音相鉴别。

4. 眼征 本病有非浸润性突眼和浸润性突眼 2 种特殊的眼征。

（1）非浸润性突眼：又称良性突眼，占大多数。一般为对称性，有时一侧突眼先于另一侧。眼征有以下几种：①眼裂增宽（Darymple 征），少瞬和凝视（Stellwag 征）；②眼球内侧聚合不能或欠佳（Mobius 征）；③眼向下看时，上眼睑挛缩，在眼下视时不能跟随眼球下落（vonGraefe 征）；④眼上视时，额部皮肤不能皱起（Joffroy 征）。

（2）浸润性突眼：又称"内分泌性突眼""眼肌麻痹性突眼症"或"恶性突眼"，较少见，病情较严重。

5. 心血管系统 可有心悸、气促，稍事活动即可明显加剧。重症者常有心律不齐、心脏扩大、心力衰竭等严重表现。

6. 消化系统 食欲亢进，体重却明显下降，两者伴随常提示本病或同时有糖尿病的可能。

另外还可出现紫癜、贫血、肌肉软弱无力、月经减少甚至闭经、男性多有阳痿等。

高代谢综合征、交感神经系统兴奋性增高、特征性眼征与特征性甲状腺肿大具有诊断价值。

（二）甲状腺功能试验

表现不典型的疑似患者，可按下列次序选作各种检测：①血清总甲状腺素（TT_4）；②血总三碘甲状腺原氨酸（TT_3）；③血清反 T_3（rT_3）；④游离 T_4（FT_4）和游离 T_3（FT_3）；⑤血清超敏促甲状腺激素（S-TSH），甲亢患者的 TT_4、TT_3、rT_3、FT_4、FT_3 均可升高，S-TSH 降低；⑥甲状腺摄 ^{131}I 率升高；⑦T_3 抑制试验（甲亢患者不受抑制）；⑧促甲状腺激素释放激素（TRH）兴奋试验（甲亢患者无反应）；⑨甲状腺刺激球蛋白（TSI）阳性；⑩抗甲状腺球蛋白抗体（TgAb）和抗甲状腺过氧化物酶抗体（TPOAb）阳性；⑪超声检查：采用彩色多普勒超声检查，可见患者甲状腺腺体呈弥漫性或局灶性回声减低，在回声减低处，血流信号明显增加，CDFI 呈"火海征"。甲状腺上动脉和腺体内动脉流速明显加快，阻力减低。

三、鉴别诊断

单纯性甲状腺肿除甲状腺肿大外，并无上述症状和体征。虽然有时 ^{131}I 摄取率增高，T_3 抑制试验大多显示可抑制性，血清 T_3、rT_3 正常；与神经症相鉴别；自主性高功能性甲状腺结节：扫捕时放射性集中于结节处，而结节外放射性降低。经 TSH 刺激后重复扫描，可见结节外放射性较前增高。

其他：结核病和风湿病常有低热、多汗、心动过速等。以腹泻为主要表现者常被误诊为慢性结肠炎。老年甲亢的表现多不典型，常有淡漠、厌食、明显消瘦，容易被误诊为癌症。单侧浸润性突眼症需与眶内和颅底肿瘤鉴别。甲亢伴有肌病者，需与家族性周期性瘫痪和重症肌无力鉴别。

四、并发症

甲状腺危象又称甲亢危象，为甲亢患者可危及生命的严重表现，通常见于严重的甲状腺功能亢进者在并发其他疾病时，如感染、败血症、精神应激和重大手术时，严重的甲亢同时并发其他疾病与甲状腺危象之间很难截然区分，因此严重甲亢同时并发感染、败血症等其他疾病的患者如不能区分是否是甲状腺危象，应按甲状腺危象处理。

五、临证要点

素体阴虚，疏泄失常，气郁化火，津烁痰结，伤阴耗气为瘿病的基本病理。本病常由于忧郁恼怒引起，在中医辨证中，主病在肝。在病机演变过程中呈肝郁→肝火→肝阴不足之势，其中尤以肝火（包括阴虚火旺）为其代谢亢盛的主要表现。养阴清热，解郁化痰是治疗本病的基本原则。

本病的中医治疗可分 3 个阶段。瘿气初起，年轻、体质尚好者，常以气郁痰凝为主，病位以肝为主，治以解郁化痰。病情进展，气郁化火，常累及心、肝、胃 3 个脏腑，心火旺则心悸不宁，神情欠安；肝火旺则急躁易怒，手舌震颤；胃火旺则多食善饥，形体消瘦。治疗时宜阴虚者滋阴降火，实火者清热泻火。病愈久则阴虚愈明显，或可伤阴耗气，出现气阴两虚的证候，累及心、脾、肝、肾。心气阴两虚者，可见心神不宁、怔忡、失眠、虚烦潮热等；脾气阴两虚者，可见饥不欲食、渴不欲饮、腹胀脘闷、大便溏薄等；肝肾气阴两虚者，可见头晕耳鸣、腰酸齿摇、肢颤手抖等症。故治疗时应酌情加入养阴生津益气之品，以扶正气。病久入络，需配伍活血化瘀通络之药。晚期阴损及阳而致阴阳两虚，精血亏损，并发症加剧，甚至致死致残，此时治疗应以调补阴阳，补肾活血为主。

本病病程漫长，病情复杂，在整个病变过程中除上述基本病机外，常兼夹气滞、痰热、湿热、热毒、水湿潴留、瘀血阻滞等证候，治以理气、化痰、清热、利湿、活血等治法，以提高疗效。

六、辨证施治

（一）气郁痰凝

主症：颈前正中肿大，质软不痛，颈部觉胀，胸闷，喜太息，或兼胸胁窜痛，病情的波动与情志因素有关。苔薄白，脉弦。

治法：理气解郁，化痰消瘿。

方药：四海舒郁丸加减。

青木香 15g，陈皮 15g，昆布 30g，海藻 30g，海蛤壳 15g，柴胡 15g，郁金 15g，香附 15g，夏枯草 20g。

方中青木香、陈皮疏肝理气；昆布、海藻、海蛤壳化痰软坚，消瘿散结；柴胡、郁金、香附疏肝理气；夏枯草散郁结，化痰凝。咽颈不适者可加桔梗、牛蒡子、木蝴蝶、射干利咽消肿。王立琴采用疏肝行气、祛痰散结的治法，方药用柴胡、黄芩、赤芍、连翘、浙贝母、半枝莲、夏枯草、生牡蛎等治疗甲亢，效果显著。

（二）肝火亢盛

主症：颈前轻度或中度肿大，一般柔软、光滑，烦热，容易出汗，性情急躁易怒，眼球突出，手指颤抖，面部烘热，口苦。舌质红，舌苔薄黄，脉弦数。

治法：清泻肝火，散结消瘿。

方药：龙胆泻肝汤合消瘿丸加减。

龙胆草 10g，栀子 15g，黄芩 12g，柴胡 15g，丹皮 12g，生地 15g，当归 15g，夏枯草 12g，牡蛎 30g。

方中龙胆草泻肝火；黄芩、栀子清火泄热以助龙胆草之力；柴胡疏肝清热；丹皮清热凉血；生地、当归滋养阴血，使驱邪而不伤正；夏枯草、牡蛎清肝火，软坚散结。心火旺盛，心悸频作，夜眠不安者，可加黄连、莲心清心火；胃热内盛，多食易饥者，加生石膏、知母清泄胃热。许芝银认为甲亢进展期虽肝胃火旺，实由心火亢盛所致，若只清肝胃之火，心火难于速去，症难控制且易复发；故应重用黄连配以黄芩、夏枯草、生石膏使心、肝、胃火皆平，则疗效巩固。

（三）阴虚火旺

主症：形体消瘦，目干睛突，面部烘热，咽干口苦，烦躁易怒，心悸气短，恶热多汗，多食善饥，舌颤手抖，寐少梦多，小便短赤，大便干结。舌质红绛，舌苔薄黄，或苔少舌裂，脉弦细数。

治法：滋阴降火。

方药：当归六黄汤合天王补心丹化裁。

生地 15g，玄参 15g，麦冬 15g，天冬 15g，黄芩 8g，黄连 4g，夏枯草 30g，鳖甲 20g，当归 15g，白芍 20g，枸杞 15g，香附 12g。

甲亢阴虚主要累及心、肝、肾。方中生地、玄参、麦冬、天冬养阴清热；火旺甚者用夏枯草、黄芩、黄连清之，则心、肝、肾、胃之虚火并除；鳖甲滋阴潜阳，软坚散结；以当归、白芍、枸杞滋肝阴，香附疏肝理气，既补肝体又助肝用，恢复肝的"体阴而用阳"的功能。甲亢的阴虚火旺证或偏于肝旺，或偏于阴虚；或兼有气滞，或兼有痰凝。需随症加减，方可获良效。于世家对阴虚火旺型的甲亢治以滋阴降火为主，兼以镇静安神，常选知母、黄柏、女贞子、菟丝子、枸杞、山茱萸、黄精及丹参。

（四）气阴两虚

主症：心悸不宁，心烦少寐，易出汗，手指颤动，咽干，目眩，倦怠乏力，大便溏薄。舌质红，舌体颤动，脉弦细数。

治法：益气养阴。

方药：生脉散合牡蛎散化裁。

人参 10g，麦冬 15g，五味子 15g，牡蛎 20g，白术 12g，黄芪 30g，白芍 12g，生地 15g，何首乌 20g，香附 12g，陈皮 5g。

方中人参甘温，益气生津，又可宁心益智；麦冬入心胃经，可清热养阴；五味子生津敛汗滋肾，宁心安神；牡蛎敛阴潜阳，固涩止汗；白术健脾益气；黄芪益气实卫，固表止汗；白芍、生地、何首乌同用滋养肝肾阴精；陈皮理气健脾；香附疏肝理气，使诸药补而不滞。虚风内动，手指及舌体颤动者，加钩藤、白蒺藜、白芍平肝息风；脾虚便溏者，加白术、薏苡仁、怀山药、麦芽健运脾胃。

七、西医治疗

（一）药物治疗

1. 抗甲状腺药物（ATD）治疗

（1）适应证：ATD 治疗是甲亢的基础治疗，适用于轻中度甲状腺肿大，或孕妇、20 岁以下的青少年以及儿童患者、甲状腺次全切除后复发又不适合放射性治疗的患者，或由于其他严重疾病不适宜手术者，也用于放射性 ^{131}I 治疗前后的辅助治疗和手术前准备。

（2）剂量和疗程：常用的 ATD 分为硫脲类和咪唑类 2 类，普遍使用丙硫氧嘧啶（PTU）和甲巯咪唑（MMI）。药物的选择在权衡 2 种药物的特点之后做出，一般 T_3 增高明显的重症患者和妊娠妇女选择丙硫氧嘧啶；轻中度症状的甲亢患者选用甲巯咪唑。

初始期：丙硫氧嘧啶的初始剂量为 300 ～ 400mg，常分 3 次服用；甲巯咪唑为 30 ～ 40mg，可以单次或分 2 ～ 3 次服用。一般在服药 2 ～ 3 周后，患者的心悸、烦躁、乏力等症状可以有所缓解，4 ～ 6 周后代谢状态可恢复正常，此为用药的"初始阶段"。

减量期：当患者症状显著减轻，高代谢症状消失，体重增加，T_4 和 T_3 接近正常时可根据病情逐渐减少药物用量。在减量过程中，每 2 ～ 4 周随访 1 次，每次减少甲巯咪唑 5mg 或丙硫氧嘧啶 50mg，不宜减量过快。剂量的递减应根据症状、体征以及实验室检查的结果及时做出相应的调整，需 2 ～ 3 个月。如果减量后症状和 T_3、T_4 有所反跳，则需重新增加剂量并维持一段时间。

维持期：很多患者只需要治疗剂量的 1/3 或更少就能维持正常的甲状腺功能。也可以在使用 ATD 的同时使用左甲状腺激素来维持正常的甲状腺功能（维持阶段），为期 1 ～ 2 年，个别患者需要延长维持治疗疗程。

（3）药物不良反应：常见于用药后的 3 ～ 6 个月内，主要有粒细胞减少、药疹、药物性肝炎等。

2. β 受体阻滞剂　β 受体阻滞剂作为辅助治疗的药物或应用于术前准备，尤其是应用在较严重的甲亢或心悸等症状较重的患者中。

3. 糖皮质激素和碘化物　糖皮质激素和碘化物常用于甲亢危象的治疗。

（二）手术治疗

甲状腺次全切手术是切除了患者的部分甲状腺，适用于中、重度甲亢，长期服药无效者或多结节性甲状腺肿伴甲亢。主要并发症为术后出血、喉返神经受损、甲状旁腺的损伤或切除、甲状腺功能减退。

禁忌证：伴严重 Graves 眼病，并发严重心、肝、肾疾病，不能耐受手术，妊娠妇女尤其是妊娠中晚期妇女和曾进行过甲状腺手术者。

（三）放射碘治疗

放射性[131]I治疗在不少国家已作为Craves病的首选治疗，治疗机制是甲状腺摄取[131]I后释放出 β 射线，破坏甲状腺组织细胞。

适应证：50岁以上易发生房颤的患者为首选治疗；反复复发的甲亢或长期治疗无效者，除非有手术治疗的强烈适应证，应该选用放射性[131]I治疗；手术治疗后复发者；不适合药物治疗和手术治疗者。治疗甲亢后的远期并发症中最常见的是甲状腺功能减退，是否选择[131]I治疗主要是权衡甲亢和甲减（甲状腺功能减低，简称甲减）后果的利弊关系。妊娠和哺乳期妇女、严重突眼的患者、青少年、甲亢病情严重者禁忌使用。

八、饮食调护

在高代谢状态未控制前，宜进食如黄豆、蛋黄等高热量、高蛋白、高维生素的饮食，忌食含碘多的食品。保证足够饮水，每天饮水3 000mL以上，忌浓茶、咖啡等。

扫码领取
• 中医理论
• 养生方法
• 健康自测
• 书单推荐

第六章

● ● ●

儿科病证

第一节 蛋白质－能量营养不良

一、概述

蛋白质－能量营养不良是由于缺乏能量和（或）蛋白质所致的一种以体重减轻，皮下脂肪减少，皮下水肿，伴各种器官功能紊乱为主要表现的一种营养缺乏症。中医属"疳证"范畴。

二、中医病因病机

（1）喂养不当：饮食不节，喂养不当，是发生疳症的主要原因，小儿脾常不足，过食肥甘厚味、生冷瓜果之品，或乳食不节，饥饱无度，即可发生伤乳、伤食、导致胃不收纳，脾失健运，发为乳食积滞，积久不消气液亏耗，形体日见消瘦即转化为疳。

（2）疾病影响：小儿久吐久泻，反复感冒，各种虫积及慢性消耗性疾病，各种严重疾病及慢性多脏器功能障碍等均影响脾胃功能，导致气血亏虚，津液耗伤，形成疳症。

（3）禀赋不足：小儿先天禀赋不足，或早产，或多胎，或孕期久病，则元气亏虚，脾胃功能薄弱，气血生化不足，极易形成疳症。

（4）本病病初为疳气阶段，肌肤失荣不着：重症阶段为疳疾、疳积，因脾胃虚弱，气血津液生化乏源，诸脏失于濡养，脏腑功能渐次受累，则出现兼症；如脾病及肝，则肝阴不足，不能上承于目，则视物模糊，夜盲目翳，谓之眼疳；脾病及心，心开窍于舌，心火上炎，则口舌生疮，谓之口疳；脾病及肺，卫外不固，易感受外邪而咳喘，为"肺疳"；脾病及肾，肾精不足，骨失所养久之骨骼畸形，为"骨疳"；脾肾阳虚，气不化水，水湿泛溢肌肤则出现"疳肿胀"。若脾不统血，血不归经溢出脉外则见皮肤瘀点、瘀斑等出血症。重者，脾气衰败，元气耗伤，直至阴竭阳脱而死亡。

三、诊断要点

1. 临床表现　最初表现为体重不增或减轻，皮下脂肪减少，逐渐消瘦，体格生长缓慢，甚至停顿；重度营养不良时皮下脂肪消失殆尽，皮包骨样，面如老人，体温低，智力和体力均落后，消化和吸收功能低下，常发生呕吐、腹泻；可发生营养不良性水肿，多数自下肢开始，呈凹陷性，渐及会阴部、腹部、上肢、面部，严重者全身水肿；头发干枯、细脆、色灰黄、易折断；指甲变薄易断；循环不良，血压低，心率慢，四肢凉，心电图呈低电压，T波可低平。

2. 辅助检查

（1）早期蛋白质摄入不足时，可出现血尿素氮下降。

（2）当营养不良发展到一定阶段时，可有血清前白蛋白、运铁蛋白与游离氨基酸，尤其是必需氨基酸首先下降，继而血清白蛋白降低，最后血清总蛋白下降。

（3）机体动用脂肪储备以供热能时，常可出现血清三酰甘油、游离脂肪酸上升。当体脂耗尽时，则二者均下降，胆固醇也降低。

（4）中、重度营养不良造成组织损伤时，由于肌肉萎缩可使尿肌酸、肌酐降低；胶原变质引起羟脯氨酸下降；血清酶如淀粉酶、转氨酶、胆碱酯酶、碱性磷酸酶均可下降。

（5）伴有维生素及微量元素缺乏时，尿及血液中维生素A、维生素B、维生素C含量均可下降，血清铁、锌、铜水平低于正常。

具备病史和临床表现即可确诊和分度。

四、中医诊治要点

（一）辨证论治

（1）疳气证

主症：形体略消瘦，面色不荣，毛发稀疏，食欲不振，大便干稀不调，精神较差，舌苔薄腻。

治法：和胃运脾。

方药：资生健脾丸加减。白术、薏仁、人参、桔梗、山楂、神曲、山药、麦芽、枳实、茯苓、黄连、白蔻仁、泽泻、枳壳、藿香、炙甘草、莲子肉、扁豆。腹胀者去人参、山药、白术，加苍术、厚朴、枳实；便溏者加炮姜，煨肉蔻；便秘者加火麻仁、牵牛子；性急躁者加钩藤、白蒺藜。

（2）疳积证

主症：消瘦较明显，面色萎黄，毛发稀疏易落，神萎或烦躁，腹壁青筋显露，舌质淡，苔黄腻。

治法：健脾消积。

方药：肥儿丸加减。人参、茯苓、白术、黄连、胡黄连、使君子、神曲、麦芽、芦荟、甘草、炒山楂。腹胀明显者加大腹皮、枳实、木香；烦躁者加钩藤、牡蛎、栀子；胁下痞块者加丹参、郁金、赤芍。

（3）干疳证

主症：全身极度消瘦，皮肤干枯有皱纹，精神萎靡，啼声无力，毛发枯萎，腹凹如舟，苔少，舌质红或淡，脉细软。

治法：补益气血。

方药：八珍汤加减。人参、茯苓、白术、炙甘草、当归、熟地、白芍、川芎。四肢欠温，大便稀溏者去当归、熟地，加肉桂、炮姜、巴戟天；唇口干裂，舌红少苔者加石斛、西洋参、乌梅；面色苍白，脉微欲脱者急施独参汤或参附龙牡救逆汤。

（二）针灸疗法

1. 针刺疗法

取穴：中脘、足三里、公孙、四缝。

辨证选穴：

（1）积滞伤脾：下脘、璇玑、腹结。

（2）脾胃虚弱：关元、脾俞、胃俞、章门。

（3）感染虫积：百虫窝、天枢。

方法：婴儿可单刺不留针，隔日1次，5次为1疗程，四缝穴用三棱针点刺0.5～1分，以挤出黄色组织液为度，刺后以消毒棉拭干。

2. 点刺双四缝穴。

3. 灸法

（1）灸尾闾骨上三寸陷中，三壮。

（2）灸章门穴。

4. 皮肤针疗法

叩刺华佗夹脊穴（第七胸椎–第五腰椎），足太阳膀胱经背部双侧第一侧线，点刺脾俞、胃俞、三焦俞、气海俞、足三里、四缝穴，每次 10 ~ 20 分钟，隔日 1 次 10 次为 1 疗程。

5. 穴位埋线疗法

在长强穴上 2 寸皮肤处用丝线缝合 1 针，打结后敷上消毒纱布。

6. 割治疗法

（1）取鱼际部位，纵切口 0.4cm，取出脂肪少许，然后无菌包扎。

（2）取手掌近中指部位，纵切口 0.2 ~ 3cm，深达皮下，切开后溢出少许皮下组织，然后无菌包扎。

第二节　维生素 D 缺乏性佝偻病

一、概述

维生素 D 缺乏性佝偻病是由于儿童体内维生素 D 不足致使钙、磷代谢失常的一种慢性营养性疾病。临床主要表现为多汗、夜惊、方颅、枕秃、哈氏沟、串珠肋等。中医属"鸡胸""龟背""解颅""五软""五迟"等范畴。

二、中医病因病机

（1）先天禀赋不足：如母体虚弱、多病，早产、多胎等因素导致胎元失养，出生后脾肾内亏，气血虚弱。

（2）喂养不当：不良饮食习惯或食品质量不能满足生长发育需要，导致脾后天不足，气血虚弱，脏腑失养。

（3）日照不足：体虚多病等后天调护失宜。

（4）本病病因为脾肾两虚：常累及心肝肺，肾主骨生髓，肾不足则髓不充，骨失所养，则出现颅骨软化、齿迟、骨骼畸形等，脾为气血生化之源，脾失健运，水谷精微输布无权，久之脏腑失于濡养，如肺气不足则多汗；心气不足则心神不安；脾虚肝失所制，则肝木亢盛，则出现夜惊、烦躁。

三、诊断要点

1. 临床表现

（1）佝偻病的神经系统症状：有多汗、夜惊和烦躁不安等，多与周围环境条件无关，一般常见于小婴儿。

（2）以骨骼改变为主：3 ~ 6 个月可出现颅骨软化；前囟门增大；6 个月开始出现漏斗胸或鸡胸，哈氏沟及肋骨串珠；8 ~ 9 个月出现方颅；行走后可发生"O"形腿和（或）"X"形腿，囟门闭合晚、出牙晚、枕秃，重度佝偻病小儿可有全身肌肉松弛、动作发育迟缓、表情淡漠。

2. 辅助检查

（1）X 线摄片，腕部改变，活动性佝偻病患儿尺桡骨远程边角突出，呈杯口状，临时钙化带模糊或消失，骨小梁结构紊乱、模糊，骨皮质疏松。

（2）血生化改变以血清中 $25-(OH)D_3$ 和 $1, 25-(OH)_2D_3$ 浓度最敏感，发病初期即明显降低，血磷降低，血钙降低或正常，血及骨碱性磷酸酶均增高。

凡具备病因、临床表现均可高度怀疑本病；除外其他原因所致佝偻病即可临床诊断；加辅助检查即可确诊。

四、鉴别诊断

（1）软骨营养不良：该病患儿头大、前额突出、胸部串珠等与佝偻病相似，但四肢及手指短粗，五指齐平，腰椎前突，骨 X 线平片与佝偻病截然不同。

（2）肾性佝偻病、维生素 D 依赖性佝偻病、远程肾小管酸中毒、低磷性抗维生素 D 佝偻病等均应通过检查血清钙磷、碱性磷酸酶、25-（OH）D$_3$，1，25-（OH）$_2$D$_3$ 进行鉴别。

五、中医诊治要点

（一）辨证论治

（1）肺脾气虚型

主症：多见于 6 个月以内的婴儿，常烦躁不安，睡中易惊，汗多，哺乳或入睡时汗更多，因汗液浸渍枕部致痒，摩擦而脱发，头颅骨软，囟门宽大，面色无华，肌肉松弛，唇舌色淡，舌苔多白，指纹淡红，脉无力。

治法：补肾健脾，益气养血。

方药：人参五味子汤加减。人参、白术、茯苓、五味子、麦冬、炙甘草、生姜、大枣。多汗者加浮小麦、煅牡蛎；夜惊不安者加酸枣仁、钩藤；体虚易感者加玉屏风散。

（2）脾虚肝旺型

主症：多汗发稀，乏力纳呆，面色少华，烦躁夜啼，舌苔薄白，脉软无力。

治法：培土抑木、镇惊安神。

方药：益脾镇惊散加减。人参、白术、茯苓、钩藤、朱砂、灯芯草。汗多者加生黄芪、浮小麦；夜啼者加通草、竹叶。

（3）肝肾不足

主症：筋骨痿弱，发育迟缓，坐、站、行走、生齿等明显迟于正常同龄小儿，平素活动少，容易疲倦，喜卧，面色不华，全身无力，舌质淡，舌苔薄白。

治法：补肾养肝。

方药：补肾六味地黄丸。山茱萸、熟地黄、山药、茯苓、栀子、泽泻、牛膝、鹿茸。汗多加煅龙骨、煅牡蛎；乏力加炙黄芪、人参；夜啼加茯神、酸枣仁。

（二）针灸疗法

针刺疗法：

取穴：关元、气海、足三里。

方法：补法，针后加灸。

第三节　维生素 D 缺乏性手足搐搦症

一、概述

维生素 D 缺乏性手足搐搦症多见于 6 个月以下小婴儿，是由于维生素 D 缺乏以至血清游离钙降低，神经肌肉兴奋性增高，引起局部或全身肌肉的抽搐的一种营养障碍性疾病。中医属"惊风"范畴。

二、中医病因病机

该病病因机制与维生素 D 缺乏性佝偻病相同，概由先天禀赋不足，后天调护失宜所致，脾肾内亏，气血虚弱，筋脉失养则抽搐；若脾肾阳虚，阴寒内盛，不能温煦筋脉而致虚极生风证；若耗伤阴液，肝肾阴虚，水不涵木，而致虚风内动而抽搐。

三、诊断要点

（1）冬末春初发病率高。

（2）多见于人工喂养或母孕期有四肢麻木或肌肉抽搐史的患儿。

（3）婴幼儿突发无热惊厥，且反复发作，发作后神志清，活泼如常；无神经系统阳性体征，但可引发神经兴奋性体征（面神经征、腓反射、手痉挛征）和（或）佝偻病体征。

（4）婴儿有喉痉挛典型症状或幼儿有手足搐搦。

（5）血总钙低于 1.75 ~ 1.88mmol/L（7.0 ~ 7.5mg/dl）或钙离子低于 1.0mmol/L（4mg/dl）。

具备 1 ~ 4 即可高度怀疑本病；除外癫痫、高热惊厥等即可临床诊断；加（5）可确诊。

四、鉴别诊断

（1）低血糖症：该病常发生于清晨空腹时，有进食不足及吐泻史，发病时面色苍白抽搐，检查血糖低于 2.2mmol/L，血钙正常。

（2）低镁血症：该病多见于新生儿，或牛乳喂养的小婴儿，常并发低钙血症，可出现烦躁、惊跳、阵发性屏气，甚至惊厥，血清镁低于 0.58mmol/L 足以鉴别。

五、中医诊治要点

（一）辨证论治

（1）土虚木亢

主症：睡目露睛，时有抽搐，抽时神志不清，抽后精神疲惫，面色欠华或萎黄，时有腹泻，舌淡苔白，脉沉细。

治法：温运脾阳，扶土抑木。

方药：缓肝理脾汤加减。桂枝、煨姜、人参、茯苓、山药、扁豆、白芍、甘草、大枣等。抽搐加天麻、钩藤等；大便完谷不化者，去煨姜加炮姜、木香、补骨脂。

（2）脾肾阳衰

主症：精神萎靡，手足搐动，沉睡昏迷，面色白而灰滞，额汗涔涔，四肢厥冷，大便澄澈清冷，舌淡白，苔白滑无华，脉沉细。

治法：温补脾肾，回阳救逆。

方药：固真汤加减。附子、肉桂、人参、黄芪、白术、山药、茯苓、丁香、胡椒等。汗多加五味子、白芍；手足抽搐加龙骨、牡蛎。

（3）肝肾阴亏

主症：形容憔悴，精神萎靡，震颤抽搐，虚烦低热，手足心热、易出汗，大便干，舌光红绛少津，脉细数。

治法：育阴潜阳，滋水涵木。

方药：大定风珠加减。生地、麦冬、阿胶、鸡子黄、五味子、白芍、龟板、鳖甲、牡蛎等。筋脉拘急、屈伸不利者，加用鸡血藤、桑寄生。

（二）针灸疗法

（1）针刺法

取穴：内关、曲池、合谷、承山、太冲。牙关紧闭者，加下关、颊车。

治法：中刺激，不留针。

（2）灸法

取穴：大椎、脾俞、命门、关元、气海、百会、足三里，用于脾肾阳虚者。

治法：艾卷灸每穴 5 ~ 10 分钟。

（3）皮针疗法

取穴：百会、四神聪。

治法：常规针刺，不留针。

（三）推拿疗法

拿肩井、委中、承山、合谷等，强刺激；推脾土，运脾土，揉涌泉、足三里；推上三关等。

第四节　百日咳

一、概述

百日咳是一种因百日咳杆菌侵入呼吸道上皮细胞，并在纤毛丛中产生内毒素，导致纤毛运动障碍和细胞破坏的一种呼吸道传染病。临床上主要表现为逐渐加重的阵发性、痉挛性、咳后有鸡鸣样的咳嗽，病程较长，好发于冬春季节，多见于 5 岁以下婴幼儿，年龄愈小，病情大多愈重。近年来由于疫苗的广泛接种，本病发病常不典型，发病率、病死率亦明显降低。中医称"百日咳"，亦称为"顿咳""疫咳"或"鸬鹚咳"。

二、中医病因病机

（1）时疫之邪（风寒或风热）首伤肺卫，与伏痰搏结，阻遏气道，造成肺气上逆。

（2）病初，肺失清肃以卫表症状为主，继而郁而化火，痰火胶结，气逆更甚，即出现痉咳。

（3）除肺气上逆外，气逆犯胃则出现呕吐；气逆犯肝则两肋作痛；气逆化火伤络则目睛出血，痰中带血。

（4）病之极期，可导致邪热内陷，若痰热炽盛，闭阻于肺，则壮热咳喘，痰涌气急；若痰热内陷心肝，则昏迷抽搐。

三、诊断要点

1. 临床表现

（1）初咳期：从起病至痉咳，7～10 天，似伤风感冒，咳嗽，流涕，2～3 天热退后咳嗽加重，日轻夜重，检查肺部无阳性病理体征。

（2）痉咳期：持续 2～4 周或更长，出现典型症状，表现为阵发性、痉挛性咳嗽，咳嗽连续十几声至数十声，伴高音调鸡鸣样吸气性吼声，然后又是一次痉咳，直至咳出大量黏痰或把胃内容物吐出为止，同时伴面赤，流泪，唇发绀，眼圆睁，舌外伸，颈静脉怒张，躯体弯曲。每因情绪激动、进食等因素诱发。

新生儿或小婴儿无痉咳，常表现咳嗽 3～4 声后出现憋气，呼吸动作停止在呼气期，称之为喷嚏危象。

（3）恢复期：咳嗽减轻，从初期到恢复期整个过程可持续 1～3 个月。

（4）常并发肺炎、脑病、舌系带溃疡。

2. 辅助检查

（1）外周血：白细胞常升高，以淋巴细胞占优势。

（2）病原学检查：咽拭子培养或咳碟法培养可培养出百日咳杆菌。鼻咽分泌物免疫荧光检查可发现特异性荧光抗体，酶联免疫吸附试验可测定抗百日咳杆菌的 IgM 抗体、IgG 抗体、IgA 抗体。

具备流行病史及典型临床表现即应高度怀疑本病。应除外急性喉炎及支气管炎、气管内异物、百日咳样综合征（多由腺病毒感染），即应临床诊断，确诊还需病原学检查结果。

四、鉴别诊断

（1）百日咳综合征：由副百日咳杆菌、腺病毒或呼吸道合胞病毒、沙眼衣原体等感染引起者只能依靠病原体分离及血清学检查进行鉴别。

（2）肺门淋巴结核、胸腺肥大，可压迫支气管引起痉咳，只能依靠胸部 X 片进行鉴别。

（3）喉及支气管异物：要依靠仔细询问病史，胸部 X 片进行鉴别。

五、中医诊治要点

（一）辨证论治

（1）初咳期

主症：咳嗽初起，微热或体温正常，流涕，咳嗽逐渐加重，苔薄白。

治法：宣肺化痰。

方药：止嗽散加减：桔梗、紫菀、荆芥、百部、陈皮、杏仁、桑叶、乌梅，每日1剂，水煎服。

（2）痉咳期

主症：反复阵发性痉挛性咳嗽，入夜尤甚，痰多而黏，常伴呕吐，舌红，苔黄，脉滑数。

治法：清热泻火，止咳化痰。

方药：桑白皮、炙百部、杏仁、黄芩、黄连、葶苈子、川贝粉（冲服）。寒阻肺气予金沸草散加减：金沸草、前胡、细辛、半夏、荆芥、甘草、麻黄、杏仁，水煎服。

（3）恢复期

主症：阵咳次数减轻，痰稀而少，纳呆，脉细弱。

治法：养阴润肺，益气健脾。

方药：生脉散加减：人参、麦冬、五味子、川贝、茯苓、百部、橘皮、甘草。亦可用补肺汤加减：人参、黄芪、熟地、五味子、紫菀、桑白皮，水煎服。

（二）针灸疗法

（1）针刺疗法

取穴：四缝、内关、合谷、列缺。

随证选穴：初咳期：风门、丰隆；痉咳期：大椎、身柱、尺泽；恢复期：肺俞、脾俞、太渊、足三里。

方法：先用三棱针点刺四缝，挤出组织液少许，再中强刺激内关、合谷，可留针，亦可不留，效果不佳时再加配用穴每日1次。

（2）拔罐疗法：在颈背部及风门、肺俞等处拔火罐，每日或隔日1次。

（3）耳针疗法

取穴：支气管、肺、平喘、神门、交感。

方法：每日取2~3穴，两耳交替，中等刺激，每日1次。

（4）皮肤针疗法

取穴：风门、二间、肺俞、丰隆、中脘、尺泽、胸1~4夹脊，另可再取足三里、气海、天突、身柱。

方法：中等刺激每日1次

（5）水针疗法

取穴：定喘穴（大椎旁开5分）。

方法：每日选一侧穴位，每日或隔日1次，每次注射氯霉素0.1~0.2ml。

（6）刮痧疗法

头颈部：全息穴区——额中带，额旁带（双侧），奇穴——双侧百劳。

背部：督脉——大椎至身柱，膀胱经——双风门至肺俞。

胸部：任脉——天突至膻中，前胸由内向外刮，肺经——双侧中府。

上肢：肺经——双尺泽至太渊，大肠经——双合谷。

下肢：胃经——双丰隆，肝经——双蠡沟。

六、预后

本病预后与发病年龄、免疫状况及有无并发症有关。婴儿尤其是小于3个月的小婴儿病情较重，常可危及生命，病死率可达40%。并发脑病及支气管肺炎者预后较差。近年来由于诊断和治疗的改善，我国百日咳病死率已下降至0.5%左右。

第五节　幼儿急疹

一、概述

幼儿急疹（又称婴儿玫瑰疹）是由人类疱疹病毒 6 型、7 型经飞沫传播的发疹、发热型传染病。临床主要表现为持续高热 3 ～ 5 日，热退疹出。中医属"温病"范畴，中医古籍中又称"奶麻"。

二、中医病因病机

（1）外因为感受时疫之邪，内因责之于正气不足。

（2）时疫之邪从口鼻而入，侵犯肺卫，邪正交争则高热；由肺及脾，蕴于肌腠，外发于皮肤，则见皮疹。

三、诊断要点

1. 临床表现

（1）无症状的成人患者及急性期婴儿是本病传染源，潜伏期 7 ～ 14 日。

（2）突然起病，高热 39℃以上，持续 3 ～ 5 日，继而骤降，热退 9 ～ 12 小时内出疹。

（3）疹为红色斑疹或丘疹，主要分布于躯干、颈及上肢，疹间皮肤正常，数小时内开始消退，2 ～ 3 日内消失，无色素沉着及脱屑。

（4）发热时可伴惊厥，偶有前囟膨隆，咽峡部可有充血。

2. 辅助检查

（1）间接荧光法：检测特异性抗体急性期阴性，恢复期阳性，且效价升高 4 倍以上。

（2）血常规：经常病初第一日外周血白细胞增高，且中性粒细胞占优势，第二日后明显下降，淋巴细胞相对增高。

具备上述临床热退疹出特点，加上年龄特点即可临床诊断。不典型者可做特异性抗体检测，以确诊。

四、鉴别诊断

（1）麻疹有口腔黏膜斑，疹退后有色素沉着；风疹发热 1 天后即可出现皮疹；二者均无热退疹出的特点。

（2）药物疹：临床多见于用磺胺药或氨苄西林等药物引起，出现皮疹，发热不高或无发热。一般可根据服药史，或停药后皮疹即消退等帮助鉴别。

五、中医诊治要点

（1）热蕴肺胃证

证候：突然发热，常伴咳嗽目赤，纳呆呕吐，或有烦躁，惊厥，咽微红肿，小便黄，舌偏红，苔黄，脉浮数。

治法：疏风解表，清肺泄热。

方药：银翘散加减：银花、连翘、竹叶、牛蒡子、菊花、黄芩、芦根、薄荷、甘草。

加减：高热汗闭加荆芥、防风；呕吐较剧加藿香、竹茹；咽部红肿，颈及耳后淋巴结肿大者加大青叶、板蓝根、蒲公英；伴惊厥者加钩藤、僵蚕，蝉蜕。

（2）热透肌肤证

证候：热退，全身皮肤出现玫瑰红色小丘疹，可融合成片，出疹 1 ～ 2 天消退，舌偏红，苔黄，脉细数。

治法：清热解毒，凉血养阴。

方药：化斑解毒汤加减：银花、连翘、丹皮、赤芍、生地、玄参、竹叶、大青叶、甘草、芦根。

加减：大便干结者加火麻仁、蜂蜜；口渴明显者加天花粉。

六、预防

（1）流行期间，勿带婴儿去公共场所。

（2）隔离患儿至出疹后 5 天。若为可疑者，应隔离观察 7～10 天。

第六节　感冒

小儿感冒是感受外邪引起的肺系疾病，以发热、恶寒、鼻塞流涕、咳嗽为特征。一年四季均可发生，尤以冬春季节和气候多变时发病率高。任何年龄皆可患病，但年幼和体质虚弱的小儿容易发病。本病有轻重不同，轻者称伤风，重者称感冒。有流行性的称为时行感冒。感冒病情较轻，一般预后良好。西医称四时感冒为急性上呼吸道感染，简称"上感"；称时行感冒为流行性感冒，简称"流感"。近年又提出 2 种特殊类型的上呼吸道感染，即疱疹性咽峡炎（为柯萨奇 A 组病毒所致）和咽结合膜热（为腺病毒所致）。

中医古代文献中对感冒临床表现的描述较多。如《幼科全书·发热》云："凡伤风发热，其证汗出身热，呵欠面赤，目涩多肿，恶风喘气，此因解脱受风所致，宜疏风解肌退热，先服柴葛解肌汤，发去风邪。"

一、病因病机

（一）病因

1. 外因　以感受风邪为主，常兼杂寒、热、暑、湿、燥等，亦有感受时邪疫毒所致者。以气候骤变，外感六淫；寒温失常，疫邪流行为其主要的外因。

2. 内因　体质虚弱，调护失宜。

（二）病机

感冒的病变部位主要在肺卫，可累及肝、脾。邪气的性质不同，侵入的途径也不相同。风寒之邪主要从皮毛而入；风热之邪主要从口鼻而入。侵犯肺卫，而发感冒。小儿体禀少阳，感邪之后，易于从阳化热。无论感受寒邪，还是感受热邪，皆可化热，出现发热，甚至出现高热。小儿感邪之后，易于传变。或表证未解，里证已现，可形成表里、寒热错杂之证。

1. 基本病机　邪侵肺卫。

2. 常证病机

（1）风寒感冒：小儿形气未充，腠理疏薄，表卫不周，冷暖不能自调，易感外邪。风寒之邪经皮毛而入，束于肌表，郁于腠理，致使卫阳不得宣发，而发热、恶寒、无汗；肺气失宣，则致鼻塞、流涕、咳嗽；寒邪郁于太阳经脉，气血凝滞不通，则致头痛、身痛、关节酸痛。

（2）风热感冒：风热之邪，从口鼻而入，侵犯鼻咽肺卫，而见鼻塞不通，流浊涕，打喷嚏，咽干而痒，或咽红肿痛，发热。邪在卫表，则致发热重、恶风、微有汗出；风热上扰，则头痛；肺气不宣，则咳嗽。

（3）暑湿感冒：暑为阳邪，暑多夹湿，暑湿之邪束表困脾。卫表失宣，则发热、无汗；暑邪郁遏，清阳不升，则致头晕或头痛；湿邪遏于肌表，则身重困倦；湿邪困于中焦，阻碍气机，脾胃升降失司，可见食欲不振。

（4）时邪感冒：时疫之邪属温邪，由口鼻而入，先侵肺卫，继犯于气，卫气界限，难于分清，故初即发高热，恶寒，头身皆痛，甚则化热入里，胃气上逆，则见恶心、呕吐等症。

（5）体虚感冒：小儿脏腑娇嫩，肺常不足，腠理不密，肌肤疏薄，卫外功能低下，加之小儿寒暖不能自调，若再有先天禀赋不足，后天失养，体质下降，抗病能力下降，则更易于感受外邪。甚至感冒尚未痊愈，又发第二次感冒，反复不已。

3. 兼证病机

（1）感冒夹惊：小儿具有心常有余、肝常有余、神气怯弱的生理特点。若素有客忤之证，复感外邪；

或感邪之后，偶受惊吓；或由于感冒之后发热，热扰心、肝二经，导致心神不宁，魂魄不安，出现睡卧不安，一惊一乍，啼哭叫扰，此为感冒夹惊。

（2）感冒夹滞：由于小儿具有脾常不足，乳食不知自节的生理特点，若调护失宜，易致乳食积滞，体质下降，此时不但易感外邪，而且感邪之后，积滞内阻，形成感冒夹滞证；同时，感邪之后，可影响小儿脾胃的运化功能，若再失于调摄，饮食不节，易于产生乳食停积，食滞中焦，出现感冒夹滞之证。

（3）感冒夹痰：小儿肺常不足，邪侵肺卫，肺失清肃，津液凝聚为痰，或影响脾的运化而化湿生痰，以致痰停气道，咳嗽加剧，喉间痰鸣，成为感冒夹痰之证。

二、临床表现

本病临床表现轻重不一，病程长短不同。轻者仅有流涕鼻塞，喷嚏，咳嗽；重者发热不退，咳嗽加重或脘腹胀满，不思饮食，甚至发生抽搐惊厥。

三、诊断与鉴别诊断

（一）诊断要点

（1）气候突变，或有感受外邪或与感冒患者密切接触史。

（2）本病起病急，以发热，恶寒，鼻塞，流涕，喷嚏，微咳为主症。

（3）感冒伴有兼夹证者，可有咳嗽加剧，喉间痰鸣，脘腹胀满，呕吐酸腐，纳呆不食，惊搐不安，大便不调等。

（4）病毒感染者血白细胞计数正常或偏低；病毒分离和血清反应可明确病原菌。近年免疫荧光、酶联免疫等方法的开展，有利于病毒的早期诊断。细菌感染者血白细胞可增高，中性粒细胞增高，咽拭子培养可有病原菌生长；链球菌引起者血中 ASO 滴度可增高。

（二）鉴别诊断

1. 流行性感冒　系流感病毒、副流感病毒所致，有明显流行病史。全身症状重，如发热，头痛，咽痛，肌肉酸痛等。上呼吸道卡他症状可不明显。

2. 急性传染病　早期许多传染病早期均表现为感冒症状，应根据流行病史，并抓住每种传染病的特点及实验室资料等综合分析，观察病情演变加以鉴别。

四、辨证论治

（一）辨证要点

1. 辨风寒、风热

（1）风寒：若见恶寒，鼻塞，流浊涕，为寒包热郁或寒热夹杂的证候；若咽不红，流清涕，舌淡红，苔薄白为风寒证候。

（2）风热：一般咽痒、咽红肿痛，鼻流浊涕，舌红，苔白而干或薄黄，多为风热证候。

2. 辨暑热、暑湿

（1）暑热偏盛：发热较高，无汗或少汗，口渴烦躁引饮。

（2）暑湿较盛：胸闷泛恶，体倦神萎，身热不甚，小便混浊，食少，舌苔腻。

3. 辨虚实

（1）实证：风寒证、风热证感冒均为实证。

（2）虚证：若反复感冒，每月至少 2 次以上，平时体质较差，容易出汗，畏寒，则为虚证。

（二）治疗原则

1. 基本治则　疏风解表。

2. 具体治法　由于感受风寒、风热之邪不同，分别采用辛温解表、辛凉解表；感受暑邪，治以清暑解表；虚证感冒较为复杂，治以扶正解表；时行感冒，应以清热解毒为主；出现兼证，夹滞者，佐以消导；夹痰者，佐以化痰；夹惊者，佐以镇静。

（三）分证论治

1. 常证

（1）风寒感冒

主症：发热，恶寒，无汗，头痛，鼻塞，流清涕，喷嚏，咳嗽，口不渴，咽不红，苔薄白，脉浮紧。指纹浮红。

病机：外感风寒，客于腠理，邪正交争，肌表被束，故发热，恶寒，无汗，头痛。肺气失宣，故鼻塞流涕，咳嗽，喷嚏。咽不红，苔薄白，脉浮紧，为外感风寒之象。

治法：辛温散寒，疏风解表。

方药：荆防败毒散（《摄生众妙方》）加减。

方解：方中荆芥、防风、羌活、苏叶解表散寒；前胡宣肺化痰；桔梗宣肺利咽；甘草调和诸药。

加减：头痛明显者，加葛根、白芷散寒止痛；呕吐者，加半夏、紫苏降逆和胃。时行感冒发热较高，有流行趋势者，加大青叶、板蓝根、蒲公英解毒清热。

（2）风热感冒

主症：发热较重，恶风，有汗热不解，头痛，鼻塞，或流黄涕，咳嗽声重，痰黏白或稠黄，咽红或痛，口干引饮，舌红，苔薄白或薄黄而干，脉浮数。

病机：外感风热，邪在卫表，故发热较重，有汗热不退。风热外袭，肺气失宣，故流黄涕，咳嗽痰黄，咽红。舌红，苔薄白或薄黄，脉浮数，为风热之象。

治法：辛凉清热，疏风解表。

方药：银翘散（《温病条辨》）加减。

方解：常用金银花、连翘、大青叶解表清热；薄荷、桔梗、牛蒡子疏风散热，宣肺利咽；荆芥、豆豉辛温透表；芦根、竹叶清热生津除烦。

加减：高热加栀子、黄芩清热；咳嗽重，痰黄稠者，加桑叶、瓜蒌皮、杏仁宣肺止咳；咽红肿痛者，加蝉蜕、蒲公英、玄参清热利咽；大便秘结加枳实、生大黄通腑泄热。

（3）暑湿感冒

主症：高热无汗，头痛、头晕，身重困倦，胸闷泛恶，食欲不振，或有呕吐，腹泻，咳嗽，苔薄白或腻，脉数。

病机：外感暑邪，卫表不和，则高热无汗。暑多夹湿，故身重困倦。暑湿中阻则见恶心呕吐，食欲不振。苔腻为湿重之象。

治法：解暑清热，疏风解表。

方药：新加香薷饮（《温病条辨》）加减。

方解：常用香薷发汗解表化湿；金银花、连翘清热解暑；厚朴行气和中，理气消痞；扁豆健脾和中，利湿消暑。

加减：热重者加黄连、栀子清热；湿偏重加茵陈、苍术；伴恶心，苔黄腻者，加佩兰、藿香清化湿热；腹胀腹泻者，加葛根、黄芩、黄连清肠化湿；呕吐加半夏、竹茹降逆止呕。

（4）体虚感冒

主症：发热不高，反复发作，自汗，面色白，恶风怕冷，鼻塞流清涕，肢软乏力，胃纳不香，或有咳嗽，舌淡嫩，苔薄白，脉细弱。

病机：本证病程较长，证情复杂。但是，其根本是体质虚弱所致。营虚卫弱，腠理不固，故自汗，恶风。邪少虚多，故发热不高，舌淡嫩，感冒反复发作。

治法：调和营卫，疏风解表。

方药：黄芪桂枝五物汤加减。

方解：方中黄芪益气固表，扶正祛邪；桂枝汤调和营卫。

加减：畏寒鼻塞者，加荆芥、防风辛温解表；咳嗽者，加杏仁、浙贝母、前胡宣肺止咳；若病情迁延，见不规则发热，夜间盗汗，咳嗽，口干，舌红，苔少者，去桂枝，加玉竹、丹皮、沙参、百部以益气养阴，润肺止咳。

2．兼证

（1）夹惊

主症：除感冒症状外，兼见惊惕哭闹，睡卧不宁，一惊一乍，舌质红，脉浮弦。

病机：本证兼见的惊惕哭闹，睡卧不宁，一惊一乍症状系由受惊所致。心肝热重者，舌质红，脉弦。

治法：疏风解表，清热镇惊。

方药：银翘散合镇惊丸加减。

方解：银翘散疏风解表，清热解毒；镇惊丸镇惊安神。

加减：常加用钩藤、僵蚕、蝉蜕清热镇惊。可另服小儿回春丹或小儿金丹片。

（2）夹滞

主症：除感冒症状外，兼见脘腹胀满，不思饮食，呕吐酸腐，口气秽浊，大便酸臭，或腹痛泄泻，或大便秘结，小便短黄，舌苔厚腻，脉滑。

病机：本证兼见的脘腹胀满，不思饮食，大便不调，小便短黄，舌苔厚腻，脉滑症状系由食滞中焦所致；食积化腐，浊气上升则口气秽浊，大便酸臭。

治法：疏风解表，消食导滞。

方药：在疏风解表的基础上，加用保和丸加减。

方解：常加用山楂、神曲、鸡内金消食化积；莱菔子、枳壳导滞消积。

加减：若大便秘结，小便短黄，壮热口渴，加大黄、枳实通腑泄热，表里双解。

（3）夹痰

主症：除感冒症状外，兼见咳嗽，喉间有痰。

病机：本证兼见的咳嗽，喉间有痰症状，属风寒夹痰者，痰白清稀，恶寒，无汗，或发热，头痛，舌淡红，苔薄白，脉浮紧或指纹浮红；属风热夹痰者，痰稠色白或黄，发热，恶风，微汗出，口渴，舌红，苔薄黄，脉浮数或指纹浮紫。

治法：疏风解表，清肺化痰。

方药：在疏风解表的基础上，加用化痰的方药。一般风寒夹痰证可用三拗汤合二陈汤加减；风热夹痰者可用桑菊饮合清气化痰丸加减。

方解：常用麻黄、杏仁、半夏、陈皮等宣肺化痰；常用桑叶、菊花、瓜蒌皮、浙贝母等清肺化痰。

（四）其他疗法

1．中成药

（1）午时茶：每次 1/2 ~ 1 包，每日 3 次。疏风解表，消食化滞，用于轻症小儿风寒感冒夹滞者。

（2）板蓝根冲剂：每次 1/2 ~ 1 包，每日 3 次。清热解毒，用于病毒性感冒，咽喉红肿者。

（3）双黄连口服液：每次 5 ~ 10mL，每日 3 次。辛凉解表，清热解毒，用于外感风热，引起的发热、咳嗽、咽痛。

（4）小儿回春丹：每次 2 ~ 3 粒，每日 3 次。用于感冒夹惊者。

2．外治法敷脐法：用退热散以蛋清调成糊状，外敷脐中。

3．针灸疗法

（1）针法：取大椎、曲池、合谷、外关。头痛加太阳，咽痛加少商。用泻法，每日 1 ~ 2 次。用于风热感冒。

（2）灸法：取大椎、风池、风门、肺俞。用艾炷 1 ~ 2 壮，依次灸治，每穴 5 ~ 10 分钟，以表皮温热为宜，每日 1 ~ 2 次，用于风寒感冒。

五、预防与调护

（一）预防

（1）平时应加强锻炼，增加户外活动，以提高抗病能力。

（2）讲究卫生，常洗澡更衣，保持清洁卫生。随气候变化增减衣被，防止受凉或过热，少到公共场所，避免接触感冒患者。

（3）食醋含漱，或用之熏蒸室内等均有预防之效。

（二）调护

（1）发热高者应卧床休息，居室环境要保持安静。

（2）加强营养，多食富有营养且易消化的食物。

（3）发热时应保证水分供应，宜饮白开水，或水果汁。

第七节　反复呼吸道感染

反复呼吸道感染是指根据不同的年龄段，呼吸道感染年次数在一定次数以上，并排除肺、气管及心脏先天畸形、胃食管反流等疾病者。以感冒、乳蛾、咳嗽、肺炎喘嗽在一段时间内反复发作经久不愈为主要临床特征。一年四季均可发生，以冬春气候变化剧烈时尤易反复不已，部分病儿夏天有自然缓解的趋势。西医学称反复呼吸道感染，为上、下呼吸道的反复感染。反复呼吸道感染患儿简称"复感儿"。古代医籍的虚人感冒、体虚感冒与本病相似。

一、病因病机

（一）病因

1. 外因　感受六淫之邪，亦有感受时邪疫毒所致者。

2. 内因　正气不足，卫外不固。

（二）病机

反复呼吸道感染的病位主要在肺、脾、肾。邪气的性质不同，侵入的途径也不相同。小儿脏腑娇嫩，肌肤薄弱，藩篱疏松，阴阳二气均较稚弱，复感儿则肺、脾、肾三脏更为不足，卫外功能薄弱，对外邪的抵抗力差：加上寒暖不能自调，一旦偏颇，六淫之邪不论从皮毛而入，或从口鼻而受，均及于肺。正与邪的消长变化，导致小儿反复呼吸道感染的发生。

1. 基本病机　正虚邪侵。

2. 常证病机

（1）营卫失和，邪毒留恋：肺气虚弱、卫阳不足的小儿，或在首次感冒后治疗不当，余毒未尽，肌腠空虚，络脉失和，外邪极易再次乘虚而入。

（2）肺脾两虚，气血不足：后天失调，喂养不当，乏乳早断之小儿由于肺脾两虚，日久生化乏源，宗气不足，卫外不固，终成此证。

（3）肾虚骨弱，精血失充：先天禀赋不足，或后天失调，固护失宜，日照不足，骨骼生长不良，肾虚骨弱，肺卫不固，故软脆不堪风寒。

二、临床表现

本病临床表现轻重不一，病程长短不同。以感冒、乳蛾、咳嗽、肺炎喘嗽在一段时间内反复发作经久不愈为主要临床特征。若反复呼吸道感染，治疗不当，容易发生咳喘、水肿、痹证等疾病。

三、诊断与鉴别诊断

（一）诊断要点（表6-1）

表6-1　反复呼吸道感染判断条件

年龄（岁）	反复上呼吸道感染（次/年）	反复下呼吸道感染（次/年）	
		反复气管支气管炎	反复肺炎
0~2	7	3	2

续表

年龄（岁）	反复上呼吸道感染（次/年）	反复下呼吸道感染（次/年）	
		反复气管支气管炎	反复肺炎
2～5	6	2	2
5～14	5	2	2

注：①2次感染间隔时间至少7d以上。②若上呼吸道感染次数不够，可以将上、下呼吸道感染次数相加，反之则不能。但若反复感染是以下呼吸道为主，则应定义为反复下呼吸道感染。③确定次数需连续观察1年。④反复肺炎指1年内反复患肺炎 ≥ 2次，肺炎需由肺部体征和影像学证实，2次肺炎诊断期间肺炎体征和影像学改变应完全消失。

（二）鉴别诊断

1. 过敏性咳嗽　过敏性咳嗽为痰邪内蕴，接触发物而发病，表现为刺激性咳嗽，多为阵发性白天或夜间咳嗽，常伴有咽痒，接触油烟、灰尘、冷空气等容易诱发，诱导痰细胞学检查嗜酸粒细胞增多，抗生素治疗无效。

2. 变应性鼻炎　变应性鼻炎患儿多为痰湿、寒性体质。晨起鼻痒、鼻塞、流涕、喷嚏，常因接触发物而发病。常诉咽喉异物感、口咽黏物附着、频繁清喉、咽痒不适等。通常发病前有上呼吸道感染病史。抗组胺药治疗有效。

四、辨证论治

（一）辨证要点

感染期以邪实为主，迁延期正虚邪恋，恢复期则以正虚为主。

1. 邪实

1）辨风寒、风热、外寒里热

（1）风寒：恶寒，无汗，流清涕，咽不红，舌淡，苔薄白为风寒之证。

（2）风热：若发热恶风，有汗，鼻塞，流浊涕，咽红，舌苔薄黄为风热之证。

（3）外寒里热：若恶寒，头痛，身痛，流清涕，面赤唇红，口干渴，咽红，舌质红，苔薄黄等，则为外寒里热之证。

2）辨夹痰、夹积

（1）夹痰：兼夹咳嗽较重，喉间有痰，痰多等证。

（2）夹积：兼夹脘腹胀满，不思饮食，呕吐酸腐，口气秽浊，大便酸臭，或腹痛泄泻，或大便秘结等证。

2. 正虚辨肺虚、脾虚、肾虚。

（1）肺虚：肺虚者气弱，表现为反复感冒，恶寒怕热，不耐寒凉，平时汗多，语声低微等。

（2）脾虚：脾虚者运艰，表现为面黄少华，厌食，或恣食肥甘生冷，肌肉松弛，或大便溏薄等。

（3）肾虚：肾虚者骨弱，表现为生长发育迟缓，立、行、齿、发、语迟，或鸡胸、龟背等。

（二）治疗原则

1. 基本治则　扶正祛邪。

2. 具体治法　迁延期以扶正为主，兼以祛邪，正复邪自退。恢复期当固本为要，或补气固表，或运脾和营，或补肾壮骨。

（三）分证论治

1. 营卫失和

主症：反复感冒，恶寒怕热，不耐寒凉，平时汗多，语声低微；或伴有低热，咽红不消退，扁桃体肿大，或肺炎喘嗽后久不康复；舌淡红，苔薄白或花剥，脉浮数无力，指纹紫滞。

病机：本证多见于肺气虚弱、卫阳不足的小儿，或在首次感冒后治疗不当，或服解表发汗药过剂，汗出过多，余毒未尽，肌腠空虚，络脉失和，外邪极易再次乘虚而入，则出现上述诸症。邪毒留恋则表现为咽红、扁桃体肿大不消，或肺炎喘嗽久不康复等。

治法：扶正固表，调和营卫。

方药：黄芪桂枝五物汤（《金匮要略》）加减。

方解：黄芪益气固卫；桂枝通阳散寒；白芍和营敛阴；炙甘草、大枣调中。共奏扶正固本，调和营卫之功效。

加减：汗多者加煅龙骨、煅牡蛎固表止汗；兼有咳嗽者加百部、杏仁、炙款冬花宣肺止咳；身热未清加青蒿、连翘、银柴胡清宣肺热；咽红、扁桃体肿大未消加板蓝根、玄参、夏枯草、大贝母利咽化痰消肿；咽肿便秘加瓜蒌仁、枳壳、生大黄化痰解毒通腑。

2. 肺脾两虚

主症：屡受外邪，咳喘迁延不已，或愈后又作，面黄少华，厌食，或恣食肥甘生冷，肌肉松弛，或大便溏薄，咳嗽多汗，唇红色淡，舌质淡红，脉数无力，指纹淡。

病机：本证多见于后天失调，喂养不当，乏乳早断之小儿。由于小儿肺脾两虚，日久生化乏源，宗气不足，卫外不固，终成此证。其肺虚为主者，屡受外邪，咳喘迁延，多汗；脾虚为主者，面黄少华，肌肉松弛，厌食便溏。

治法：健脾益气，补肺固表。

方药：玉屏风散（《丹溪心法》）合六君子汤（《医学正传》）加减。

方解：黄芪补气固表；白术、党参、茯苓、炙甘草健脾益气；陈皮、半夏健脾化痰；防风走表而祛风邪。补中有疏，散中寓补，共奏健脾益气，补土生金之功效。

加减：余邪未清者加大青叶、黄芩、连翘清其余热；汗多加稗豆衣、五味子固表止汗；纳少厌食加鸡内金、炒谷芽、生山楂开胃消食；便溏者加炒薏苡仁健脾化痰；便秘积滞者加生大黄，枳壳导滞消积。

3. 肾虚骨弱

主症：反复感冒，甚则咳喘，面白无华，肌肉松弛，动则自汗，寐则盗汗，睡不安宁，五心烦热，立、行、齿、发、语迟，或鸡胸龟背，舌苔薄白，脉数无力。

病机：本证多因先天禀赋不足，或后天失调，固护失宜，日照不足，骨骼生长不良，肾虚骨弱，肺卫不固，故软脆不堪风寒。肾虚骨弱的特征是生长发育迟缓，出现五迟证候。

治法：补肾壮骨，填阴温阳。

方药：补肾地黄丸（《医宗金鉴》）加减。

方解：熟地、山药、山茱萸峻补三阴；五味子敛阴益气；麦冬滋阴润肺；菟丝子温补肾气；泽泻、茯苓、丹皮泄浊平热。精血充则骨髓壮，筋骨强则卫外固，阴生阳长，元气充实，久病可愈。

加减：五迟者加鹿角霜、补骨脂、生牡蛎补肾壮骨；汗多加黄芪、煅龙骨益气固表；低热加鳖甲、地骨皮清其虚热；阳虚者加鹿茸、紫河车、肉苁蓉温阳固本。

（四）其他疗法

1. 中成药

（1）黄芪颗粒：0.5～3岁每次7.5g，3～6岁每次10g，6～14岁每次15g，每日2次，开水冲服，早晚服用。用于肺脾气虚证。

（2）玉屏风口服液：1岁以下每次5mL，1～6岁每次5～10mL，7～14岁每次10～20mL，每日2次。用于肺卫不固证。

（3）童康片：1岁以下每次2～4片，1～6岁每次4～6片，7～14岁每次8片，每日2次。用于肺脾两虚证。

（4）百令胶囊：每次1/2～1颗，每日1次。连服3～6个月。用于肺气不足证。

（5）还尔金（槐杞黄）颗粒：1～3岁每次5g，3～12岁每次10g，每日2次，开水冲服，早晚服用。用于气阴两虚证。

2. 针灸疗法　耳压法：取穴咽喉、气管、肺、大肠、脾、肾、内分泌、皮质下、神门、脑干、耳尖（放血）。先将耳郭皮肤用75%酒精棉球消毒，取0.4cm×0.4cm方形胶布，中心贴1粒王不留行籽，对准耳穴贴压，用手轻按片刻。6日为1疗程。

五、预防与调护

（一）预防

（1）注意环境及个人卫生，室内空气要流通，经常进行户外活动，随时更换衣服，逐渐适应气候变化，避免过冷过热。

（2）养成良好的生活习惯，保证充足的睡眠及摄取丰富的营养物质。

（3）感冒流行期间不去公共场所。家中有感冒患者时可用食醋熏蒸室内：每立方米空间用食醋2～5mL，加水1倍，置容器内，加热至全部气化。每日1次，连用3～5日。

（4）积极防治各种慢性病，如维生素 D 缺乏性佝偻病、营养不良、贫血等。

（5）按时预防接种各种疫苗或口服预防糖丸（如小儿麻痹症糖丸等），增强机体抗病能力。

（二）调护

（1）反复呼吸道感染患儿的食欲大多下降，可少量多餐给予易消化、高营养的饮食。

（2）发热患儿体温下降后常常出汗，应及时更换干燥温暖的衣服，勤洗澡。

（3）保持呼吸道通畅，经常清除鼻道分泌物。保持合适的体位，勿使气道受压。

（4）对咳嗽、痰不易咯出者，要指导家长经常拍患儿背部；在痰液过于黏稠时，应提高室内湿度至60%～65%，并供给充分的水分；吸入温热、湿润的气体，可使痰液稀释，以利于痰液的排出。

（5）经常用银花甘草水或生理盐水漱口，每日2～3次，至病情基本稳定为止。

第八节　咳嗽

咳嗽是小儿常见的一种肺系病证。有声无痰为咳，有痰无声为嗽，有声有痰谓之咳嗽。

一、病因病机

（一）病因

1. 外因　主要为外感六淫之邪，其中又以感受风邪为主。

2. 内因　五脏六腑皆可令人咳。其中脾气虚弱是小儿内伤咳嗽的主要内因，脾气虚损，痰浊内生，上贮于肺而发痰咳。或他病日久不愈，耗伤正气，损伤阴津皆可发生内伤咳嗽。

小儿咳嗽的致病原因主要为感受外邪。

（二）病机

1. 基本病机　宣肃失司。

2. 常证病机

（1）感受外邪：外邪从口鼻或皮毛而入，侵犯肺卫，肺为邪束，壅阻肺络，气机不宣，清肃失司，肺气上逆，则咳嗽。风为百病之长，其他外邪又多随风邪而侵袭人体。若风夹寒邪，风寒束肺，宣肃失司，则见咳嗽频作，咽痒声重，痰白清稀；若风夹热邪，风热犯肺，宣肃失司，则致咳嗽不爽，痰黄黏稠。

（2）痰热蕴肺：小儿脾气虚弱，痰浊内生，郁而化热，形成痰热；或素有食积内热，炼液成痰，痰热相结，形成痰热。痰热阻于气道，宣肃失司，则咳嗽痰多，痰稠色黄。

（3）痰湿蕴肺：脾气虚损，脾失健运，精微不布，水湿内停，酿为痰浊，上贮于肺；或外邪束肺，上源不利，不能输布津液，凝津成痰，痰阻气道，宣肃失司，气机不畅，则致咳嗽痰多，痰色白而稀。

（4）肺气亏虚：小儿素体虚弱，或外感咳嗽经久不愈，耗伤正气后，致使肺气亏虚，津液不布，聚津生痰，痰阻肺络，咳嗽无力，痰白清稀。

（5）肺阴亏虚：病久不愈，耗损肺津，阴津受损，阴虚生热，热伤肺络，或阴虚生燥，宣肃失司而致咳嗽不已，干咳无痰。

小儿咳嗽病因虽多，但其发病机理则一，皆为肺脏受累，病位主要在肺。由肺气宣肃失司而成。或他脏先病，累及于肺。所谓"五脏六腑，皆能令人咳，非独肺也"。

二、临床表现

本病发病较急，初起见感冒症状，如身热、咳嗽、流涕等。症以咳嗽为主，并且逐渐加重，伴有痰涎，年长儿可将痰咳出，年幼儿多将痰咽下。咳嗽重者，尚可见恶心、呕吐、乳食不振、头痛、大便不调等症状。肺部听诊呼吸音粗糙，严重者可闻及干性啰音。

三、诊断与鉴别诊断

（一）诊断要点

（1）好发于冬春二季，常因气候变化而发病。

（2）病前多有感冒病史。

（3）咳嗽为主要临床症状。

（4）肺部听诊：两肺呼吸音粗糙，或闻及干啰音。

（5）血常规检查：病毒感染者血白细胞总数正常或偏低；细菌感染者血白细胞总数及中性粒细胞增高。

（6）X线检查：胸片显示正常，或肺纹理增粗，肺门阴影加深。

（二）鉴别诊断

（1）上呼吸道感染：发热伴鼻咽部症状，干咳，双肺听诊无异常。

（2）支气管肺炎：发热、咳嗽、呼吸困难，双肺听诊吸气末可闻及固定的中细湿啰音，胸部X线检查可见斑点、斑片状阴影。

（3）支气管异物：有异物吸入史；呛咳，双肺体征不对称，局限性肺气肿及肺不张，胸部X线透视可见纵隔摆动。

（4）婴幼儿哮喘：喘息发作≥3次，肺部出现喘鸣音，有哮喘家族史或个人过敏史。

四、辨证论治

（一）辨证要点

1. 辨外感、内伤

（1）外感咳嗽：发病较急，咳声高亢，病程短，伴有表证，多属实证。

（2）内伤咳嗽：发病较缓，咳声低沉，病程较长，虚证居多，多兼有不同程度的里证，且常呈由实转虚或虚中夹实的证候变化。

2. 辨痰湿、痰热

（1）痰湿：咳嗽痰白清稀，咽不红，舌质淡红，苔薄白或白腻，多属寒证。

（2）痰热：咳嗽痰黄黏稠，咽红，苔黄腻或黄厚，多属热证。

（二）治疗原则

1. 基本治则　宣肃肺气。

2. 具体治法　咳嗽治疗，应分清外感、内伤。外感咳嗽以疏散外邪，宣通肺气为基本法则，根据寒、热证候的不同治以散寒宣肺或解热宣肺；内伤咳嗽应辨别病位、病性，随证治。

（三）分证论治

1. 外感咳嗽

（1）风寒咳嗽

主症：初起咳嗽频作，呛咳为主，或有少量稀白痰液，咽痒声重，鼻塞流涕，恶寒，无汗，或有发热，头痛等，舌淡红，苔薄白，脉浮紧或指纹浮红。

病机：风寒犯肺，肺气失宣，腠理闭塞，故频咳不爽，鼻流清涕，畏寒发热，头痛咽痒。风寒阻于肺络，津液凝聚为痰，故痰涎清稀。苔白，脉浮，为寒邪束肺之象。

治法：宣肃肺气，散寒止咳。

方药：金沸草散（《南阳活人书》）加减。

方解：方中金沸草祛风化痰止咳；前胡、荆芥解散风寒；细辛温经发散；生姜、半夏散寒燥湿化痰。

加减：表寒较重加炙麻黄辛温宣肺；咳重加杏仁、桔梗、枇杷叶宣肺止咳；痰多者加陈皮、茯苓化痰理气，苏子降气化痰；胸闷气逆者，加厚朴宽胸理气。若风寒化热或寒包热郁，既有鼻塞流清涕，苔薄白等风寒证候，又见咳声嘶哑，咽痛，口渴，身热的证候，以疏散风寒与清热宣肺同用，予杏苏散加大青叶、黄芩清肺泄热。

（2）风热咳嗽

主症：咳嗽不爽或咳声重浊，吐痰黏稠色黄，不易咯出，口渴，咽痛，鼻流浊涕，或伴发热，头痛，恶风，微汗出，舌红，苔薄黄，脉浮数。

病机：风热犯肺，肺失清肃，咳嗽不爽或咳声重浊，鼻流浊涕，咽喉疼痛，身热汗出。肺热炼液成痰，故痰黏或色黄难咯出，舌红，苔薄黄或薄白而干，脉数。

治法：宣肃肺气，清肺止咳。

方药：桑菊饮（《温病条辨》）加减。

方解：方中桑叶、菊花疏散风热；薄荷、连翘、大青叶辛凉透表，清热解毒；杏仁、桔梗宣肺止咳；芦根清热生津；甘草调和诸药。

加减：肺热重加金银花、黄芩清宣肺热；咽红肿痛加土牛膝、玄参利咽消肿；咳嗽剧烈或咳声重浊，口渴咽痛者，加枇杷叶、前胡清肺止咳；咽喉红赤者，加玄参、射干、牛蒡子清热利咽；痰多加浙贝母、瓜蒌、葶苈子清化痰热。

2. 内伤咳嗽

（1）痰热咳嗽

主症：咳嗽痰多色黄，黏稠难咯，甚则气息粗促，喉中痰鸣，或伴发热口渴，烦躁不宁，小便短赤，大便干结，舌红，苔黄，脉滑数。

病机：痰湿素盛，肺络有热，故咳痰黄稠。肺失清肃，肺气上逆，故咳嗽痰多，气息粗促或喉中痰鸣。肺与大肠相表里，肺热内盛，移热于大肠，放大便于结。热重则尿黄赤。舌红，苔黄，脉滑数，为痰热内盛之象。

治法：清肺化痰止咳。

方药：清金化痰汤（《医学统旨》）加减。

方解：方中山栀、知母、黄芩清泄肺热；瓜蒌、浙贝母、桑白皮、橘红止咳化痰；茯苓健脾；桔梗、麦冬、甘草润肺止咳。

加减：痰多者，加葶苈子、黛蛤散、天竺黄、天南星、竹沥清肺化痰；咳甚痛引胸胁者，加枳壳、郁金、柴胡理气宽胸；大便秘结者，加全瓜蒌润肠通便；肺热较重，兼见鼻衄者，加白茅根、丹皮凉血止血；舌红少津者，加北沙参，重用麦冬滋养肺阴。

（2）痰湿咳嗽

主症：咳嗽痰多，色白而稀，喉间痰声辘辘，胸闷纳呆，神情困倦，舌淡红，苔白，脉滑。

病机：湿生于脾，脾湿盛者，酿液成痰，痰阻肺络，故咳嗽痰多。湿为阴邪，故痰白稀。痰阻气道，故喉间痰声辘辘。

治法：燥湿化痰止咳。

方药：二陈汤（《太平惠民和剂局方》）加减。

方解：方中炙麻黄、杏仁、白前宣肺止咳；陈皮、半夏、茯苓燥湿化痰；甘草和中。

加减：痰多者，加天南星、白附子蠲痰；胸闷气逆，苔白腻者，加厚朴、苏梗燥湿理气；有寒化倾向，吐泡沫痰兼咳喘者，用小青龙汤温肺化饮；兼有食积腹胀者，加神曲、麦芽、山楂、砂仁、莱菔子消积导滞。

（3）气虚咳嗽

证候：咳嗽反复不已，咳而无力，痰白清稀，面色苍白，气短懒言，语声低微，自汗畏寒，舌淡嫩，边有齿痕，脉细无力。

病机：本证常为久咳，尤多见于痰湿咳嗽转化而成，以咳嗽无力，痰白清稀为特征。偏肺气虚者气短懒言，语声低微，自汗畏寒；偏脾气虚者面色苍白，痰多清稀，食少纳呆，舌边齿痕。

治法：健脾补肺，益气止痰。

方药：人参五味子汤（《幼幼集成》）加减。

方解：常用四君子汤健脾益气；五味子、麦冬、生姜、大枣调和营卫。

加减：气虚重加黄芪、黄精益气补虚；咳重痰多加杏仁、川贝母、炙枇杷叶化痰止咳；食少纳呆加焦山楂、焦神曲和胃消食。

（4）阴虚咳嗽

主症：干咳无痰，或痰少而黏，或痰中带血，不易咯出，口渴咽干，喉痒，声音嘶哑，午后潮热或手足心热，舌红，少苔，脉细数。

病机：本证以干咳无痰，喉痒声嘶为特征，常由痰热咳嗽转化而来。阴虚重者午后潮热，手足心热，舌红，脉细数；热伤肺络者咯痰带血；阴津耗伤，无以上承者口渴咽干。

治法：养阴润肺，兼清余热。

方药：沙参麦冬汤（《温病条辨》）加减。

方解：常用南沙参清肺火，养肺阴；麦冬、生地、玉竹清热润燥；天花粉、甘草生津保肺；桑白皮、炙款冬花、炙枇杷叶宣肃肺气。

加减：阴虚重加地骨皮、石斛、阿胶养阴清热；咳嗽重加炙紫菀、川贝母、炙枇杷叶润肺止咳；咳重痰中带血加仙鹤草、白茅根、藕节炭清肺止血。

（四）其他疗法

1. 中成药

（1）清宣止咳颗粒：用于咳嗽风寒外束，痰热郁肺证。<1 岁者每次 1/3 袋，1 ~ 3 岁者每次 2/3 袋，4 ~ 7 岁者每次 1 袋，8 ~ 14 岁者每次 1.5 袋，每日 3 次。

（2）急支糖浆：清热化痰，宣肺止咳，用于风热咳嗽。每次 5 ~ 10mL，每日 1 ~ 3 次。

（3）蛇胆陈皮口服液：疏肺止咳，消积止咳，用于咳嗽痰多证。每次 5 ~ 10mL，每日 3 次。

2. 经验方

（1）大青叶 15g，桔梗 7.5 ~ 10g，炒杏仁 3 ~ 5g，板蓝根 10g，连翘 10g，甘草 5g，芦根 15g，蚤休 6g，麻黄 3 ~ 6g，苏子 6g，车前子 6g，水煎服。用于治疗风邪闭肺咳嗽。

（2）川贝母研粉，温开水冲服，治疗反复咳嗽。

3. 外治疗法

（1）贴敷：麻黄 1g，猪牙皂 6g，细辛 10g，白豆蔻 6g，白芥子 16g。共研细末，过筛。取药面 0.7g，置万应膏中间铺匀，稍加热后贴于患儿背部肺俞穴处。3 天换一贴，连贴 3 ~ 5 张。

（2）热熨：白芥子 40g，苏子 40g，莱菔子 40g，生姜 5 片，食盐 250g 焙干共研细末，炒至 50℃左右，装入纱布袋内，在两侧胸背及腋下来回熨烫，每次 30 ~ 40 分钟，每日 2 ~ 3 次。

4. 针灸疗法　耳穴压法：取穴咽喉、气管、肺、大肠、神门、内分泌等主穴。

五、预防与调护

（一）预防

（1）经常到户外活动，加强锻炼，增加小儿抗病能力。

（2）避免感受风邪，积极预防感冒。

（3）避免与煤气、烟尘等接触，减少不良刺激。

（二）调护

（1）保持室内空气流通，室温以 18 ~ 20℃为宜，相对湿度约 60%。

（2）注意休息，咳嗽重的患儿可影响睡眠，应保持室内安静，以保证充足的睡眠。

（3）经常变换体位及拍打背部，以促进痰液的排出。

（4）饮食应给予易消化、富含营养的食品。婴幼儿尽量不改变原有的喂养方法，咳嗽时应停止喂哺或进食，以防食物呛入气管。年长儿饮食宜清淡，不进食辛辣、油腻食物，少食生冷、过甜、过咸之品。

第九节　肺炎喘嗽

肺炎喘嗽是小儿时期常见的肺系疾病之一，为感受外邪，郁闭肺络所致。临床以发热，咳嗽，痰鸣，气急，鼻煽为主要症状，重者可见张口抬肩，摇身撷肚，面色苍白，口唇青紫等症状。本病一年四季均可发生，尤以冬春两季为多。好发于婴幼儿，年龄越小，发病率越高，病情越重。若治疗及时得当，一般预后良好。本病相当于西医学的小儿肺炎。

清代之前关于小儿肺炎喘嗽的症状描述多散在于肺胀、马脾风各章节中。如《小儿药证直诀·肺盛复有风冷》说："胸满短气，气急咳嗽上气。"《幼科全书》云："胸高气促肺家炎。"症状与病名皆具备。《全幼心鉴》载有"马脾风"候，症状描述详尽，治疗方法迄今仍有临床价值。肺炎喘嗽的病名首见于《麻科活人全书·气急发喘鼻扇胸高》，其在叙述麻疹并发肺炎症状时，若出现"喘而无涕，兼之鼻扇"称为"肺炎喘嗽"，并指出其病机为"多缘肺热不清所致"。

一、病因病机

（一）病因

1. 外因　主要责之于客邪侵肺。引起肺炎喘嗽的外邪主要为风邪。小儿寒温失调，风邪外袭而为病，由于四时气候变化不同。风邪多夹热或夹寒为患，其中以风热最为常见。

2. 内因　责之于小儿正气虚损。又分为先天不足和后天失养。先天禀赋不足，或后天喂养失宜，久病不愈，病后失调，则致正气虚弱，易为外邪所中。

（二）病机

本病病位主要在肺，常累及脾，亦可内窜心肝。肺炎的形成，主要由于外邪侵犯于肺，肺气闭塞，湿热与痰热是其主要的病理产物，反过来又作为致病因素，加重病情。若正气不足，而致邪毒内陷，更可出现各种危急的证候，或致病情缠绵不愈。

1. 基本病机　肺气郁闭。

2. 常证病机

（1）风邪闭肺：小儿感受风邪，从皮毛而受，内归于肺。风邪束肺，郁而化热，火热炎肺，肺失宣肃，因而出现发热、咳嗽、气喘、鼻扇等症状。

（2）毒热闭肺：外感风邪有夹寒夹热不同，故可产生风寒或风温的症状，其中以风温最为常见。由于小儿"体禀少阳"的特点，阳气偏亢，极易化热化火，导致毒热炽盛，熏灼于肺，肺热炎炎，宣肃失司，则壮热烦渴，咳喘气促。

（3）湿热闭肺：外邪束肺，上源不利，则水液输化无权，留滞肺络，水湿停肺，郁而化热，形成湿热；或脾虚于内，水湿内停，郁而化热，形成湿热，上侵于肺；或外感湿热，侵犯上焦。湿热闭阻肺络，肺气闭塞，宣肃失司，故咳喘不已。

（4）痰热闭肺：外邪犯肺，肺气闭郁，郁而化热，炼液生痰，形成痰热；或脾虚生痰，郁而化热，形成痰热，上贮于肺，阻塞肺络，肺气郁闭则壮热，咳喘，喉中痰声辘辘。

（5）心阳虚肺：肺主气而朝百脉，心主血而运行营阴，气为血之帅，血为气之母，气行则血行，气滞则血滞。肺气闭塞，则血流不畅，脉道壅滞，故严重病例常有颜面苍白，口唇、指甲、舌质发紫等气滞血瘀之证。如果正不胜邪，心血瘀阻加重，心失所养，造成心气不足，可导致心阳不振之变。而心血瘀阻，心气不足，心阳不振，则血脉不得温运，又会加重血瘀和肺气闭塞，往往造成病理上互为因果的恶性循环，最终导致阳气暴脱。

（6）正虚邪恋：如果治疗恰当，调护适宜，病邪渐退，正气虚弱。若肺脾之气受损明显，常致肺脾气虚证。若因高热伤阴，则形成阴虚肺热证。

二、临床表现

小儿肺炎多发生于2岁以内的婴儿，发病多急剧，临床症状不一。典型的小儿肺炎临床以发热、咳嗽、痰壅、气急、鼻煽为主要症状；轻症肺炎可只有低热、咳嗽，而无气促、鼻煽等症状；重症肺炎临床上除见有典型肺炎的特征外，还可见呼吸困难，两胁煽动，口唇、爪甲青紫等。患有佝偻病、重度营养不良等体弱患儿可不发热或体温低于正常。变证则见脉搏疾数，肝脏增大，抽搐昏迷等。

三、诊断与鉴别诊断

（一）诊断要点

（1）起病较急，有发热、咳嗽、气急、鼻扇、痰鸣等症，或有轻度发绀。

（2）病情严重时，常见喘促不安，烦躁不宁，面色苍白，口唇青紫发绀，或高热不退。

（3）新生儿患肺炎时，常以不乳、精神萎靡、口吐白沫等症状为主，而无上述典型表现。

（4）肺部听诊可闻及较固定的中细湿啰音，常伴干性啰音，如病灶融合，可闻及管状呼吸音。

（5）X线检查见肺纹理增多、紊乱，肺部透亮度降低或增强，可见小片状、斑片状阴影，也可出现不均匀的大片状阴影。

（6）实验室检查

①血常规检查：细菌引起的肺炎，白细胞总数较高，中性粒细胞增多；若由病毒引起，白细胞总数正常或降低，有时可见异常淋巴细胞。

②病原学检查：细菌培养、病毒分离和鉴别，可获得相应的病原学诊断，病原特异性抗原或抗体检测常有早期诊断价值。

（二）鉴别诊断

1. 急性支气管炎　以咳嗽为主，一般无发热或仅有低热，肺部呼吸音粗糙或有不固定的干湿啰音。婴幼儿全身症状重，因气管狭窄，易致呼吸困难，有时与肺炎不易区分，应按肺炎处理。

2. 肺结核　婴幼儿活动性肺结核的症状及X线影像学改变与支气管肺炎有相似之处，但肺部啰音常不明显。应根据结核接触史、结核菌素试验、血清结核抗体检测、X线胸片及抗生素治疗后的反应等加以鉴别。

3. 支气管异物　吸入异物可致支气管部分或完全阻塞而导致肺气肿或肺不张，易继发感染，引起肺部炎症。但根据异物吸入史，突然出现呛咳以及胸部X线检查可予以鉴别，必要时可行支气管纤维镜检查。

四、辨证论治

（一）辨证要点

1. 辨风寒、风热

（1）感受风寒：感邪之初多伴有恶寒发热、鼻塞、喷嚏、流清涕、口不渴、咽不红等症状。

（2）感受风热：多伴有发热、喷嚏、流浊涕、咽红、口渴、舌红、脉浮数等。

2. 审痰重、热重

（1）痰重：喉间痰鸣，呼吸喘急，甚则胸高满闷，呼吸困难，苔多厚腻，属痰重。

（2）热重：高热稽留，呼吸气粗，烦躁口渴，舌红，苔黄而糙，或干糙无津，属热重。

3. 辨别常证、变证

（1）常证：病位在肺，证候有轻重之别。轻证为风寒闭肺、风热闭肺。若高热炽盛，喘憋严重，呼吸困难者，为毒热闭肺、痰热闭肺的重证。

（2）变证：若正虚邪盛，可出现心阳虚衰，热陷厥阴之变证，为病邪猖獗，正气不足的危重证候。

（二）治疗原则

1. 基本治则　开闭清肺。

2. 具体治法　若痰多壅盛者，首先降气涤痰；喘憋严重者，治以平喘利气；气滞血瘀者，治以活血化瘀；病久气阴耗伤者，治以补气养阴，助正达邪；出现变证者，观其脉证，随证施治。

（三）分证论治

1. 常证

（1）风寒闭肺

主症：恶寒，发热，无汗，呛咳频作，痰白清稀，甚则呼吸急促，舌淡，苔薄白或白腻，脉浮紧，指纹浮红。

病机：此为风寒之邪外袭于肺，肺气失宣，邪郁肌表之证。多有恶寒发热，无汗之表寒证，也常有痰涎稀白、口不渴、舌不红的特征。多见于寒冷地区或寒冷季节，为肺炎喘嗽的初期或属轻证，此期一般多比较短暂。

治法：辛温宣肺，化痰止咳。

方药：华盖散（《太平惠民和剂局方》）加减。

方解：常用麻黄、杏仁散寒宣肺；荆芥、防风解表散寒；桔梗、白前宣肺止咳；苏子、陈皮化痰平喘。

加减：恶寒，身痛重者加桂枝、白芷温散表寒；痰多，苔白腻者加半夏、莱菔子化痰止咳。如寒邪外束，内有郁热，症见呛咳痰白、发热口渴、面赤心烦、苔白、脉数者，则宜用大青龙汤表里双解。

（2）风热闭肺

主症：初起发热，恶风，有汗热不解，口渴引饮，咳嗽痰黏或黄，咽部红赤，舌红，苔薄黄或薄白而干，脉浮数。重证可见高热烦躁，咳嗽剧烈，痰多黏稠，气急鼻扇，涕泪俱无，大便秘结，舌红，苔黄，脉数大。

病机：此为风热犯肺或寒郁化热证候，临床较为常见，表邪未解，肺经有热，轻者见发热咳嗽，重者邪闭肺络则见气急，鼻扇，涕泪俱无。

治法：辛凉宣肺，清热化痰。

方药：银翘散（《温病条辨》）合麻杏石甘汤（《伤寒论》）加减。

方解：银翘散用于发热咳嗽，气急、鼻扇不甚明显者，具有辛凉解表之功效。麻杏石甘汤适用于风热闭肺证，症见壮热，咳剧，气急，鼻扇，具有清肺化痰之功效。常用麻黄、杏仁、生石膏、甘草宣肺清热；金银花、连翘、薄荷解表清热；桑叶、桔梗、前胡宣肺止咳。

加减：咳剧痰多者，加浙贝母、竹沥、天竺黄清化痰热；热重者，加黄芩、栀子、鱼腥草清肺泄热；夹有积滞者，加莱菔子、大腹皮、全瓜蒌化痰通腑。

（3）毒热闭肺

主症：高热持续，咳嗽剧烈，气急鼻扇，甚至喘憋，涕泪俱无，鼻孔干燥如烟煤，面赤唇红，烦躁口渴，溲赤便秘，舌红而干，舌苔黄腻，脉滑数。

病机：本证邪势炽盛，毒热内闭肺气，常为痰热闭肺证发展而成。热炽肺气郁闭而见高热不退，咳嗽剧烈，气急喘憋；毒热耗灼阴津故见涕泪俱无，鼻孔干燥如烟煤。毒热闭肺证病情重笃，容易发生变证，因邪热化火内陷或正虚心阳不支，迅速转为邪陷厥阴、心阳虚衰之危证。

治法：清热解毒，泻肺开闭。

方药：黄连解毒汤合三拗汤加减。

方解：常用炙麻黄、杏仁、枳壳宣肺开闭；黄连、黄芩、栀子清热解毒；生石膏、知母、生甘草清解肺热。

加减：热毒重加虎杖、蒲公英、败酱草清解热毒；便秘腹胀加生大黄、玄明粉通腑泄热；口干鼻燥，涕泪俱无，加生地、玄参、麦冬润肺生津；咳重加前胡、款冬花宣肺止咳；烦躁不宁加白芍、钩藤清心宁神。

（4）湿热闭肺

主症：汗出热不退，午后益甚，口渴不欲饮，咳喘气促，鼻翼扇动，舌质红，舌苔黄腻，指纹紫滞，脉滑数。

病机：湿热熏灼于肺，肺气闭郁，宣肃失司，而发为咳喘。湿热内盛，则精神倦怠乏力，面色晦暗无华，口周青灰，汗出热不退，午后益甚，口渴不欲饮。

治法：清热化湿，开闭清肺。

方药：五虎汤（《医宗金鉴》）合葶苈大枣泻肺汤（《金匮要略》）加减。

方解：五虎汤治疗马脾风之暴喘，葶苈大枣泻肺汤泻肺定喘。两方合用共奏清热化湿泻肺定喘之功。

加减：热重者加寒水石、栀子、黄芩；湿重加薏苡仁、滑石、淡竹叶清利湿热。

（5）痰热闭肺

主症：发病较急，气喘，鼻扇，喉间痰鸣，声如拽锯，发热，烦躁不安。重证颜面口唇青紫发绀，两胁扇动，摇身撷肚，舌淡嫩或带紫色，苔白腻而厚，脉滑数。

病机：痰热闭肺，痰重于热，肺气不降，痰随气升，故气急，痰鸣，甚则呼吸困难。此证多见于虚胖体弱的婴儿，平素容易自汗盗汗，肺脾不足，生湿酿痰，复因外邪引动伏痰，闭滞肺络所致。

治法：清热涤痰，开闭清肺。

方药：苏葶丸合五虎汤（《医宗金鉴》）加减。

方解：方中苏葶丸涤痰定喘；五虎汤清肺定喘。两方合用共奏清热泻肺、涤痰定喘之效。

加减：痰多者加鲜竹沥、天竺黄；热甚者加黄芩清肺；便秘，腹胀者加生大黄、芒硝，或用牛黄夺命散通腑涤痰，刘老谓之"上病下取"；发绀者加当归、红花、赤芍活血化瘀。

（6）阴虚肺热

主症：病程较长，低热盗汗，面色潮红，口唇樱红，干咳无痰，舌红而干，苔光或花剥，脉细数。

病机：本证多见于肺炎喘嗽后期，因久热久咳，耗伤肺阴，余邪留恋不去，故低热，盗汗，口唇樱红，脉细数。肺阴亏损，则干咳无痰，舌干红。

治法：养阴清肺，润肺止咳。

方药：沙参麦冬汤（《温病条辨》）加减。

方解：常用沙参、麦冬、玉竹、天花粉养阴清肺；桑白皮、炙款冬花肃肺润燥止咳；扁豆、甘草益气和胃。

加减：余邪留恋，低热起伏者，加知母、黄芩、青蒿、鳖甲、地骨皮清虚热；久咳者，加百部、百合、诃子、枇杷叶敛肺止咳；汗多者，加龙骨、牡蛎、五味子固表敛汗。

（7）肺脾气虚

主症：低热起伏不定，面色苍白无华，动则汗出，咳嗽乏力，喉中有痰，纳呆，大便溏薄，舌淡，苔白滑，脉细软。

病机：平素脾胃不健，病程中肺气耗伤太过，正虚未复，余邪留恋，故发热起伏不定。肺气虚弱，营卫失和，卫表失固，故动则汗出。脾运不健，痰湿内生，则食少便溏，喉中痰鸣。气血生化乏源，故面色无华，肢体困乏无力。

治法：补肺健脾，益气化痰。

方药：人参五味子汤（《幼幼集成》）加减。

方解：方中人参、白术、茯苓、甘草健脾益气，培土生金；五味子收敛肺气。

加减：咳嗽不止者，加紫菀、百部、款冬花肃肺止咳；低热起伏，营卫不和者，加桂枝、龙骨、牡蛎、白芍调和营卫，扶正护阳；动则汗出者，加黄芪益气固表；食欲不振者，加山楂、神曲、麦芽健胃助运；久泻不止者，加扁豆、山药、煨木香、煨诃子健脾止泻。

2. 变证

（1）心阳虚衰

主症：突然面色苍白，口唇肢端青紫发绀，呼吸困难加重，额汗不温，四肢厥冷，烦躁不宁，右胁下肝脏肿大，舌淡紫，苔薄白，脉微弱急速。

病机：心阳虚衰常继发于痰热闭肺证。因肺气严重痹阻，影响心血运行，血液瘀滞，故发绀，舌淡紫。肝主藏血，血郁于肝，故肝脏肿大。心阳不能运行输布全身，故面色苍白，四肢欠温。阳气浮越，则烦躁不宁。

治法：温补心阳，救逆固脱。

方药：参附龙牡救逆汤（验方）加减。

方解：方中人参大补元气；附子回阳救逆；龙骨、牡蛎潜阳敛汗；白芍、甘草和营护阴。

加减：气阴两竭者，加生脉散益气养阴；面色口唇发绀，肝脏肿大者，加当归、红花、丹参活血化瘀；兼痰热实证，必须扶正祛邪，标本同治。

（2）邪陷厥阴

主症：壮热，神昏谵语，四肢抽动，口噤，项强，两目上视，舌红，苔黄腻，脉细数。

病机：邪热炽盛，内陷厥阴，入心则神明失守，可见昏迷，谵妄；入肝则引动肝风，可见抽风惊厥。

治法：平肝息风，清心开窍。

方药：羚角钩藤汤（《重订通俗伤寒论》）合牛黄清心丸（《痘疹世医心法》）加减。

方解：方中羚羊角、钩藤、桑叶、菊花平肝息风；竹茹、贝母清热化痰；茯神安神定志，白芍、甘草、生地滋阴柔肝，缓急止痉。牛黄清心丸清心开窍。

加减：昏迷痰多者，加郁金、胆南星、天竺黄化痰开窍；高热神昏者，加安宫牛黄丸、紫雪丹、醒脑静（静脉滴注）清热开窍。

（四）其他疗法

1. 中成药

（1）小儿肺热咳喘口服液：清热解毒，宣肺止咳。用于热邪犯肺，咳嗽痰多。每次 10～20mL，每日 2～3 次。

（2）儿童清肺口服液：清肺化痰止咳。用于小儿肺经痰热，咳嗽气促，痰多黏稠。每次 5～10mL，每日 2～3 次。

2. 外治法

（1）拔罐疗法：取穴肩胛双侧下部，拔火罐。每次 5～10 分钟，每日 1 次，3～5 日为一疗程。用于肺炎后期湿性啰音久不消失者。

（2）贴敷疗法

1）双柏散：大黄、黄柏、泽兰、侧柏、薄荷各等份，茶水调药末，外敷胸部啰音密集处，每天换药 1 次，用于迁延性肺炎，一般 1 周左右啰音消失。

2）三黄膏：黄芩、黄连、大黄各等份，烘干研细末，过筛后用酒调膏，敷胸背啰音密集处，有退热消炎之功。

五、预防与调护

（一）预防

（1）提倡户外活动，增加小儿抗病能力。衣着要寒暖适宜，注意气候变化。

（2）冬春季节，少带小儿去公共场所，避免受凉及交叉感染而引发疾病。

（二）调护

（1）保持卧室清洁，空气流通，避免直接吹风。

（2）发热时以流质、半流质饮食为宜，给予富有营养的清淡食品，忌食油腻及刺激食品，以防助热生痰。

（3）重症肺炎，加强巡视观察，密切注意体温、呼吸、神情、面色等变化。

第十节　哮喘

哮喘是小儿时期的常见疾病。哮指声响，喘指气息，哮必兼喘，故通称哮喘。临床以发作性喉间哮鸣气促，呼气延长，严重者以不能平卧，呼吸困难，张口抬肩，摇身撷肚，口唇青紫为特征，常在清晨与夜间发作，症状可经治疗或自行缓解。本病一年四季都可发生，尤以冬春两季及气候多变时易于发作。

本病有明显的遗传倾向，常发生于 8 岁之前，其中约一半发生于 3 岁之前。在青春期之前，男孩哮喘的患病率是女孩的 1.5 ~ 3 倍，青春期时这种差别消失。

"哮喘"病名，较早见于《丹溪心法·喘论》提出的"哮喘专主于痰"。《幼科发挥·哮喘》云："小儿素有哮喘，遇天雨而发者。""发则连绵不已，发过如常，有时复发，此为宿疾，不可除也。"本病相当于西医的喘息性支气管炎、支气管哮喘等。

一、病因病机

（一）病因

1. 外因　责之于感受外邪，接触异物、异味以及嗜食酸、甜、腥、辣等。
2. 内因　责之于伏痰，素体脾、肺、肾三脏失调，导致痰饮留伏，隐伏于肺窍，成为哮喘夙根。

（二）病机

本病病位在肺、脾、肾，其发病是外内合邪的结果。所以，本病的发病机理，主要在于痰饮久伏，遇到诱因，一触即发，反复不已。当发作时，则痰随气升，气因痰阻，相互搏结，阻塞气道，肺管因而狭窄，气机升降不利，以致呼吸困难，气息喘促。同时，气体的出入，又引触停积之痰，是以产生哮鸣之声。

1. 基本病机　肺壅痰阻。
2. 发作期病机　小儿先天禀赋不足或后天失养、疾病影响等导致肺、脾、肾三脏虚损。肺失通调水道，津液停聚而成痰；脾不运化水湿则痰湿内生；肾虚不能蒸腾气化，水饮亦可上泛而成痰饮，此三者为哮喘伏痰内生之主因。痰饮形成，日积月累，待机而动。遇到诱因，触动伏痰，痰随气升，气因痰阻，相互搏结于气道，肺壅痰阻，气道因而狭窄，气机升降不利，则出现喘息气急、喉间痰鸣诸症，哮喘发作。

若系外感风寒，内伤生冷，则表现为寒性哮喘；若外感风热，或痰热内伏，则表现为热性哮喘。

3. 缓解期病机　哮喘缓解后，肺壅痰阻之势减缓，进入正虚阶段，尤其是肺、脾、肾三脏虚损，进一步导致痰饮留伏肺窍，进入恢复期。

（1）肺气虚：肺虚则卫外失固，腠理不密，易为外邪所侵，邪阻肺络，肺壅痰阻，气机不利，津液凝聚为痰，则呼吸不利，喉间痰鸣，易反复感冒。

（2）脾气虚：脾主运化水谷精微，脾虚不运，生湿酿痰，上贮于肺，则咳嗽、咯痰，伴纳差、倦怠乏力、大便稀溏。

（3）肾气虚：肾虚不能蒸化水液而为清津，上泛为痰，肺壅痰阻，故动则喘甚，喉间有痰，腰膝酸软，大便清冷。

二、临床表现

临床发作时喘促气急，喉间痰吼哮鸣，呼气延长，严重者以不能平卧，呼吸困难，张口抬肩，摇身撷肚，唇口青紫为特征。常在清晨或夜间发作或加剧。

三、诊断与鉴别诊断

（一）诊断

1. 儿童支气管哮喘诊断标准

（1）反复发作喘息、咳嗽、气促、胸闷，多与接触变应原、冷空气、物理、化学刺激、呼吸道感染以及运动有关，常在夜间和（或）清晨发作或加剧。

（2）发作时双肺可闻及散在或弥漫性，以呼气相为主的哮鸣音，呼气相延长。

（3）上述症状和体征经抗哮喘治疗有效或自行缓解。

（4）除外其他疾病引起的喘息、咳嗽、气促和胸闷。

（5）临床表现不典型者（如无明显喘息或哮鸣音），应至少具备以下 1 项：

①支气管激发试验或运动激发试验阳性。

②证实存在可逆性气流受限，支气管舒张试验阳性或抗哮喘治疗有效。

③最大呼气流量（PEF）每日变异率（连续监测 1 ~ 2 周）≥ 20%。

符合第 1 ~ 4 条或第 4、5 条者，可以诊断为哮喘。

2. 咳嗽变异型哮喘诊断标准

（1）咳嗽持续或反复发作 >4 周，常在夜间和（或）清晨发作，运动后加重，痰少，临床无感染征象，或经较长期抗生素治疗无效。

（2）支气管舒张剂治疗可使咳嗽发作缓解（基本诊断条件）。

（3）有个人过敏史或家族过敏史。

（4）变应原试验阳性可作为辅助诊断。

（5）除外其他原因引起的慢性咳嗽。

（二）鉴别诊断

1. 毛细支气管炎　常见于 2 岁以下婴幼儿，尤以 2 ~ 6 个月婴儿最为多见。常于上呼吸道感染后 2 ~ 3 天出现咳嗽、发热、呼吸困难、喘憋，来势凶猛，但中毒症状轻微。肺部听诊可闻及大量哮鸣音、呼气性喘鸣，当毛细支气管接近完全梗阻时，呼吸音可明显减弱，往往听不到湿啰音。胸部 X 线常见不同程度梗阻性肺气肿和支气管周围炎，有时可见小点片状阴影或肺不张。

2. 支气管肺炎　以发热、咳嗽、痰壅、气急、鼻扇为主症。肺部听诊可闻及细湿啰音，以脊柱两旁及肺底部为多。无过敏史及反复发作的病史。胸部 X 线可见斑点、片状阴影。

四、辨证论治

（一）辨证要点

1. 辨分期、虚实

（1）发作期：发作期哮吼痰鸣，气急喘息，以邪实为主。

（2）缓解期：缓解期哮喘已平，以正虚为主，辨其肺脾肾三脏之不足：气短多汗，易感冒多为肺气虚；形寒肢冷，面白，动则喘息为肾虚；形体消瘦，倦怠乏力，纳差便溏多为脾虚。

2. 辨寒热

（1）寒证：凡咳嗽气喘，咯出白稀痰、泡沫痰，形寒，肢冷，舌淡，苔薄或白腻，属寒喘。

（2）热证：凡咯出黄黏痰，身热面赤，口渴引饮，舌红，苔黄，属热喘。

（二）治疗原则

1. 基本治则　开壅祛痰。发作期攻邪以治其标，缓解期扶正以治其本。

2. 具体治法　发作期治肺为主，分辨寒热虚实、寒热夹杂而随证施治；缓解期调肺脾肾等脏腑功能，消除伏痰夙根。若虚中有实，虚实夹杂，则宜扶正祛邪，标本兼顾。

（三）分证论治

1. 发作期

（1）寒性哮喘

主症：咳嗽气喘，喉间有哮鸣音，痰多白沫，形寒，无汗，鼻流清涕，四肢欠温，面色晦滞，舌淡红，苔白滑，脉浮滑。

病机：风寒外束，引动伏痰，阻滞肺络，气道受阻，故咳嗽气喘，吐白沫痰。痰气相搏，故喉间可闻及哮鸣音。风寒在表，故畏寒无汗，鼻流清涕。痰邪内郁，阳气不能宣畅，故面色晦滞。苔薄白，脉浮滑为风寒夹痰之象。

治法：温肺散寒，化痰定喘。

方药：小青龙汤（《伤寒论》）合三子养亲汤（《韩氏医通》）加减。

方解：常用麻黄、桂枝宣肺散寒；细辛、干姜、半夏温肺化饮；白芥子、苏子、莱菔子行气化痰；白芍配桂枝，有解表和营，缓急平喘之功；五味子与细辛相伍，共达敛肺平喘之力。

加减：痰湿者，加厚朴行气化痰；气逆者，加代赭石降气；便秘者，加全瓜蒌通腑涤痰；咳重者加紫菀、款冬花、旋覆花化痰止咳；若外寒不重，表证不著者，可用射干麻黄汤加减。

（2）热性哮喘

主症：咳嗽哮喘，声高息涌，吐痰黄稠，喉间哮吼痰鸣，胸膈满闷，身热，面赤，口干，咽红，便秘，苔黄腻，脉滑数。

病机：外感风热，引动伏痰，蕴阻肺络，肺气失肃，故咳逆气急，喉中哮吼痰鸣，胸膈满闷，呼气延长。肺内有热，故发热面赤，苔黄腻。肺实则腑气不降，见大便干燥，为痰热蕴肺的实证。痰热内盛是本证的关键。

治法：清肺涤痰，止咳平喘。

方药：麻杏石甘汤（《伤寒论》）合苏葶丸（《医宗金鉴》）加减。

方解：常用麻黄、生石膏、黄芩宣肺清热；杏仁、前胡宣肺止咳；葶苈子、苏子、桑白皮泻肺平喘；射干、瓜蒌皮、枳壳降气化痰。

加减：喘急加地龙清热解痉、涤痰平喘；热重者，加鱼腥草、栀子清肺热；痰多者，加天竺黄、葶苈子、竹沥清化痰热；便秘者，加全瓜蒌、大黄或礞石滚痰丸降逆通腑；若表证不重，喘息咳嗽，痰色微黄，可选用定喘汤。

（3）寒热夹杂

主症：咳喘哮吼，畏寒，发热，鼻塞，流清涕，喷嚏，吐痰黏稠色黄，口渴引饮，大便干结，舌红，苔薄白，脉滑数。

病机：畏寒，鼻塞，打喷嚏，为风寒在表。发热，口渴，咽红，痰黄，大便干结，为里有痰热。此属外寒里热，寒热夹杂之候。多由哮喘发作时里热未清，又感风寒所致。

治法：解表清里，定喘止咳。

方药：大青龙汤加减。

方解：常用麻黄、桂枝、白芍散寒解表和营；细辛、五味子、半夏、生姜蠲饮平喘；重用生石膏、黄芩清泄肺热；生甘草和中；葶苈子、苏子、射干、紫菀化痰平喘。此方尤适宜于外寒内饮，饮郁化热者。

加减：热重加栀子、鱼腥草清其肺热、咳喘哮吼甚加射干、桑白皮、葶苈子泻肺清热化痰；痰热明显加地龙、黛蛤散、竹沥清化热痰。

（4）虚实夹杂

主症：哮喘持续不已，病程较长，面色欠华，常伴发热，咳嗽，喉间有痰，舌淡，苔薄白，或舌红，苔少，脉细弱。

病机：哮喘发作不止，喉间有痰，兼发热口干，此为实证。病程较长，反复发作不已，面色欠华，脉搏细弱，此为虚证。乃肺虚邪恋，肾虚失纳，水泛为痰，为虚实夹杂之候。

治法：泻肺补肾，标本兼顾。

方药：偏于上盛者用苏子降气汤加减。常用苏子、杏仁、前胡、半夏降气化痰；厚朴、陈皮理气燥湿化痰；肉桂温肾化气，以行水饮；配当归活血调营；紫菀、款冬花温润化痰平喘。亦可加人参、五味子益气敛肺。

偏于下虚者用都气丸合射干麻黄汤加减。常用山茱萸、熟地黄、补骨脂益肾培元；怀山药、茯苓健脾益气；款冬花、紫菀温润化痰；半夏、细辛、五味子化饮平喘；麻黄、射干宣肺祛痰平喘。

加减：动则气短难续加胡桃肉、紫石英、诃子摄纳补肾；畏寒肢冷加附片、仙灵脾温肾散寒；畏寒腹满加川椒、厚朴温中除满；痰多色白，屡吐不绝加银杏、芡实补肾健脾化痰；发热咳痰黄稠加黄芩、冬瓜子、金荞麦清泄肺热。

2. 缓解期

（1）肺气虚弱

主症：面色苍白，气短懒言，倦怠乏力，容易出汗，反复感冒，胃纳不香，苔薄白，脉细无力。

病机：肺气不足，故面色苍白，气短懒言，倦怠乏力。肺虚皮毛不固，故自汗盗汗，容易感冒及诱发哮喘。

治法：补肺固表，开壅祛痰。

方药：玉屏风散（《丹溪心法》）加减。

方解：本方黄芪益气固表为君；白术健脾益气为臣；防风祛风固表为佐。

加减：自汗多者，加龙骨、牡蛎、浮小麦敛汗；咽红口干，手足心热，舌红，苔少或花剥者，加北沙参、麦冬、五味子滋肺阴；腹胀加木香、枳壳、槟榔理气降气。

（2）脾气虚弱

主症：面色萎黄，虚浮少华，倦怠无力，时有痰鸣，舌淡，苔少，脉缓无力。

病机：脾气虚损，化源不足，不能上荣于面则面色萎黄，虚浮少华；脾主肌肉，脾虚则肌肉失养而倦怠无力；脾虚痰浊内生，上储于肺则时有痰鸣；舌淡，苔少，脉缓无力为脾虚之象。

治法：健脾益气，开壅祛痰。

方药：六君子汤（《医学正传》）加减。

方解：四君子汤健脾益气，陈皮、半夏燥湿化痰。

加减：痰多加桂枝、细辛温化痰饮；纳谷不香加焦神曲、谷芽消食助运；腹胀加木香、枳壳理气消胀；便溏加山药、炒扁豆健脾化湿。

（3）肾气虚弱

主症：畏寒肢冷，动则气短，面色白，自汗，食少，遗尿或夜尿增多，舌淡，苔白，脉沉细。

病机：肾阳虚不能运行阳气输布全身，故畏寒，肢冷，精神疲乏；肾气失纳，故动则气短；肾气不固，故遗尿或夜尿增多；舌淡，苔白，脉沉细均为肾气受损之象。

治法：益肾固本，开壅祛痰。

方药：金匮肾气丸（《金匮要略》）加减。

方解：附子、肉桂温补肾阳；山茱萸、熟地黄补益肝肾；山药、茯苓、泽泻健脾化痰利湿。

加减：虚喘明显加蛤蚧、红参、冬虫夏草补肾纳气；咳嗽重加款冬花、紫菀止咳化痰；夜尿多者，加益智仁、补骨脂、菟丝子补肾固摄。

（四）其他疗法

1. 中成药

（1）桂龙咳喘胶囊：止咳平喘。每次10g，每日2次。用于热性哮喘。

（2）固本咳喘片：固摄止喘。每次2～3片，每日3次。用于痰涎壅盛，久咳不愈者。

2. 外治法白芥子、延胡索各12g，甘遂、细辛各6g。共研细末，分成3份，每隔10天使用1份。用时取药末一份，加生姜汁调稠如5分钱硬币大，将其置于纱布上，分别贴在定喘、肺俞、心俞、膈俞、膏肓、膻中等穴，并以胶布固定，2～4小时后揭去，小儿可根据体质酌情调整贴敷时间，一般为30分钟至2小时，正午时分最佳。若贴后皮肤发红，局部出现小疱疹，或皮肤疼痛有烧灼感，可提前揭去。贴药时间为每年夏天的初伏、中伏、末伏，冬天的一九、二九、三九，连用3年。除用于预防和治疗哮喘外，还可以治疗肺炎、气管炎、鼻炎、反复呼吸道感染，疗效较好。

3. 经验方

（1）麻黄3～6g，炙紫菀5～10g，清半夏3～6g，炙桑白皮10～15g，苏子3～5g，炒杏仁3～5g，黄芩5～10g，甘草3～5g，蝉蜕3～5g，地龙3～5g，葶苈子3～5g，莱菔子3～6g，车前子3～6g，水煎服。用于热性哮喘。

（2）射干5g，麻黄3g，细辛1g，炙紫菀10g，炙款冬花10g，五味子5g，清半夏5g，苏子3g，葶苈子5g，车前子3g，水煎服。用于寒性哮喘。

五、预防与调护

（一）预防

（1）重视预防复发，避免各种诱发因素，适当进行体育锻炼，增强体质。

（2）注意气候影响，做好防寒保暖工作。尤其气候转变或换季时，要预防感冒诱发哮喘。有外感病证要及时治疗。

（3）有哮喘病史者，不易剧烈活动，以免诱发哮喘。

（二）调护

（1）居室宜空气流通，阳光充足。冬季要保暖，夏季要凉爽通风。避免接触特殊气味。

（2）饮食宜清淡而富有营养，忌进食生冷油腻、辛辣酸甜以及海鲜鱼虾等容易导致过敏的食物，以免诱发哮喘。

（3）注意心率、脉象变化，防止哮喘大发作。

第十一节 厌食

厌食是指小儿较长时期见食不贪，食欲不振，甚则拒食的一种常见病症。西医亦称为厌食。若是其他外感、内伤疾病中出现厌食症状，则不属于本病。

一、诊疗

（一）病因病机（图 6-1）

形成本病的病因较多。小儿时期脾常不足，加之饮食不知自调，挑食、偏食，好吃零食，食不按时，饥饱不一，或家长缺少正确的喂养知识，婴儿期喂养不当，乳食品种调配、变更失宜，或纵儿所好，杂食乱投，甚至滥进补品，均易于损伤脾胃。也有原本患其他疾病脾胃受损，或先天禀赋脾胃薄弱，加之饮食调养护理不当而成病。因此，本病多由于饮食不节喂养不当而致病，其他病因还有他病失调脾胃受损、先天不足后天失养、暑湿熏蒸脾阳失展、情志不畅思念伤脾等，均可以形成本病。

厌食的病变脏腑在脾胃，发病机制总在脾运胃纳功能的失常。胃司受纳，脾主运化，脾胃调和，则口能知五谷饮食之味。小儿由于以上各类病因，易造成脾胃受损运纳功能的失常。因病因、病程、体质的差异，证候又有脾运功能失健为主与脾胃气阴不足为主的区别。厌食为脾胃轻症，多数患儿病变以运化功能失健为主，虚象不著，因饮食喂养不当，或湿浊、气滞困脾，脾气失展，胃纳不开。部分患儿素体不足，或病程较长，表现虚证，有偏气虚、有偏阴虚者。脾为阴土，喜燥而恶湿，得阳则运；胃为阳土，喜润而恶燥，以阴为用。故凡脾气、胃阴不足，皆能导致受纳、运化失职而厌食。

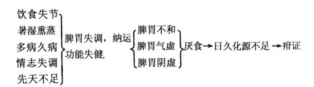

图 6-1 病因病机示意

（二）诊断

1. 辨病

（1）诊断要点

1）长期不思进食，厌恶摄食，食量显著少于同龄正常儿童。

2）可有嗳气、泛恶、脘痞、大便不调等症，或伴面色少华、形体偏瘦、口干喜饮等症，但精神尚好，活动如常。

3）排除其他外感、内伤慢性疾病。

（2）鉴别诊断：厌食要与食积、疳病、疰夏相鉴别。

1）食积：为乳食停积中脘所致，除食欲不振，不思乳食外，伴见嗳气酸腐，大便酸臭，烦躁多啼，脘腹胀满疼痛等症，有伤食病史。厌食患儿不思进食，所进甚少，故多无腹胀疼痛等症。

2）疳病：有食欲不振，但亦有食欲亢进或嗜食异物者；其形体明显消瘦，病可涉及五脏，出现烦躁不安或萎靡不振，以及舌疳、眼疳、疳肿胀等兼证。厌食则多形体正常，或略瘦，未至羸瘦程度，为脾之本脏轻症，一般不涉及他脏。

3）疰夏：亦有食欲不振，发病有季节性，有"春夏剧，秋冬瘥"的特点，秋凉后自行转愈，伴全身倦怠乏力，大便溏薄，或有身热、苔厚腻等。

2. 辨证

厌食患儿一般症状不多，辨证要区别以运化功能改变为主，还是脾胃气阴不足之象已现。脾运失健证除厌食主症外，其他症状不多，无明显虚象。脾胃气虚证伴面色少华、形体偏瘦等气虚证象；脾胃阴虚证伴口舌干燥、食少饮多等阴虚证象。若因症状不多而辨证困难时，可重点从舌象分析证候。

（1）辨病史：厌食患儿症状不多，要问初生是否胎怯，喂养史中有无喂养不当，饥饱不均。既往史中曾患哪些疾病，教育方法是否妥当，追寻发病与以上因素的联系，可以明确病因。

（2）辨证候：若嗳气、恶心、苔腻，多食后脘腹作胀呕吐，形体尚可者，多属脾运失健；食而不化，大便偏稀，伴面色萎黄，精神萎靡者，多属脾胃气虚；食少饮多，大便干结，伴口干、面色欠华、皮肤不润者，多属胃阴不足。

（3）辨舌象：脾运失健者，舌质多正常，苔腻；湿浊重者为厚腻苔；食滞重者为垢腻苔；偏气虚者，舌淡少津，苔薄白；偏阴虚者，舌红少津，少苔或花剥。

（三）治则

本病治疗，以"脾健不在补贵在运"为原则。宜以轻清之剂解脾气之困，拨清灵脏气以恢复转运之机，使脾胃调和，脾运复健，则胃纳自开。运脾疗法对厌食十分重要，要达到运脾，必须消除导致脾胃郁困的病理因素，如脾湿、食积、气郁、郁热等；若有虚象，应根据病情予以健脾、养胃、益气、育阴。又由于脾胃为相辅相成、相反相佐的2个脏腑，如脾喜燥恶湿，胃喜湿恶燥，脾主升清，胃主降浊，因此，化湿不可过于香燥，清热不可过于苦寒，行气不可过于窜烈，健脾不可壅补，养阴不宜滋腻。治疗厌食贵在调理脾胃，而用药之道贵在中和。脾运失健证固当以运脾开胃为治。若是脾胃气虚证，亦当注意健脾益气而不壅补碍胃，同时佐以助运开胃之品；若是脾胃阴虚证，亦当注意益阴养胃而不滋腻碍脾，同时适加助运开胃之品。在药物治疗的同时应注重饮食调养，纠正不良的饮食习惯，才能取效。

（四）辨证论治

厌食的治疗，关键在运脾不在补脾。脾主运化，小儿脾常不足。较易患脾胃病症，若专用补益，易于阻滞气机；峻削消导又损伤脾之正气，故应以调和脾胃转运中焦气机为主，使脾运复健则胃纳可开。同时根据不同证型的临床表现分别佐以不同治法。还必须配合饮食调理，食疗与药疗相结合，才能收到良好效果。

1. 乳食壅滞

主症：纳呆厌食，呕吐乳食，口中有乳酸味，腹胀不适，大便酸腐，舌苔厚腻，脉弦滑，指纹紫滞。

治法：消食导滞。

方药：保和丸加减。

法半夏6g，茯苓9g，陈皮3g，连翘9g，莱菔子6g，鸡内金6g，枳壳6g，焦三仙各6g，厚朴3g。每日1剂，水煎服（以5岁为例）。

2. 脾胃虚弱

主症：纳呆厌食或拒食，稍进饮食则大便稀溏或夹有不消化残渣或奶瓣，神疲倦怠，面色萎黄或㿠白，形体偏瘦，舌质淡胖嫩、苔白或薄腻，脉细弱无力，指纹淡红。

治法：健脾开胃。

方药：香砂六君子汤加减。

党参6g，茯苓9g，白术6g，甘草3g，法半夏6g，陈皮2g，砂仁3g，木香3g（后下），焦三仙各6g。每日1剂，水煎服。（以5岁为例）。

3. 痰湿中阻

主症：纳呆厌食，形体虚胖，面色黄，经常呕吐痰涎，心下痞满，大便溏，舌质淡苔白腻，脉濡滑，指纹淡红。

治法：燥湿化痰，健脾开胃。

方药：二陈汤加味。

法半夏 6g，陈皮 3g，茯苓 9g，甘草 3g，砂仁 3g（后下），枳壳 5g，炒麦芽 9g。每日 1 剂，水煎服（以 5 岁为例）。

4. 虫积伤脾

主症：面色苍黄，肌肉消瘦，精神不安，不思饮食或嗜食异物，睡时磨牙，肚腹胀大，时时腹痛，大便不调，可见虫体，巩膜蓝斑，面有白斑，唇口起白点，脉多弦细。

治法：驱虫消积，健运脾胃。

方药：使君子散加槟榔、神曲、麦芽、山楂、鸡内金等。

使君子 6g，苦楝子 5g，芜荑 6g，槟榔 3g，神曲 6g，麦芽 6g，山楂 3g，鸡内金 6g，甘草 3g。每日 1 剂，水煎服（以 5 岁为例）。

加减法：俟虫尽积消之后，再用五味异功散加麦芽 12g、山楂 5g 调理脾胃，增加食欲。若体质过虚，则去苦楝子、芜荑、槟榔，加太子参 10g、茯苓 10g、白术 10g 以攻补兼施。

5. 胃阴不足

主症：纳呆不欲食，口干多饮，皮肤干燥，缺乏润泽，大便多干结，舌质偏红而干苔多光剥或舌光红少津，脉细数。

治法：养胃育阴。

方药：养胃增液汤加减。

石斛 9g，沙参 9g，玉竹 9g，白芍 3～6g，甘草 3g，焦三仙各 6g，天花粉 6g。每日 1 剂，水煎服（以 5 岁为例）。

（五）随证处理

（1）在脾失健运证型中，舌苔白腻加半夏 5g，佩兰 5g；舌苔黄腻加薏苡仁 15g，青蒿 15g；腹胀便干加枳实 5g，厚朴 5g；大便偏稀加山药 10g，焦建曲 10g；乳食不化加麦芽 10g，莱菔子 10g。

（2）在脾胃气虚证型中，舌苔白腻加苍术 10g，扁豆 10g；脘腹作胀加木香 5g，香附 5g；大便稀溏加煨姜 5g，益智仁 10g；水谷不化加山药 10g，焦山楂 10g；多汗易感加黄芪 15g，防风 5g。参、芪为益气要药，非气虚者不用或少用，因参、芪甘味厚腻，有壅滞之弊，用之不当，或用之过量，不但不能健脾，反而碍胃，应予注意。不可一见脾虚，就用参、芪。若大便稀溏，日 3～4 次，可加炮姜 5g，益智仁 10g，煨诃子 5g。

（3）在脾胃阴虚证型中，脾气薄弱加山药 10g，扁豆 10g；口渴引饮加天花粉 10g，芦根 15g；大便秘结加火麻仁 10g，瓜蒌子 10g；阴虚内热加牡丹皮 10g，知母 10g；夜寐不宁加酸枣仁 10g，莲子心 10g。

（六）预后转归

本病及时、正确治疗，大多预后良好。但若病情严重，治疗失当，病久不愈则可导致严重的营养不良，体力衰减及神经精神异常，严重影响患儿的生长发育，甚至危及生命。

（七）预防与调护

（1）对儿童，尤其是婴幼儿，要注意饮食调节，掌握正确的喂养方法，饮食起居按时、有度。

（2）对先天不足，或后天病后脾弱失运的患儿，要加强饮食、药物调理，使之早日康复。

（3）厌食矫治，不可单纯依赖药物。必须纠正不良的饮食习惯，如贪吃零食、偏食、挑食，饮食不按时等。

（4）注意少进肥甘厚味、生冷干硬之类食品，更不能滥服补品、补药等。

（5）食物不要过于精细，鼓励患儿多吃蔬菜及粗粮。

（6）对患儿喜爱的某些简单食物，如豆腐乳、萝卜干等，应允其进食，以诱导开胃。

（八）疗效评定

1. 治愈食欲显著增强，食量增加。
2. 好转食欲好转，食量略有增加。
3. 未愈食欲未见改善。

二、名家名医经验方

（一）詹起荪——脾虚夹湿厌食方治痰湿中阻

组成：厚朴花 5g，郁金 5g，淡芩（炒）2g，白术（炒）5g，枳壳（炒）2g，大腹皮 6g，茯苓 9g，神曲 6g。

主治：厌食。症见长期胃纳不思，面色萎黄，形体较瘦，时有胸闷不舒，脘腹作胀，时感口淡无味，大便粗糙不化或溏薄不化，溲黄，肢倦乏力，舌苔薄白腻，脉濡细。

（二）刘弼臣——调中进食汤治脾虚肝亢

组成：丁香 3g，代赭石 10g（先煎），白芷 5g，青皮 3g，炒山楂 10g，香稻芽 10g，陈皮 3g。

主治：小儿厌食症见厌食拒食，性急心烦，发锌测定较低。

加减：如性急心烦甚者，加柴胡 10g、栀子 1.5g；睡眠不实者，加酸枣仁 10g、法半夏 3g、钩藤 10g；腹胀拒食者，加枳壳 5g、炒厚朴 3g、大腹皮 10g；口干作渴者，加葛根 10g、天花粉 10g；大便秘结者，加火麻仁 10g、郁李仁 10g；面黄形瘦者，加太子参 10g，黄精 10g。若胃阴不足，舌呈地图，苔剥者慎用。

（三）王静安——乌梅汤加减治虫积

组成：乌梅 6g，细辛 1.5g，炒川椒 3g，当归 6g，槟榔 3g，炒麦芽 10g，炒谷芽 10g，苏梗 6g，黄连 3g，白蔻仁 3g，木通 9g，炒川楝 9g。

主治：虫积。证见面色苍黄，肌肉消瘦，纳差，或嗜食异物，睡时磨牙，腹胀大，时腹痛，大便不调，面有白斑，唇口起白点，脉弦细。

加减：如呕吐，加姜汁 2 滴于药中，俟虫安后，用五味异功散健胃。

（四）舒鸿年——舒氏验方治脾气虚

组成：茯苓 12g，炒扁豆 12g，焦白术 9g，焦神曲 9g，山楂 9g，鸡内金 9g，大腹皮 9g，木香 3g，枳壳 4.5g，陈皮 4.5g。

主治：小儿厌食证属脾气虚者。症见纳呆厌食，时有腹痛，大便溏，苔薄腻，脉左弦右细。

加减：夹虫积者，加使君子肉 9g、槟榔 6g、川楝 6g。

（五）王鹏飞医案——肝胃不和，脾虚胃弱

杨某，男，13 岁。

主诉：5 个月来厌食，一个月来食后即吐。

现病史：5 个月前在家因挨打后拒食，约一周时间只吃青枣不进食，自此有时烦躁起急，无故吵闹，厌食恶心。4 个月前因食生冷患痢疾一次，经服药治愈，但食欲仍一直很差。近 1 个月来自诉胃脘胀满，咽部有异物感，半月来上腹部痛，喜按，与饮食无关，无泛酸，不思食，食后即吐。病后无黑便史，曾多次在院外治疗，服中西药、捏脊均无效，入院后给随意饮食，多种维生素、溴化新斯的明口服。经常一天只吃一条黄瓜，因此，给静点葡萄糖溶液来维持。

体查：面黄肌瘦，营养极差，精神弱，腹平软，无明显压痛，肝脾未及，四肢发凉，体重 26.5kg，苔薄白、舌尖红，舌中乳头平，上腭淡黄，脉弦细。

化验：末梢血检查，有轻度贫血，尿、大便常规均正常，谷丙转氨酶小于 100 单位，颅骨 X 线平片：蝶鞍侧位未见异常，胸部透视正常。胃肠钡餐造影：除胃蠕动较缓外，无其他异常。

西医诊断：神经性厌食。

辨证：肝胃不和，饮食不节，日久脾虚胃弱。

治法：行气和胃健脾。

方药：黄精 12g，建曲 10g，焦术 10g，何首乌 10g，砂仁 4g，草蔻 6g，化橘红 10g。

经 3 次复诊，服药 7 剂后，精神好转，食欲大增，但有时呃逆，睡眠欠佳，苔少、舌质稍红，脉弦数。再拟下方服用：

黄精 12g，焦术 10g，草蔻 6g，砂仁 4g，建曲 12g，竹茹 6g。

六诊：服上方 11 剂后，精神食欲均好，见胖，面色稍好转，苔薄白、舌尖边红，上腭黄红，脉弦数。继服下方 3 剂：

青黛 3g，紫草 10g，建曲 10g，砂仁 6g，草蔻 6g，焦术 6g。

七诊：面色明显好转，苔薄白、舌边尖红，上腭后黄中柱紫，脉弦数。再服药 3 剂：

黄精 12g，焦术 10g，草蔻 6g，建曲 12g，丁香 1.5g，木瓜 10g。

八诊：住院一月余，带药出院，出院后 3 天复查，每餐可吃三两，面色渐红润，长胖，舌苔薄白、舌尖边红，上腭红黄有红点，脉弦缓。按下方继服：

黄精 12g，建曲 12g，化橘红 10g，千年健 12g，砂仁 4g，焦楂 10g，竹茹 10g。

停药观察一个月后追访，面色已红润，每餐可吃三四两，见胖，体重 30.5kg，较入院时增加 4kg。

此例患儿神经性厌食，曾服中西药未效，后用王老医生清热行气、和胃健脾法服 4 剂药后，每餐已能吃二两，服 18 剂药后，面色好转已见胖，共治疗 46 天，体重增加 4kg，面色红润，食量见增，每餐可吃三四两而停药。患儿厌食由情志所致，故王老医生在辨证中考虑是肝胃不和，用药中除建曲、化橘红、砂仁、草蔻、焦楂、木瓜、焦术等调理脾胃之药外，另用平肝凉血之药如青黛，因病久脾胃已虚弱，故又用黄精、紫草补养气机，千年健以强壮筋骨，和胃行气而收功效。

（六）董廷瑶医案—营卫不和，脾胃不和

尹某，男，2 岁。

初诊：患儿体质薄弱，面色萎黄，容易感冒出汗。近来胃口不开，舌苔薄润，大便间隔，时有鼻衄。

辨证：营卫不和，影响脾胃不和。

治法：调和营卫，促醒胃气。

方药：治用桂枝汤加味。

桂枝 3g，炒白芍 6g，生姜 2 片，红枣 3 枚，甘草 3g，陈皮 3g，赤芍 9g，炒藕节 9g，黑山栀 9g，炒谷芽 9g。水煎服，日 1 剂。

二诊：服药 6 剂后，营卫已和，胃气已动，鼻衄亦止，汗出减少，二便通调。仍以原法为主：

桂枝 3g，炒白芍 6g，生姜 2 片，红枣 3 枚，甘草 3g，陈皮 3g，石斛 9g，炒谷芽 9g，炒藕节 9g，佛手 6g。

再进 6 剂，胃和便调，食量增加，而告痊愈。

小儿厌食症，目前临床上比较多见，以其独生子女、溺爱逾常，家长希求其健康发育，凡事百依百顺，唯恐其饿，又虑营养不够，慢进滋补，久之阻碍摄纳，反令食欲不振。不食强喂，越喂胃越呆，或打骂孩子，造成小儿精神紧张，营养紊乱，久之而致面色无华，体重减轻，大便秘结，时有发热，容易感冒，舌红苔少等。

董氏认为，小儿厌食症既无积可消，又虚不受补。桂枝汤调和营卫，是一体质改善剂、强壮剂、神经安定剂，或中焦虚寒，化源不足，又是健运脾胃的调节剂。脾胃主一身之营卫，营卫主一身之气血。小儿因营卫不和，影响脾胃之气机，脾胃不和则不欲饮食，所以其治疗清既不宜，补又不合，故用桂枝汤调和营卫，以促醒胃气，使之思食。董氏称这种方法为"倒治法"。服药方法：桂枝汤原方药味随症加味，药量酌减，每剂药水煎 2 次，药液兑和，随时服用，每日 1 剂。

（七）刘弼臣医案——脾虚肝亢

某患儿，女，4 岁。

初诊：近 3 个月来厌食拒食，若强与之则呕吐。平素性情执拗，急躁易怒，夜寐不安，嗜饮酸乳、可口可乐等。大便溏薄。曾在某医院做木糖试验及尿淀粉酶、发锌、小肠吸收功能测定等，均低于正常儿童。诊为小儿厌食症，经多方治疗效不佳。患儿面包微黄，舌质微红，苔薄白，脉弦细。

辨证：脾虚肝亢。

治法：平肝调胃。

方药：代赭石 10g（先煎），白芍 10g，焦山楂 10g，炒白术 10g，枳壳 6g，防风 5g，白芷 4g，青、陈皮 3g。

上方服 5 剂后，食欲增加，不呕吐，夜眠安和，仍有烦躁。续进原方去白芍，加钩藤 10g、香稻芽 10g，调理而愈。

（八）董国立医案——乳食壅积

李某，男，4 岁。

初诊：细问病情，得知 1 岁时家长为了使其健壮，加乳带食，每天除给 1 斤牛奶外，加鸡蛋 2 个，瘦肉 30g，鱼 1 小块，虾米 2 个，米饭 60g，另外尚有各种肉松、虾松、巧克力、果汁、鲜货水果等，最初吃得很多，以后经常大便干燥，干如棋子，四五天不解一次，整天恶心、欲吐。对食物全部厌烦不吃，只要求吃雪糕、冰淇淋。

辨证：乳食壅积，脾胃不和。

治法：消导健脾，运化脾胃，通畅气机。

方药：二陈汤及大和巾饮加减，药用：半夏、陈皮、白术、云苓、木香、厚朴、枳壳、槟榔、砂仁、焦三仙、甘草。

再诊：4 剂药后，病情明显好转，以后继服数剂，并嘱每天改食大米及绿豆烂稀饭加少许白糖，每食给少许咸菜。共服药半年多，大便恢复正常，饮食增加。1 年后随访，体质健壮，体重增加。

小儿厌食，临床最为常见。临床中体会现今诸多小儿厌食病症与家长均有密切关系。最突出表现在乳儿喂养和对儿童娇生惯养，过分营养方面。有的是给乳过多，有的是给冷食黏腻过多，有的是给油炸食物过多，可造成脾胃虚弱、功能失常而厌食。

在治疗上应该抓住消导健脾，运化脾胃，通畅气机这一治则。初起厌食病浅者用二陈汤及大和中饮加减，必须掌握消导运化，动而不守，为气机运化的主要关键。

（九）周天心医案——脾胃虚弱

刘某，男，5 岁。不欲饮食半年，饭量少，食无定时，常困倦乏力。现面色不荣，形瘦体弱，二便正常，舌质淡，苔薄，脉缓无力。

辨证：脾胃虚弱。

治法：益气和中，健脾强胃。

方药：党参 9g，土炒白术 9g，茯苓 9g，甘草 1.5g，鸡内金（洗净用瓦焙干，研细冲服）6g，焦三仙各 9g，砂仁 5g，陈皮 10g，炒扁豆 15g，炒薏仁 15g。

用法：先取 2 剂，共研粗末，纱布包煎（温水），分少量多次服。服 2 剂后食量稍增，余症如故。继服 2 剂后，面色转润，食量大增，无倦怠之意。嘱其要合理喂养、注意饮食习惯，以营养调理，不再服药。

食欲不振是因脾胃虚弱所致。脾虚者，易被食所积，易被湿所困。故治疗应补中兼有消食、燥湿，方能收到满意的效果。方中党参、土炒白术甘平温，专于补脾益气，尤治脾虚少食；茯苓、炒薏仁甘淡，健脾补中，利水渗湿；合砂仁、陈皮辛温，温脾健胃，化湿行气；配炒扁豆甘微温，化湿健脾；辅焦三仙、鸡内金辛平，消食和中，益脾健胃；甘草甘平，补中益气，缓和诸药。以上各药共用，补中有健，燥化兼顾，行消结合，是为健脾强胃、益气和中之良方，尤专治脾胃虚弱之食欲不振。

治疗期间，配合捏脊疗法。关于食欲不振的治疗，服药固然重要，但倘若平时不注意合理喂养、饮食习惯、进餐环境，也会徒劳无功。

（十）单方验方

（1）鸡内金粉每服 0.5～2g，每日 3 次，用于乳食壅滞之厌食。

（2）苍术、陈皮、鸡内金、谷芽，研极细末，适量蜂蜜调和，开水冲服，2 岁以下每次 1g，3～5 岁每次 1.5g，1 日 3 次。半月 1 个疗程，共服 2 个疗程。用于脾运失健证。

（3）水红子（炒），每周岁 5g，水煎服。用治饮食积滞之厌食。

（4）山药 10g，山楂、鸡内金、白扁豆各 5g，甘草 4g。加水煎沸 15 分钟，滤出药液，再加水煎 20 分钟，去渣，两煎液兑匀，分服，日 1 ~ 2 剂。用于食滞伤脾之厌食。

（5）鸡蛋 1 个，蜈蚣粉 2g，将蜈蚣粉装入鸡蛋内，搅匀，煨熟，分次食服，日 1 剂。用于厌食症。

（6）鸡内金、莱菔子等份，分别研粉，然后混合再研，过 100 目筛，水泛为丸如莱菔子大，晒干瓶装。以塑料袋分装，每袋 30g，封口。10 岁以下儿童每服 1 ~ 2 次，开水送服。用治小儿厌食证各型。

扫码领取
·中医理论
·养生方法
·健康自测
·书单推荐

第七章

· · ·

神经系统及精神疾病

第一节 癫痫

癫痫是一组由不同病因所引起的脑部神经元高度同步化异常放电所致，以发作性、短暂性、重复性及通常为刻板性的中枢神经系统功能失调为特征的综合征。根据所侵犯神经元的部位和发放扩散的范围，脑功能失常可表现为运动、感觉、意识、行为、自主神经功能等不同障碍，或兼而有之，常反复发作。癫痫是常见的神经系统疾病，其患病率为 0.5% ~ 1%。

本病病因分先天因素和后天因素 2 种。本病病机复杂，大体概括为痰、热、惊、风、虚、瘀等致病因素，造成人体脏腑功能失调，痰浊阻滞，气机逆乱，痰凝气滞血瘀，肝风内动，风热痰瘀互结，闭阻窍络。心、肝、脾、肾损伤是癫痫的发病基础；痰浊蒙蔽清窍，壅塞经络为发病的直接原因。

一、临床表现

大多为间歇性、短时性和刻板性发作。患者多有家族史，每因惊恐、劳累、情志过激等诱发。临床常见发作类型有癫痫大发作、小发作、局限性发作、精神运动性发作。

1. 大发作　约半数患者有先兆症状：肢体麻木、疼痛、手指抽动、突感恐惧，历时数秒，继之发出尖叫，神志丧失而跌倒于地，肢体强直，两眼上翻或偏向一侧。经 30s 左右，则四肢及面部肌肉强烈抽动，口吐白沫，1 ~ 2min 停止之后渐渐进入深睡；2h 后，意识清醒，则头昏、疲乏。癫痫大发作短期内呈持续性，患者始终处于昏迷状态，称为癫痫持续状态。常伴有体温升高，若不及时抢救，终止发作，患者将因衰竭而死亡。

2. 小发作　多见于儿童，有短暂的意识丧失，1 ~ 2s 即过，长者可达数十秒。临床上常表现为面色苍白、动作中断、直视呆立不动、呼之不应、手持物落地。发作过后，可继续原来的活动。

3. 局限性发作　多为继发性癫痫。抽搐常限于一个肢体或一侧肢体，发作由手指、面部（尤其是口角）或足趾开始，逐渐向远端蔓延。

4. 精神运动性发作　常见于成年人，其特点为发作性精神活动障碍，持续数分钟至数小时不等，有时可长达数日后症状突然消失，过后患者对发作情况一无所知。

二、诊断要点

（1）有反复发作的癫痫症状。

（2）脑电图检查有癫痫波。

（3）排除癔症性抽搐与昏厥、低钙血症抽搐、破伤风抽搐等病症。

三、辨证施治

1. 发作期对处于发作期的患者，首先应区分阳痫和阴痫。阳痫偏于实热，阴痫偏于虚寒。

（1）辨证分型

①阳痫：猝然仆倒嚎叫，声尖而高，瞬息不省人事，项背强直，手足抽掣有力。面色初为潮红或紫红，继之转为青紫或苍白，口唇暗青，两目上视，牙关紧闭，口中溢出大量白色涎沫，甚则二便自遗。移时苏醒，亦有醒后嗜睡或躁动不安、神志错乱。舌质红、苔白腻或黄腻，脉弦数或弦滑。

②阴痫：发病时面色晦暗青灰而黄，手足清冷，双目半开半合，或抽搐时作，或失神呆滞，不动不语，两眼发直或上视，手中物件掉落，也可伴有眼睑、颜面或肢体的颤动和抽动，发作后对上述症状全然不知，多一日频作十数次或数十次，舌质淡、苔白腻，脉沉细而迟。

（2）针灸治疗

治法：发作期治疗以醒神开窍、止痉定痫为主，阳痫辅以清热化痰、熄风定痫，用泻法；阴痫辅以温阳除痰、顺气定痫，用补法，并可施灸。以督脉穴为主。

主穴：百会、大椎。

方义：癫痫发作期以神志不清、肢体抽搐为主，针刺选穴多以督脉穴为主，因督脉"入络脑"，"总督一身之阳气"，如督脉经气阻滞，则可发生项背强直、癫痫发作。百会是足太阳膀胱经与督脉交汇点，膀胱经与督脉交汇于百会后络于脑，循脊柱两侧下行，故取百会穴具有清脑醒神、熄风止痉的作用。大椎是手、足二阳经与督脉之会穴，能通调诸阳经之气. 可清泄风阳、宁神醒脑、熄风安神、通督醒志而止抽搐。

加减：阳痫者，加合谷、印堂、风池以助清热之效，加阳陵泉、太冲以泻肝胆经气、制肝气横逆达熄风定痫之用。痰盛者，加丰隆以涤痰。阴痫者，加气海、足三里、中脘、鸠尾艾灸，以温阳除痰、顺气定痫。

操作：诸穴常规针刺。进针后行捻转或提插补泻手法，阳痫行泻法，阴痫行补法。须灸治者行艾条熏灸，以皮肤红晕为度。复苏之后转入休止期治疗。

2. 休止期

（1）脾虚痰盛：痫止后食欲不振，腹部胀满，大便溏薄，精神疲惫，神疲乏力，形体瘦弱，咳痰或痰多，或恶心泛呕，或胸胁痞闷。舌质淡、苔白腻，脉濡滑或细弦。

治法：健脾化痰。以督脉、任脉、足阳明经及相应背俞穴为主。

主穴：脾俞、肾俞、关元、足三里、百会、中脘、丰隆。

方义：本证之本在于脾虚失运，故取脾俞、肾俞培补元气。足三里可运化水谷、生精化血，对真元亦有裨益；百会、关元属任督二脉，能壮气以运血，使气血充盈、生化有源；取中脘、丰隆以涤痰浊。诸穴共伍，以奏健脾化痰之功。

加减：恶心泛呕者，配上脘；胸闷者，配内关；乏力、神疲者，配百会，加灸。

操作：百会沿皮刺。进针得气后行捻转补泻手法。百会加灸时，可用艾条熏灸。余穴常规针刺。每日1次，7～10次为一疗程；疗程间隔3～5d。

（2）肝火痰热：素日心烦急躁，每因焦急郁怒诱发本病，痫止后，仍然烦躁不安，胸胁乳房胀痛，口苦而干，失眠，便秘溲赤，或咳痰胶稠。舌质偏红、苔黄，脉弦数。

治法：清肝泻火，化痰开窍。以手足厥阴、足少阳、足阳明及相应背俞穴为主。

主穴：风池、肝俞、肾俞、行间、侠溪、丰隆、内关。

方义：风池能疏泄浮阳，配行间、侠溪，泻肝胆上亢之虚阳，是治标之法，更取背俞调补肝肾，而治其本。取丰隆以化痰浊，取内关以清心火。诸穴共伍，以达清肝泻火、化痰开窍之功。

加减：口苦者，配胆俞、日月；失眠者，配心俞；大便秘结者，配支沟。

操作：日月、风池斜刺，行间、侠溪、丰隆、内关、支沟直刺。进针得气后行提插捻转补泻手法，留针 30min。每日 1 次，7 ~ 10 次为一疗程，疗程间隔 3 ~ 5d。

（3）肝肾阴虚：痫病频发之后，神志恍惚，面色晦暗，头晕目眩，两目干涩，耳轮焦枯不泽，健忘失眠，腰膝酸软，大便干燥。舌质红、苔薄黄，脉沉细而数。

治法：滋养肝肾。以足少阴、足厥阴、足太阴及相应背俞穴为主。

主穴：太溪、太冲、肝俞、肾俞、三阴交、膈俞。

方义：久病不愈，肝肾阴虚，"五脏有疾也，当取之十二原"，肾为一身阴液之本，受五脏六腑之精而藏之，取肾经原穴太溪，补肾填精；肝藏血，主枢机，取肝经原穴太冲，养血柔肝，平肝熄风，配合肾俞、肝俞以滋肾益精血，平熄内风。三阴交为脾、肝、肾三经交会穴，能补助阴血，阴不足而阳偏亢之证皆可取本穴，配血会膈俞，则阴血可补，虚火可收。

加减：头晕，配百会；健忘失眠，配神门；大便干燥，配巨虚。

操作：太溪、太冲、三阴交、神门、上巨虚直刺；百会沿皮刺。进针得气后行提插补泻手法，太冲、风池、上巨虚平补平泻，余穴行补法，留针 30min。每日 1 次，7 ~ 10 次为一疗程，疗程间隔 3 ~ 5d。

四、其他疗法

1. 针挑疗法

处方：长强上 0.5 寸、1 寸、1.5 寸 3 处作挑点。

操作：以三棱针挑断腧穴皮下纤维，每次挑 3 穴，10d 一次，3 次为一疗程。每次挑点必须与前次的挑痕错开 1 ~ 2cm。

2. 腧穴注射疗法

处方一：心俞、意舍、志室。

药物：2% 盐酸普鲁卡因注射液、50% 医用乙醇或 5% γ - 酪氨酸。

操作：取 2% 盐酸普鲁卡因注射液或 50% 医用乙醇，每穴注射 0.5 ~ 0.7mL，内斜进针，得气后注入药液。隔日 1 次，双侧交替使用。注意：①大发作时用。②先做盐酸普鲁卡因皮肤试验，过敏者，改用盐酸利多卡因。③每穴斜刺针向督脉，不可过深，防止气胸。此外，对小发作患者，也可酌情选用 5% γ - 酪氨酸，取穴同上，每穴注射 0.5mL。

处方二：大椎、心俞、意舍、腰奇。

药物：当归注射液。

操作：每穴注射药液 0.5 ~ 0.7mL，隔日 1 次，5 ~ 7 次为一疗程。

3. 腧穴埋线疗法

处方：大椎、哑门、翳明、神门。

操作：局部麻醉后，用三角缝合针，将 2 ~ 3cm 0 号羊肠线埋于穴下肌肉层，10 ~ 15d 一次。

4. 耳针疗法

处方：神门、心、胃、皮质下。

操作：毫针强刺激，留针 30min。发作期 1 ~ 2 次 1d。休止期用揿针埋贴或王不留行贴压，春夏 3d 换针一次，秋冬 7d 换针一次，10 次为一疗程。

5. 头针疗法

处方：运动区、感觉区、足运感区、晕听区。

操作：平刺入针，快速捻转，每 3min 捻转 1 次，捻 3 次后起针。隔日 1 次，5 次为一疗程。

6. 皮肤针疗法

处方：督脉大椎至长强段。

操作：用皮肤针轻叩，每个腧穴各叩击 15min，循序叩刺，以皮肤潮红或微渗血为度。本法适用于休止期。

五、文献摘要

《古今医鉴》：痫者有五等，而类五畜，以应五脏。发则卒然倒仆，口眼相引，手足搐搦，背脊强直，口吐涎沫，声类畜叫，食顷乃苏，原其所由，或因七情之气郁结，或为六淫之邪所干，或因受大惊恐，神气不舍，或自幼受惊，感触而成，皆是痰迷神窍，如痴如愚。治之不须分五，俱宜豁痰顺气，清火平肝。

《杂病广要》：凡癫痫……皆由邪气逆阳分，而乱于头中也……其病在头癫。

《寿世保元》：盖痫疾之原，得之惊，或在母腹之时，或在有生之后，必因惊恐而致疾。盖恐则气下，惊则气乱，恐气归肾，惊气归心。并于心肾，则肝脾独虚，肝虚则生风，脾虚则生痰。蓄极而通，其发也暴，故令风痰上涌而痫作矣。

《针灸大成》：癫痫，攒竹、天井、小海、神门、金门、商丘、行间、通谷、心俞（百壮）、后溪、鬼眼。

《针灸聚英》：风痫常发，神道须还心俞宁。

《针灸大全》：鸠尾能治五般痫，鸠尾针癫痫已发。

《类经图翼》：风痫，百会、上星、身柱、心俞、筋缩、章门、天井、阳溪、合谷、足三里、太冲。

六、名家医案

季某，男，6岁。患癫痫已3年，有跌仆史和高热抽搐史，曾确诊为继发性癫痫，左颞中央癫痫波偏胜。初诊前半年期间每日早晨均有发作，药物不能控制。患儿形体肥胖，平时喜食厚味，舌苔白滑，脉弦滑。此痰浊内聚、脏腑失调、厥气挟风、卒逆窍络、蒙昧清神而致是证。针灸治疗宜醒脑宣络、豁痰开窍。取百会、神庭、四神聪、风府、天柱；风池、丰隆。针刺得气后留针15min。辅以中药豁痰开窍之剂。经70余次治疗而愈，随访1年未发。（陆焱垚，王佐良，吴绍德. 陆瘦燕朱汝功针灸学术经验选. 上海：上海中医药大学出版社，1994：264.）

七、小结

本病在发作期和休止期均是针灸疗法的适应证。治疗时，急则开窍醒神以治其标、控制其发作，缓则祛邪补虚以治其本，多以调气豁痰、平肝熄风、通络解痉、清肝泻火、补益心脾肝肾等法治之。突然发作以针刺等外治法开窍醒神以促进苏醒。其机制主要在于调达气机、制止逆乱。适当配服药物是必要的，例如，镇静药可协助针灸控制发作以治标，固本用滋补药可协助针灸促正气充沛，以防内风妄动，达到预防发作的目的。对于继发性癫痫，还应力争诊治原发病，以消除病因，求得根治。对于大发作而昏迷者，应采取抢救措施，以防意外。体质较弱，气不足，痰浊沉痼者，往往迁延日久，缠绵难愈，预后较差。若反复频繁发作，少数年幼患者智力发育则受到影响，出现智力减退，甚至成为痴呆。

第二节　脑血管意外

脑血管意外又称急性脑血管病、脑卒中，为脑血管的急性血液循环障碍而导致偏瘫、失语、昏迷等急性或亚急性脑损伤症状的疾病。以中年以上发病者，尤其是高血压型患者为多见。按疾病的性质，可将本病分为缺血性和出血性两大类。前者包括脑血栓形成和脑栓塞，后者包括脑出血和蛛网膜下隙出血。本病发病率、致残率、死亡率高，在世界上是造成死亡的第二位因素，在我国部分地区甚至是首位因素。本病相当于中医学的"中风"，中医文献记载的病名有"偏枯""偏风""风痱""半身不遂""仆击""薄厥""喑痱""卒中""类中"等。

本病的病机比较复杂，概而论之不外虚（阴虚、气虚）、火（肝火、心火）、风（肝风、外风）、痰（风痰、湿痰）、气（气逆）、血（血瘀）六端，此六端多在一定条件下相互影响，相互作用。病性多为本虚标实，上盛下虚。本虚为肝肾阴亏，气血衰少，在标为风火相煽，痰湿壅盛，瘀血阻滞，气血逆乱。而其基本病机为气血逆乱，上犯清窍引起昏仆不遂，发为中风。其病位在脑，与心、肾、肝、脾密切相关。

本病常因气候骤变、烦劳过度、情绪激动、跌仆等诱发。

一、临床表现

1. 缺血性脑血管意外

（1）脑血栓形成：可能有前驱的短暂脑缺血发作史，常于安静状态下发病。发病可较缓慢，多逐渐进展或呈阶段性进行，症状常在几小时或较长时间内逐渐加重，呈恶化型卒中。一般发病后 1 ~ 2d 内意识清楚或轻度障碍，而偏瘫、失语等局灶性神经功能缺失则比较明显，表现为颈内动脉系统和（或）椎 - 基底动脉系统症状和体征。发病年龄较高，常伴有高血压、糖尿病等。腰椎穿刺脑脊液清晰，压力不高。CT 或 MRI 检查可明确诊断。

（2）脑栓塞：多为急骤发病，多数无前驱症状，一般意识清楚或有短暂性意识障碍。有颈内动脉系统和（或）椎 - 基底动脉系统的症状和体征。腰椎穿刺脑脊液一般不含血，若有红细胞可考虑出血性脑血管意外。栓子的来源可为心源性或非心源性，也可同时伴有其他脏器、皮肤、黏膜等栓塞症状。

2. 出血性脑血管意外

（1）脑出血：常于体力活动或情绪激动时发病。发作时常有反复呕吐、高血压性脑出血头痛和血压升高。病情进展迅速，常出现意识障碍、偏瘫或其他神经系统局灶症状。多有高血压病史。CT 应作为首选检查，可发现出血性病灶。腰椎穿刺脑脊液多含血且压力增高。

（2）蛛网膜下隙出血：发病急骤，常伴剧烈头痛、呕吐。一般意识清楚或有意识障碍，可伴有精神症状。多有脑膜刺激征，少数可伴有脑神经及轻偏瘫等局灶体征。腰椎穿刺脑脊液呈血性。CT 应作为首选检查，可见蛛网膜下隙、脑沟及脑池呈高密度"铸型"。全脑血管造影可帮助明确病因。

二、诊断要点

（1）以突然昏仆、不省人事、半身不遂、口舌㖞斜、言语謇涩或失语、偏身麻木，或不经昏仆而仅以㖞僻不遂为主要表现。

（2）病发多有情绪激动、过劳等诱因，病前常有头晕、头痛、一侧肢体麻木、语言欠流利、口角流涎、力弱等先兆症状（中风先兆）。

（3）患侧病理反射存在（巴宾斯基征、霍夫曼征等阳性），肌力下降。

（4）颅脑 CT 及 MRI 等检查可明确病因。

三、辨证施治

首先辨病位浅深和病情轻重。根据有无意识障碍分为中经络和中脏腑。中经络主要表现为半身不遂，病位浅，病情轻；中脏腑主要表现为昏迷等神志障碍，病位深，病情重。中脏腑又须辨闭证与脱证。闭证为邪闭于内，多属实证；脱证为阳脱于外，是五脏之气衰弱欲绝的表现，多属虚证。

1. 中经络

1）辨证分型

（1）肝阳暴亢：半身不遂，偏身麻木，舌强言謇或失语，口舌㖞斜，眩晕头痛，面红目赤，口苦咽干，心烦易怒，便秘溲赤。舌质红或绛、苔黄或燥，脉弦有力。

（2）风痰阻络：半身不遂，口舌㖞斜，舌强言謇或不语，肢体麻木或手足拘急，头晕目眩。舌质暗淡、苔白腻或黄腻，脉弦滑。

（3）痰热腑实：半身不遂，口舌㖞斜，舌强言謇或不语，偏身麻木，口黏痰多，腹胀便秘，午后面红烦热，头晕目眩。舌质红或暗红或暗淡、苔黄腻或灰黑，脉弦滑。

（4）气虚血瘀：半身不遂，舌㖞语謇，偏身麻木，肢体软弱，手足肿胀，面色淡白，气短乏力，心悸自汗。舌质暗淡、苔薄白或白腻，脉细缓或细涩。

（5）阴虚风动：半身不遂，肢体麻木，舌强言謇，心烦失眠，眩晕耳鸣，手足拘挛或蠕动。舌质红或暗淡、苔少或光剥，脉细弦或数。

2）针灸治疗

治法：调和气血，疏通经络。肝阳暴亢者，清肝泻火、潜阳通络，用泻法；风痰阻络者，疏风化痰、通经活络，用平补平泻法；痰热腑实者，化痰通腑、通经活络，用泻法；气虚血瘀者，益气活血、疏通经络，补泻兼施；阴虚风动者，滋水涵木、潜阳熄风，补泻兼施。以手足阳明经穴为主。

主穴：半身不遂者取曲池、合谷、阳陵泉、足三里、肩髃、外关、解溪、昆仑、环跳，口角㖞斜者取颊车、地仓、下关、合谷、攒竹、巨髎、内庭，语言謇涩者取哑门、廉泉、金津、玉液、列缺、通里、照海。

方义：半身不遂者取手足三阳经腧穴，尤以阳明经穴为主，阳明经为多气多血之经，阳明经气血通畅，经气旺盛，则运动功能易于恢复。故据上下肢经脉循行路线，分别选取手足三阳经之要穴，以疏通经脉、调和气血。口角㖞斜者重点在近部取穴，配合远部取穴。近取地仓、颊车、下关、攒竹、巨髎，针感直达病所，疏调局部经气；远取合谷、内庭以疏导阳明经气，使气血调和，筋肉得以濡养。语言謇涩者取金津、玉液，位于舌下，可治舌强；配廉泉、哑门可开关利咽；照海为八脉交会穴，合于喉咙，针之可疏经利咽；通里为手少阴心经之络穴，舌为心之苗，针之可治舌强不语；列缺为手太阴、手阳明、任脉之会，针之可通经活络。

加减：肝阳暴亢者，加太冲、涌泉；风痰阻络者，加风池、阳陵泉、丰隆；痰热腑实者，加上巨虚、照海、内庭；气虚血瘀者，加气海、阴陵泉、肩井；阴虚风动者，加太溪、三阴交、内关。

操作：金津、玉液以三棱针点刺；哑门注意针刺的方向和深度，防止伤及大脑；肩井可直刺，但不可过深，防止伤及肺脏；余穴以毫针直刺或斜刺。初病实证宜泻法，可单刺患侧；久病虚证宜补法，可刺灸双侧。诸穴均以得气为度，病程迁延日久者，可适当加大刺激量。留针30min，每日1次，10次为一疗程，疗程间隔3～5d。

2. 中脏腑

1）辨证分型

（1）阳闭：突然昏仆，不省人事，鼻鼾痰鸣，半身不遂，口㖞，面红目赤，肢体强直，口噤项强，两手握固，二便不通。舌质红绛、苔黄腻，脉弦滑数。

（2）阴闭：神志昏蒙，半身不遂，肢体松懈，瘫软不温，甚则四肢逆冷，面白唇暗，痰涎壅盛。舌质暗淡、苔白腻，脉沉滑或沉缓。

（3）脱证（元气败脱，神明散乱）：突然昏倒，不省人事，手撒肢逆，目合口张，面色苍白，瞳神散大，二便失禁，气息短促，汗出如油。舌质紫或萎缩、苔白腻，脉散或微。

2）针灸治疗

（1）阳闭

治法：清热豁痰，开窍启闭。以手足厥阴、足少阴经及督脉穴为主。

主穴：水沟、十宣、涌泉、内关、太冲、丰隆。

方义：督脉"入于脑"，水沟属督脉，刺之可开窍醒神；十宣放血泄热，为急救常用之法，并可通调十二经脉气血以开关通窍；涌泉为肾之井穴，有引火归元之效，使虚阳下降，得归水位；内关为心包经之络穴，心包为心之外卫，既可代心受邪，又可代君行令，心主神明，故针内关可调神开窍，使心神复明；太冲可清肝熄风；丰隆豁痰。

加减：身热甚者，加风府、大椎。

操作：针用泻法。十宣、大椎用三棱针点刺出血，只针不灸；风府穴针尖向下颌方向缓慢刺入0.5～1寸，防止伤及大脑；余穴常规针刺。留针30min。每日一次，7～10次为一疗程，疗程间隔3～5d。

（2）阴闭

治法：温阳化痰，醒神开窍。以督脉、任脉及足阳明、足厥阴经穴为主。

主穴：水沟、百会、大椎、足三里、太冲、膻中。

方义：水沟为开窍醒神急救效穴；百会为三阳五会，大椎为诸阳之会，合之可温阳散寒、扫除阴霾；太冲疏理气机，条达脾土，使水归正化，配以膻中理气宽胸、潜降逆气。

加减：痰涎壅盛者，加丰隆、阴陵泉。

操作：针用泻法。百会、膻中平刺，余穴常规针刺。留针30min。每日1次，7~10次为一疗程，疗程间隔3~5d。

（3）脱证

治法：益气回阳固脱。以督脉、任脉及足阳明、手厥阴经穴为主。

主穴：关元、神阙、足三里、水沟、内关。

方义：关元为任脉与足三阴经的交会穴，且又联系命门之真阳，故为阴中有阳之穴；神阙位于脐中，脐为生命之根蒂、真气所系，故取任脉的关元、神阙两穴重灸，以回阳救逆；阳明为多气多血之经，足三里为胃之合穴，能益气养血；水沟、内关开窍醒神。

操作：以大艾柱隔盐或隔附子饼灸关元、神阙，无问壮数，以神清、肢温、汗止为度；足三里可针灸并施；水沟、内关施平补平泻法。留针30min。每日1次，7~10次为一疗程，疗程间隔3~5d。

四、其他疗法

1. 头针疗法

处方：运动区、足运感区、语言区、感觉区。

操作：沿皮下刺入0.5~1寸，频频捻针，同时宜做患肢主被动运动。本法多用于中风后遗症半身不遂的患者，一般每1~2d一次。

2. 耳针疗法

处方：肾上腺、神门、肾、脾、心、肝、眼、耳尖、三焦、皮质下、瘫痪相应部位。

操作：每次取3~5穴，双侧用毫针中度刺激，闭证可耳尖放血。急性期每日可针数次。后遗症期隔日1次，10次为一疗程。

3. 腧穴注射疗法

处方：肩髃、曲池、合谷、阳陵泉、足三里、悬钟。

药物：当归注射液、黄芪注射液、红花注射液、维生素B_{12}注射液或维生素B_1注射液。

操作：每次选2~3个穴，取上述任一种药液，每穴注入0.3~0.5ml。隔日1次，10次为一疗程。本法适用于恢复期及后遗症期。

4. 皮肤针疗法

处方：选穴参见体针。

操作：用皮肤针叩刺至皮肤出现细小出血点，隔日1次。本法适用于恢复期及后遗症期。

5. 火针疗法

处方：百会、尺泽、委中。

操作：点刺委中处浮络出血，每日1次，10次为一疗程。本法适用于辨证为风痰上扰型的实证患者。

6. 巨针巨刺疗法

处方：肩髃透曲池、足三里透悬钟。

操作：用1尺长巨针，健侧取穴，腧穴常规消毒后，先直刺于皮下2mm许，卧倒针身沿皮下刺，直达透穴部位。行针用刮法50次，同时嘱患者活动患肢，留针30min，行针3次，每日1次。本法取穴少，操作简单，刺激量大，见效快，可用于缺血性卒中患者。

7. 眼针疗法

处方：上焦区、下焦区、肝区、肾区。

操作：用32号0.5寸毫针，平刺或斜刺，得气后留针15min。本法适用于中经络或后遗半身不遂初期的患者。

药物：地西泮注射液、维生素B_1注射液或维生素B_{12}注射液。

操作：每次选2~3穴，取上述任一种药液，每穴注入0.2~0.5mL，每日或隔日1次，10次为一疗程。

8. 耳针疗法

处方：面颊、肝、神门、皮质下。

操作：毫针强刺激，留针 1h，每日 1 次，10 次为一疗程。

9. 皮肤针疗法

处方：主穴取风池、合谷、太冲、阿是穴（抽动点）。病位在眼支分布区配阳白、鱼腰、太阳，病位在上颌支分布区配颧髎、迎香，病位在下颌支分布区配地仓、颊车、承浆。

操作：腧穴常规消毒，先用轻度叩刺法，待患者适应后予以中度叩刺。注意叩刺眼部区域时，嘱患者闭眼，不要转动眼珠。叩刺以面部潮红，患者感受轻度的热、胀痛，表皮少许渗血为度。每次叩刺 5 ~ 10min，隔日 1 次，10 次为一疗程。

五、文献摘要

《针灸大成》：风动如虫行，迎香。眼睑瞤动，头维、攒竹。

《针灸聚英》：杂病歌，假如唇动如虫行，水沟一穴治之宁。

六、名家医案

王某，女，43 岁，于 1979 年 2 月 7 日初诊。自诉：右侧面肌痉挛 4 个月余。患者于 10 个月前患口眼㖞斜。在本地医院经针灸及维生素 B_1 注射液、维生素 B_{12} 注射液腧穴注射，口服维生素 B_1、维生素 B_6，口眼㖞斜好转。4 个月前右侧下眼睑、面肌、口角抽动，次数频繁，尤以吃饭、说话、阴雨天明显。自觉右侧面肌拘紧，无疼痛，纳可，眠差梦多，心搏、二便正常。体格检查：额纹存在，闭目、皱眉、耸鼻力弱，口角向右拘紧。不能鼓腮，右侧面肌萎缩，示齿时口角向右歪，鼻唇沟存在。脉沉细无力，苔薄白，舌质红。证属风寒滞留、筋脉收引所致。治则：温散寒邪，舒筋缓痉。针取完骨同侧，行烧山火；外关双侧，同侧行气法；足三里双侧。每隔 10d 火针点刺四白、颧髎一次。治疗 4 次后，痉挛次数明显减少，由发作频繁变成 1d 跳动 10 次左右，每次持续 1 ~ 2min，但跳动力量加强。治疗 10 次后，眼睑、口角还抽动，但自己无感觉。治疗 28 次后，痉挛基本缓解，面部拘紧减轻。治疗 30 次后，阴雨天未出现痉挛。治疗 34 次后，停针观察。1980 年 1 月随访：停针 8 个月，病情仍稳定。（刘冠军. 现代针灸医案选. 北京：人民卫生出版社，1985：30-31. ）。

七、小结

本病是一种比较顽固的疾病。针灸治疗面肌痉挛有一定疗效，但目前仍缺少对此病的规律性把握，且临床疗效有差异，须进一步研究探寻。现代医学对于面肌痉挛的病因尚无明确定论，主要有外周和中枢两大类病因学说。外周因素最常见的是血管压迫学说。其一，长期血管压迫使面神经髓鞘受损，神经纤维暴露，神经冲动短路，产生面肌痉挛；其二，血管搏动直接刺激面神经产生有节律的面肌痉挛。中枢性因素是脑桥的面神经运动核由于炎症等因素的影响，使神经节细胞出现异常的突触联系，产生局灶性癫痫样放电。在治疗方面，尚无更好的方法。

第三节　内耳眩晕症

内耳眩晕症又称梅尼埃病，是指以内耳膜迷路积水为主要病理学特征的一种内耳疾病。本病多见于中年人，常单耳发病，偶可见于双侧。本病属于中医学"眩晕"范畴。

本病病变部位主要在肝，与心、脾、肾有关。多因脏腑虚损，兼夹风、火、痰、湿等实邪而发病。

一、临床表现

典型症状为发作性眩晕，波动性、渐进性耳聋，耳鸣，以及耳胀满感。患者突然发生眩晕，自觉头晕眼花，视物旋转动摇，轻者平卧闭目片刻即安，重者如坐舟车、旋转起伏不定，以致站立不稳，呈间歇性、不规则发作，伴有恶心、呕吐、面色苍白、冷汗、耳鸣、耳聋、暂时性眼球震颤等。每次眩晕发作均使听力进一步减退，发作过后可有部分恢复。眩晕症状可持续数分钟至数小时，若反复发作，间歇期可有数日至数年不等。

二、诊断要点

（1）以反复发作的剧烈眩晕、耳鸣重听、恶心呕吐为主要表现。
（2）可引出规律性水平性眼球震颤。
（3）前庭功能减弱或迟钝，电测听有重震现象。
（4）排除其他疾病或原因引起的眩晕。

三、辨证施治

1. 辨证分型

（1）肝阳上亢：眩晕耳鸣，头痛且胀，每因烦劳或恼怒使头晕、头痛加剧，面红目赤，烦躁易怒，少寐多梦，口干口苦。舌质红、苔黄，脉弦数。

（2）痰浊上扰：眩晕，头重如裹，肢体困重，胸膈满闷，呕吐痰涎，嗜睡倦怠，食少多寐。舌胖、苔白滑或腻，脉濡滑。

（3）气血亏虚：头目眩晕，每于劳倦时发作或加重，神疲懒言，倦怠乏力，面色少华，唇甲色淡，心悸失眠，纳呆食少。舌质淡嫩、苔薄，脉细弱。

（4）肾精不足：眩晕耳鸣，精神萎靡，形体消瘦，腰膝酸软，少寐多梦，健忘，男子兼见遗精阳痿，妇女兼见带下。

2. 针灸治疗

治法：发作期以平肝潜阳、化痰降浊为主，间歇期以调补气血、补肾填精为主。肝阳上亢者，治宜滋阴清热、平肝潜阳，只针不灸，用泻法；痰浊上扰者，治宜健脾燥湿、化痰降浊，多针少灸，用泻法；气血亏虚者，治宜健脾益气、补血养心，针灸并用，用补法；肾精不足者，治宜补肾填精益髓，针灸并用，用补法。以足少阳经及手足厥阴经穴为主。

主穴：风池、内关、太冲、丰隆、三阴交。

方义：风池为足少阳胆经与阳维之会，具潜阳熄风止痉之功；内关可宽中豁痰、和胃降逆止呕；太冲为足厥阴肝经原穴，可平肝潜阳，降逆止眩；丰隆为足阳明胃经络穴，兼通脾胃，又可涤痰降浊；三阴交为足三阴经之交会穴，可调补三阴。诸穴共用，可平肝潜阳，涤痰止眩。

加减：肝阳上亢者，加百会、太冲；痰浊上扰者，加内关、中脘；气血亏虚者，加心俞、脾俞、膈俞、足三里、百会；肾精不足者，加肾俞、太溪、行间；耳鸣、耳聋者，加翳风、听会；呕吐者，加中脘。

操作：诸穴常规针刺。针刺得气后行补泻手法，留针 20～30min，发作期每日 1 次，间歇期隔日 1 次。10 次为一疗程。

四、其他疗法

1. 艾灸疗法

处方：百会。

操作：悬灸或将艾柱置于百会穴上灸，每次 20～30 壮，至患者百会穴局部有麻木感或烧灼感为止，每日 1 次. 10 次为一疗程。

2. 耳针疗法

处方：肾上腺、内耳、神门、皮质下、肝、肾。

操作：毫针中度刺激，留针 30min，每日或隔日 1 次。缓解期可用压丸法并结合体针治疗，10 次为一疗程。

3. 头针疗法

处方：晕听区。

操作：针与头皮呈 30°，斜刺进针 1.5 ~ 2 寸，捻转补法，留针 40 ~ 60min，每日或隔日 1 次，10 次为一疗程。

五、文献摘要

《针灸聚英》：头晕，挟痰气，虚火妄动其痰，针上星、风池、天柱。

《针灸大全》：寒厥头晕及头目昏沉，大敦、肝俞、百会。

《针灸大成》：风眩，临泣、阳谷、腕骨、申脉。

六、名家医案

杨某，男，38 岁。1984 年 5 月 11 日初诊。主诉：头晕耳鸣 2 个月，加重 3d。病史：患者 2 个月前突然出现眩晕，自觉天旋地转，不敢睁眼，右耳耳鸣，到某医院诊断为梅尼埃病，服用茶苯海明、地西泮、天麻丸等中、西药 20 余日，稍有好转。3d 前又出现头晕、耳鸣、目眩、心烦、胸脘满闷、恶心呕吐，服药无效而来针灸治疗。体格检查：右耳轻度听力减退。一般状态良好，面色苍白，无眼球震颤。舌质淡红、少苔，脉弦数。诊断：眩晕（内耳性眩晕），痰浊中阻型。治则：健脾和胃，涤痰燥湿。取穴：印堂、内关、风池、听宫、足三里。操作：用平补平泻手法，中强刺激，得气后，留针 30min。每日 1 次，针 6 次后，头晕、目眩明显减轻。针 12 次后，头晕、目眩已基本消失，仅时有耳鸣。又针 5 次诸症消失，临床痊愈。（王雪苔，刘冠军. 中国当代针灸名家医案，长春：吉林科学技术出版社，1991:641.）

七、小结

针灸治疗本病疗效显著，本症亦为世界卫生组织推荐的针灸适应证之一。在本病发作时用针灸治疗，可使眩晕、恶心、呕吐等立即缓解，故在用针灸治疗时，发作期应先治其标，缓解期以治本为主，标本兼顾。眩晕发作时应先让患者平卧休息，若伴有呕吐，应防止呕吐物误入气管。患者日常应注意加强体育锻炼，饮食忌肥甘厚味、辛辣之品。

第四节　精神分裂症

精神分裂症是一种常见病因尚未完全阐明的精神病。一般认为是以一定遗传因素为基础，在机体内、外环境影响下，体内酶系统发生缺陷，导致生化代谢异常的一种疾病。发病以 16 ~ 35 岁的青壮年居多，男女间无明显差别，一般占精神病住院患者的 60% ~ 70%。病程迁延，进展缓慢。本病在我国古代文献中称"呆痴""花盘""花痴""心风"等，属中医学"癫狂"范畴。

癫证多静，属阴，包括思维紊乱、妄想幻觉、情感及行为障碍等，常以沉默痴呆、语无伦次、静而多喜为主要特征；狂证多动，属阳，主要表现为兴奋、狂躁、动作言语增多，以喧扰不宁、躁动打骂、动而多怒为主要特征。因二者症状难以截然分开，又可相互转化或夹杂出现，故常以"癫狂"并称。

本病发病的主要因素是阴阳平衡失调，不能相互维系，以致阴虚于下、阳亢于上、心神被扰、神明逆乱。

一、临床表现

本病的症状极其复杂多样，一般精神症状特征为思维联想散漫、分裂，感情迟钝、淡漠，意志活动低下，幻觉和感知综合障碍，妄想，以及紧张性木僵等。

早期症状以性格改变和类神经症状最为常见：精神活动迟钝、冷淡，与人疏远，或寡言呆坐、漫游懒散、违拗；或性格反常，无故发怒、不能自制，敏感多疑，或幻想、自语、自笑、无端恐惧等。

本病临床可分为以下类型。

1. 单纯型　多数为孤僻、被动、活动减少，生活懒散，感情淡漠，行为退缩等。
2. 青春型　言语增多，内容离奇，思维零乱甚至破裂，情感喜怒无常，表情做作，行为幼稚、奇特，时有兴奋冲动，活动亢进，意向倒错，幻觉生动，妄想片段。

3. 紧张型　分兴奋和木僵两类，临床上后者居多。木僵多见动作缓慢，少语少动，或终日卧床，不食不动，缄默不语，对言语、冷热、疼痛等无反应。兴奋，以突然发生运动性兴奋为特点。行为冲动，伤人毁物，詈骂高喊，内容单调。

4. 妄想型　初起敏感多疑，渐为妄想，迫害自责，中伤他人和嫉妒，或出现幻觉。

二、诊断要点

（1）以基本个性改变，感知觉、思维、情感、行为障碍，精神活动与环境的不协调为主要表现。

（2）丧失自知力，或丧失工作和学习能力，或生活不能自理。

（3）症状至少持续3个月。

三、辨证施治

1. 辨证分型

（1）癫证：精神抑郁，表情淡漠，寡言呆滞，或多疑思虑、语无伦次，或喃喃自语、喜怒无常，意志消沉，纳呆，舌苔白腻，脉弦滑；或呆若木鸡，目瞪如愚，傻笑自语，生活被动，甚则目妄见，耳妄闻，自责自罪，面色萎黄，便溏溲清。舌质淡胖、苔白腻，脉滑或弱。

（2）狂证：烦躁易怒，自尊自大，狂言骂詈，不避亲疏，哭笑无常，登高而歌，弃衣而走，甚则终日不眠，面红唇焦，目有凶光，口渴冷饮，便秘，舌质红、苔黄腻，脉弦滑数。阴虚火旺者，兼见形瘦面红，双目失神，情绪焦虑，多言不眠，舌质红、苔光，脉细数。

2. 针灸治疗

（1）癫证

治法：疏郁安神，豁痰开窍。以督脉、手厥阴、手少阴经穴为主。

主穴：百会、四神聪、印堂透面针心区、内关、通里、神门。

加减：相火旺者，加太冲、蠡沟；头痛者，加合谷；肝脾不和，加足三里、三阴交；痰多者，加丰隆；幻听者，加听宫、翳风。

方义：百会为诸阳之会，四神聪为经外奇穴，二穴皆位于颠顶，有醒脑开窍镇惊之效。印堂透面针心区，是取心脑相应之意，有清利脑窍之功。内关、神门、通里可调畅心气、宁心安神；泻太冲、蠡沟，清泄相火；足三里、三阴交调和肝脾；合谷、丰隆清阳明、豁痰浊；听宫、翳风疏导少阳。诸穴共奏醒神定志、豁痰通窍之效。

操作：进针得气后，采用提插捻转补法。癫证多虚，针刺宜浅，患者若配合，可留针30min。隔日1次，15次为一疗程。

（2）狂证

治法：清心泻火，豁痰宁神。以督脉、任脉及手少阳经穴为主。

主穴：水沟透龈交、大椎、鸠尾透上脘、间使透支沟。

加减：酌情选配风府、哑门、丰隆。

方义：泻督脉之水沟，透龈交以交通阴阳；鸠尾透上脘，豁痰镇静；大椎为诸阳之会，泻之可泄热定狂；间使透支沟，可清心除烦，配风府、哑门泻督脉之阳，可醒脑安神；泻胃经络穴丰隆，以和胃豁痰降浊。

操作：进针得气后用提插捻转泻法，针法宜深，宜重，不留针。每日1次，待狂躁稳定后可隔日1次，15次为一疗程。

四、其他疗法

1. 耳针疗法

处方：神门、心、脑干、皮质下、交感、肝、内分泌、胃、枕。

操作：每次选3~5穴，毫针强刺激，留针30min，隔5min捻针一次，隔日1次，10次为一疗程。

2. 电针疗法

处方：①水沟、百会。②大椎、太冲。

操作：每日针刺 1 ~ 2 次，每次取 1 组。针后接脉冲电治疗仪，电压 6V，用较高频率间断通电，患者局部肌肉抽搐，麻胀感应很强。施术时，应严密观察，根据患者情况，调节电量和通电时间。本法适用于表现高度兴奋躁动的狂证。一般在 2 ~ 3d 内可控制症状，然后减少电针治疗次数。

3. 腧穴注射疗法

处方：心俞、巨阙、膈俞、间使、足三里、神门。

药物：氯丙嗪注射液。

操作：每次选用 1 ~ 2 穴，每日注射 1 次，每日用 25 ~ 50mg，各穴可交替使用。本法适用于狂证。

五、文献摘要

《神应经》：发狂，少海、间使、神门、合谷、后溪，复溜、丝竹空。如痴呆取神门、少商、涌泉、心俞。

《备急千金要方》：狂十三穴，水沟、少商、隐白、大陵、申脉（用火针）、风府、颊车（温针）、承浆、劳宫、上星、男取会阴女取玉门头（穴在阴道口端）、曲池（用火针）、海泉（出血）。以上十三穴依次针刺。发狂，曲池、绝骨、百劳、涌泉。

《扁鹊心书》：风狂（言语无伦、持刀上屋），巨阙灸二三十壮，心俞两侧各五壮。

六、名家医案

金某，男，55 岁。初诊日期：1964 年 4 月。家属代诉：5d 前与家人发生口角，自己生闷气，晚餐未进，彻夜不眠，自言自语，喋喋不休。次日突然发狂，急躁，悲哀，奔走，登高，不避亲疏，不知痛痒。家属将其锁在屋内，患者毁物砸窗。遂将其手足绑起悬梁，临诊探望时，仍被绑缚，双目直视，骂人，屎尿不避，净洁污秽不知，见人即挣扎欲打，喃喃自语，无法制止，昼夜不眠，3d 未进食，面红目赤。舌苔黄燥，脉洪大。辨证：五志过极，火郁痰凝，蒙蔽心窍。治则：醒神开窍，泄热镇静。处方：水沟重刺；合谷透劳宫，太冲透涌泉，重刺捻转不留针；十宣放血；百会、大椎、长强、委中重刺。手法：泻法。治疗经过：针后患者躁动缓和，遂松绑安卧，即刻入睡。次日晨起吃半碗粥，另加安眠药 2 片，很快入睡。下午复诊，取穴：水沟、合谷透劳宫、太冲透涌泉、内关、中脘、气海点刺不留针。按上法每日 1 次，针刺 2 次，患者能礼貌接待、让座，说话已有伦次，未再打人骂人。但双目时有发直发呆，尚能配合治疗。留针 30min。按此方治疗，隔日 1 次，连续 4 次。5 月上旬复诊时，症状大减，问答贴切，饮食正常，每日可以入睡 4–5h。改用五脏俞加膈俞方，隔日 1 次，继针 6 次，诸症消失，精神恢复正常，追访数月，一切正常。（北京中医医院. 金针王乐亭. 北京：北京出版社，1984：179–180.）

七、小结

《难经》最早以阴阳为纲，提出"重阳者狂，重阴者癫"。故癫证属阴，多虚，狂证属阳，多实。在治疗上应以调整阴阳为施治大法。治癫取督脉，从阳引阴，治狂取任脉，从阴引阳，并随症选穴。由于本病病程迁延，时有反复，故辨证既明，须有方有守，才可取效。针刺对本病有一定疗效，但因症状复杂多变，故可配合中药治疗。癫证多因痰气互结为患，忧郁惶恐、持久未解时，采用甘麦大枣合温胆汤加减。血虚，加当归、白芍；气虚，加党参、白术；气郁，加柴胡、郁金；惊悸、少寐，加远志、夜交藤、珍珠母；烦心，加黄连；阴虚，去半夏，加生地、麦冬等。狂证多由痰火扰心所致，症见狂乱不休、便秘等，可配大承气合导痰汤加减。大便尚调者，以生铁落饮与导痰汤加减；癫狂互为转化者，运用龙胆泻肝汤化裁；妇女经闭发狂配当归桃仁承气汤；相火妄动加黄柏、知母等。本病治疗，无论在发作时或症状减轻、痊愈后，均应注意精神调养，避免情志刺激，防止复发。

第五节　神经衰弱

　　神经衰弱是一种常见的神经症，患者常感体力和脑力不足，易疲劳，工作效率低下，常有头痛等躯体不适感和睡眠障碍，但无器质性病变存在。本病多见于青壮年，以脑力劳动者居多。精神因素是诱发神经衰弱最重要的因素。与本病发病有关的精神因素包括工作和学习过度紧张、忙乱，休息和睡眠长期无规律等。躯体有消耗性疾患时也可助长神经衰弱的发生。本病属于中医学"不寐""心悸"等范畴。

　　肾气肾精亏虚是本病的基本病机。

一、临床表现

　　（1）基本特点是常感脑力和体力不足，工作效率低下，诉多种躯体不适和睡眠障碍，但无器质性病变存在，常诉说头晕、胸闷、心慌、腹胀、关节酸痛等，但检查无阻性体征。

　　（2）容易疲劳，精神活动能力减弱十分突出。患者常精神不足，容易疲劳，注意力不集中，记忆力下降，用脑稍久即感头痛、眼花、肢体乏力，不愿多活动。

　　（3）睡眠障碍：不易入睡，多噩梦，易惊醒，醒后难再入睡。有的睡眠时间充足，但仍不能解除疲乏，有的夜间不眠，白天嗜睡，一旦上床，又无法入眠。

　　（4）自主神经功能紊乱：可有心动过速、血压不稳定、多汗、肢冷、厌食、便秘或腹泻、尿频、月经不调、遗精、早泄、阳痿等症。

二、诊断要点

　　（1）以容易疲劳、睡眠障碍及自主神经功能紊乱为主要表现。

　　（2）病程有反复波动和迁延的倾向，波动常与精神因素包括心理反应有关。

　　（3）无器质性病变。

三、辨证施治

　　1. 辨证分型

　　（1）肝郁化火：心烦不能入睡，烦躁易怒，头痛面红，胸闷胁痛。舌质红、苔黄，脉弦数。

　　（2）痰热内扰：睡眠不安，心烦懊恼，胸闷脘痞，口苦痰多，头晕目眩。舌质红、苔黄腻，脉滑或滑数。

　　（3）阴虚火旺：心烦不寐，或时寐时醒，手足心热，头晕耳鸣，心悸健忘，颧红潮热，口干少津。舌质红、苔少，脉细数。

　　（4）心脾两虚：多梦易醒，或朦胧不实，心悸健忘，头晕目眩，神疲乏力，面色少华。舌质淡、苔薄，脉细弱。

　　（5）心虚胆怯：夜寐多梦易惊，心悸胆怯。舌质淡、苔薄，脉弦细。

　　2. 针灸治疗

　　治法：调理跷脉，安神利眠。以相应八脉交会穴、手少阴经及督脉穴为主。

　　主穴：神门、照海、申脉、印堂、四神聪。

　　方义：心藏神，神门为手少阴心经输、原穴；脑为元神之府，印堂可调理脑神，两穴相配可安神利眠；四神聪穴镇静安神；照海、申脉为八脉交会穴，分别与阴跷脉、阳跷脉相通，阴阳跷脉主睡眠，若阳跷脉功能亢盛则失眠，故补阴泻阳使阴、阳跷脉功能协调，不眠自愈。

　　加减：肝火扰心者，加行间、侠溪；痰热内扰者，加丰隆、内庭、曲池；心脾两虚者，加心俞、脾俞、足三里；心肾不交者，加太溪、水泉、心俞、脾俞；心胆气虚者，加丘墟、心俞、内关；脾胃不和者，加太白、公孙、内关、足三里。

　　操作：诸穴常规针刺。神门、印堂、四神聪，用平补平泻法；对于症状较重的患者，四神聪可留针过夜；

照海用补法，申脉用泻法；配穴按虚补实泻法操作。

四、其他疗法

1. 耳针疗法

处方：皮质下、神门、交感、心、脾、肾。

操作：多用埋针法或压丸法，嘱患者每日压 3 次，每次每穴按压 1min 左右，尤其是午睡或夜间睡眠前按压 1 次，使耳部稍有胀感即可。

2. 腧穴注射疗法

处方：心俞、厥阴俞、脾俞、肾俞、足三里。

药物：10% 的葡萄糖注射液、维生素 B_1 注射液、维生素 B_{12} 注射液、胎盘注射液。当归枣仁等中药注射液。

操作：每次选用 1 ~ 2 穴，取上述任一种药液，每穴注入 2mL。隔日 1 次，10 次为一疗程。

3. 皮肤针疗法

处方：背部夹脊穴、头颈项、头颞部、手厥阴、手少阴、足少阴、四肢相应穴区。

操作：以轻度手法叩刺，使局部有红晕为度。隔日 1 次，10 次为一疗程。

五、文献摘要

《扁鹊神应针灸玉龙经》：头眩风池吾语汝。

《针灸聚英》：目昏血溢，肝俞辨其实虚。

六、名家医案

韩某，女，40 岁。初诊日期：1979 年 4 月 10 日。主诉：胸胁胀闷已半年，去年 10 月份，因与同事发生口角，开始觉得胸中堵塞，服舒肝丸未见好转，日趋加重，胃脘及两胁发胀，背部酸沉，饥不欲食，不易入睡，不能仰卧，久立则心烦意乱、周身无力、头晕，大便干燥，小便正常。下肢有轻度水肿，体胖，舌质绛，苔白腻、中心稍黄，脉沉滑。辨证：肝失调达，木郁土壅。治则：疏肝健脾，宽胸理气。处方：上脘、中脘、下脘、气海、天枢、内关、足三里，隔日针治 1 次。手法：泻法。治疗 3 次，胸部堵闷减轻，胸胁仍胀，睡眠尚差。拟方如下：①"五脏俞加膈俞"方。②"老十针"方，即上脘、中脘、下脘、气海、天枢、内关、足三里。两组配方交替使用，每组方连刺 2 次，针治 1 个月，胸中堵闷已除，胁胀消失，睡眠纳食均好，劳累时头晕心烦。再以前方加百会、膻中、风池，继续治疗 6 次，诸症均除。（北京中医医院. 金针王乐亭. 北京：北京出版社，1984: 172.）

七、小结

本病症状较广泛，涉及心、肾、脾、胃、肝、胆等经，临床常见心脾气血不足，或阴虚火旺、心肾不交，也有肝郁气滞、痰浊内阻，甚至病久瘀血阻络者。治当辨别虚实，辨明病位。

第六节 老年痴呆

老年痴呆是由弥散性脑萎缩、脑功能失调引起的进行性智能衰退疾病。本病发病多在 65 岁以后，患病率随年龄的增长而增高。本病属于中医学"痴呆""文痴""善忘""郁证""癫狂"等范畴。

本病病位涉及五脏，尤其与肾、脾、心、肝有关，病变为虚实夹杂。

一、临床表现

起病缓慢，病情呈现进行性发展，主要表现包括精神变化、个性改变和行动异常。精神变化表现在记忆、理解、判断、计算、识别、语言等智能全面减退，认识能力障碍早于其他神经系统征象。患者有时不能正确回答自己和亲人的姓名及年龄，饮食不知饥饱，外出找不到家；缺乏学习能力和思维能力，对环境适应能力差，不能正确判断事物等。个性改变表现在丧失感情，有时以个人为中心，对周围事物逐渐淡漠，表现出自私、主观、急躁、固执、易激动或忧郁、意志薄弱。平时多疑，常有睡眠节律改变、白天卧床、夜出活动等。行动异常表现在病至后期呈现严重衰退，如弯腰俯身的体位、缓慢犹豫的动作、易摔跤与精神性行走不能等，甚至终日卧床不起，生活不能自理。本病患者外貌苍老，皮肤干燥多皱，色素沉着，发白齿落. 肌肉萎缩，痛觉反应消失。神经系统检查无明显的阳性体征。

二、诊断要点

（1）以记忆减退、理解和判断力障碍、性格改变、晚期步态不稳为主要表现。

（2）病程至少 6 个月以上。

（3）排除其他疾病导致的痴呆，如假性痴呆（抑郁性痴呆）、精神发育迟滞、归因于教育受限的认知功能低下及药源性智能损害等。

三、辨证施治

1. 辨证分型

（1）痰浊阻窍：精神抑郁，表情呆钝，默默无言，或喃喃独语，闭户独居，不欲见人，脘腹胀满，口多痰涎。舌苔白腻，脉沉滑。

（2）肾精亏虚：目光晦暗，言语迟钝，四肢麻木，举动不灵，头晕目眩，耳鸣耳聋，颧红，盗汗。舌质红、无苔，脉细数。

2. 针灸治疗

治法：补益肝肾，化痰通络。以督脉及足少阳、足少阴经穴为主。

主穴：四神聪透百会、神庭透上星、本神、风池、太溪、悬钟、丰隆、合谷、太冲。

加减：肝肾不足者，加肝俞、肾俞；痰浊上扰者，加中脘、内关；脾胃亏虚者，加足三里、三阴交；瘀血阻络者，加内关、膈俞，或用大椎点刺出血。

操作：每次选用 3 ~ 5 穴，常规针刺，根据虚实施行补泻手法，头部腧穴间歇捻转行针，或加用电针。留针 30 ~ 50min。每日或隔日 1 次，30 次为一疗程。

四、其他疗法

1. 腧穴注射疗法

处方：风府、风池、肾俞、足三里、三阴交。

药物：复方当归注射液、丹参注射液、胞磷胆碱注射液或乙酰谷酰胺注射液。

操作：取上述任一种药液，每穴注入 0.5 ~ 1mL。隔日 1 次。

2. 头针疗法

处方：顶中线、顶颞前斜线、顶颞后斜线。

操作：将 2 寸长毫针刺入帽状腱膜下，快速行针，使局部有热感，或用电针刺激，留针 50min。隔日 1 次，30 次为一疗程。

3. 耳针疗法

处方：皮质下、枕、颞、心、肝、肾、内分泌、神门。

操作：每次选用 2 ~ 4 穴，毫针轻刺激，留针 30 ~ 50min。隔日 1 次，10 次为一疗程。

五、文献摘要

《医学入门》：神门专治心痴呆，水沟间使祛颠妖。

《扁鹊神应针灸玉龙经》：大钟一穴疗心痴。

《针经指南》：神门去心性之呆病。

六、名家医案

常某，男，66 岁。2004 年 6 月 22 日初诊。嗜睡、呆滞、记忆力差 1 个月。患者 4 月 23 日因感冒发热到附近医院静脉滴注氧氟沙星 2d、穿琥宁 3d 后，发现右手指不能持物，神志不清，持续 4 ～ 5min 后恢复正常，呈阵发性发作，持续时间最长 10min，共发作 4 次。经 CT、MRI 诊断为多发性梗死、血管性痴呆、短暂性脑缺血发作。予脑复素静脉滴注，注射盐酸罂粟碱、口服异山梨酯、长春汀等，当时血压为（100 ～ 110）/（60 ～ 65）mmHg，右半身不遂逐渐加重，经治疗好转，但仍答非所问。既往有眼前发黑数分钟，呈阵发性，已有 1 年余。现症：精神差，答非所问，性格改变．记忆力差，语言差，大便常干，小便及饮食可，可以辨认方向，口臭；血压 115/70mmHg，心律 80 次 /min；舌苔厚腻、有剥脱，脉弦滑。诊断：肝肾阴虚郁证（血管性痴呆）。治则：醒脑开窍，滋补肝肾，填精补髓，化瘀祛痰。处方：水沟、内关、三阴交、风池、百会、四神聪、丰隆、足三里。操作：水沟，向鼻中隔方向斜刺，0.5 寸，施用雀啄泻法，以眼球湿润为度；内关，丰隆，太冲直刺 1 ～ 1.5 寸，施用提插泻法 1min；风池直刺 1 寸，百会、四神聪，向后平刺 1 寸，均用小幅度高频率（小于 90°，120 转 /min 以上）捻转补法；三阴交，1 寸，施用提插补法 1min；足三里，1 寸，施用捻转补法 1min。复诊：针刺治疗 7 次后，患者精神状态好转，嗜睡减轻，可以计算十位数以上加减法。经过 15 次治疗，患者精神状态好转，对答正确。继续巩固治疗 5 次，患者基本恢复正常。（贺兴东，翁维良，姚乃礼，等．当代名老中医典型医案集：针灸推拿分册．北京：人民卫生出版社，2009：21.）

七、小结

针灸治疗本病近年来有较多的实践，表明针灸对本症有一定效果，可以减轻症状，减少西药用量，增强体质，减慢病程。实验表明，针灸有激发中枢 5-HT 能神经元功能，改善大脑皮质功能，通过改善血液循环，增强神经元能量代谢，增加乙酰胆碱酯酶活性等作用。针灸多用头针，与四肢腧穴相配，除手法行针外，头部还常用电针。本病较为顽固，疗程较长。本症的预防应重视治疗中年患有的高血压、高脂血症及脑动脉硬化，患者应坚持体育锻炼，保持良好的情绪，多参加集体活动，饮食忌油腻肥厚，戒烟酒，保持大便通畅。

第七节 癔症

癔症又称歇斯底里，是神经症中较常见的一种病症。好发于青年人，以女性居多。在发病时，常可发现有明显的精神创伤为诱因，诸如自尊心受到损伤、人格受到侮辱或与他人发生争吵等所致的气愤、忧伤等心情。中医学无"癔症"名称，但在古代医籍中早有类似本病的记载，由于临床表现多变，故一般可纳入"脏躁""奔豚气""梅核气""郁证"和"厥证"等病证范畴。

本病多由情志所伤、肝郁气滞而使脏腑阴阳气血失调所致。

一、临床表现

表现复杂，包括精神症状、运动症状和感觉症状 3 个方面。精神症状表现为在兴奋时常哭笑无常，大吵大闹，手舞足蹈，甚至作戏剧样表演。在抑制时往往出现昏睡状态，也有突然出现木僵情况，但时间短，常可恢复正常。运动症状常见的有语言抑制、失音和肢体瘫痪，或见到肢体震颤和痉挛等，有的还可以出现眨眼、摇头等奇异动作。感觉症状，如突然失明耳聋、喉头有异物梗阻及自主神经紊乱的呕吐、呃逆等，但患者经详细的体格检查不能发现与症状相符的阳性体征。

二、诊断要点

（1）性格特殊，发病与精神因素密切相关。
（2）夸张，做作，易受暗示，喜欢博得别人的注意和同情，暗示可使症状减轻、缓解或发作加重。

（3）排除相类似的神经系统疾病、内脏器质性疾病、五官科疾病、低血糖昏迷、低血钙抽搐、散发性脑炎、反应性精神病及其他精神病。

三、辨证施治

1. 辨证分型

（1）肝郁气滞：精神抑郁，情绪不宁，多疑虑，善太息，胸肋胀痛或咽中梗阻，咯之不出，咽之不下，但吞咽饮食并不困难。舌苔白腻，脉弦滑。

（2）忧郁伤神：精神恍惚，心神不宁，悲忧喜哭，时时欠伸，舌质淡、苔白，脉弦细。或兼见脘痞食少，心悸不寐，神倦，面色无华，舌质淡，脉细弦为心脾两虚。或兼见眩晕耳鸣，面色泛红，手足心热，多汗，腰酸，健忘，难寐，舌质红、少苔，脉细数，为心肾阴虚。

2. 针灸治疗

（1）肝郁气滞

治法：疏肝解郁，化痰宁心。以手足厥阴及手少阳经穴为主。

主穴：内关、神门、太冲。

加减：酌情选配天突、丰隆、照海。

方义：内关、神门宽胸理气、宁心安神，太冲疏泄肝气，丰隆和胃化痰，天突、照海调气利咽。诸穴配合共奏疏郁宁神之效。

操作：诸穴常规针刺。进针得气后，用提插捻转泻法。隔日1次，15次为一疗程。

（2）忧郁伤神

治法：滋阴益气，养心安神。以督脉、手厥阴、足太阳及相应背俞穴为主。

主穴：心俞、肾俞、水沟、内关、三阴交。

加减：酌情选配间使、后溪、身柱，滑肉门、通里、照海、中渚、听会、合谷、颊车、中脘、足三里、太冲、阳陵泉、水沟、中冲、百会、大陵、劳宫、涌泉。

方义：本证临床表现多种多样，除取心俞、肾俞滋肾阴、益心气，水沟醒脑，内关、三阴交理气健脾外，尚应随证选穴。哭笑无常者，加间使、后溪；多语妄言者，加身柱、滑肉门；失语者，加通里、照海；耳聋者，加中渚、听会；口噤者，加合谷、颊车；呃逆者，加中脘、足三里；四肢震颤者，加太冲、阳陵泉；神志朦胧者，加水沟、中冲；木僵者，加百会、大陵；昏倒不省人事者，加劳宫、涌泉。

操作：诸穴常规针刺。进针得气后行提插捻转泻法，留针20～30min。隔日1次，15次为一疗程。

四、其他疗法

1. 腧穴注射疗法

处方：内关、膻中、足三里、曲池、阳陵泉。

药物：维生素 B_1 注射液或维生素 B_{12} 注射液。

操作：每次选1穴，取上述任一种药液注入1mL。隔日1次，10次为一疗程。

2. 耳针疗法

处方：主穴取心、皮质下、枕、缘中、肝、内分泌、神门，配穴取胃、交感、咽喉、食道。

操作：每次选取2～3穴。主配穴交替使用，用强刺激手法，每次留针20min。10次为一疗程，恢复期可用埋针法。

五、文献摘要

《扁鹊心书》：厥证，形无所知、其状若尸，由忧思惊恐，此证妇人多有之。灸中脘穴五十壮。

《普济方》：嗜卧，五里、太溪、大钟、照海、二间。

《神应经》：喜哭，百会、水沟。

《针灸大成》：咽中如梗，间使、三阴交。

六、名家医案

钱某，女，27岁。初诊日期：1967年9月。家属代诉：3d前与其兄发生口角，当晚回宿舍，烦闷不语，欲哭，夜卧中哭醒，次日给予镇静剂，药后昏睡半日，醒后双手不时捻搓，喃喃自语，双目发呆，亲人问话也不理睬，拒绝服药。2d来也不得眠，强迫进流食，大便3d未解，尿黄、量少。月经昨日来潮，色正常。面色黄，默默发呆，脉沉弦。辨证：肝郁气结，痰扰神明。治则：疏肝解郁，清心安神。处方：合谷透劳宫、太冲透涌泉、水沟。留针30min，起针后点刺环跳。手法：泻法。治疗经过：起针后约40min，患者闭目不语，似醒非醒，约2h进入熟睡。次日上午复诊时称，凌晨3点以后睡眠较好，晨起仍不答话，仍是哭泣，两目发直。改刺中脘、气海、内关、足三里、膻中，治疗3次，患者能自行回答问题，答话切题，但语言较少，前1d约进食100g面条。继用上穴治疗，治疗5次，精神好转，表情如常，目呆消失，自觉有胸闷。继用以上方再针3次痊愈。（北京中医医院. 金针王乐亭. 北京：北京出版社，1984：178-179.）

七、小结

本病的临床表现多样复杂，除梅核气和脏躁症以外，还可出现类似厥证、奔豚气、暴病等病的症状。往往以痉挛发作为主症者居多，其次为意识障碍或功能障碍，故针刺手法采用多捻转、强刺激、久留针、长疗程，直至痉挛停止发作、主症改善。本病兼症较多，临床上要随症而施，灵活选穴。针灸对本病有独特的疗效，尤其是毫针和电针疗法更为突出。对癔症中多发症状，如肢体痉挛、不语、癔症大发作、抽搐等，每可针到病除。如癔症性截瘫，无论疗程长短，绝大多数经治疗后均能奏效。故针刺可作为鉴别诊断的手段。针刺时，周围人的影响很重要，治疗环境应尽可能安静，患者身边人员尽量要少。施术者必须做到首次治疗即产生效果，否则将影响其后疗效。针灸治疗本病的同时，还可配合理疗及中西药物治疗。患者应适当参加体力活动，保持身心愉快。

第八节　帕金森病

一、概述

帕金森病又称震颤麻痹，是一种发生于中年以上的黑质和黑质纹状体通路变性疾病。以进行性运动徐缓、肌强直和震颤及姿势反射消失为主要临床特征。震颤多由一侧上肢远端开始，逐渐扩及全身；因肌张力增高，表现为"铅管样"或"齿轮样"强直；起步困难，慌张步态，并形成面具样脸。本病主要病理虽为黑质变性，但变性原因迄今未明。目前，西医学采用药物能使症状在一定时期内获得不同程度的改善，但无法阻止本病自然发展，且药物或手术都可能造成一定的并发症。

本病在中医学中归属颤证。

针灸治疗颤证，在古籍中还描述为战、战掉、动摇、振等。首见于马王堆出土的古医书《阴阳十一脉灸经》："臂钜阴之脉……是动则病……甚则交两手而战，此为臂厥，是臂钜阴之脉主治。"之后，晋代的《针灸甲乙经》、唐代的《备急千金要方》、宋朝的《太平圣惠方》《铜人腧穴针灸图经》，直至明清的多部针灸专著，多有记载。尽管所述的证候涉及多种疾病，但其中不少的类似本病。所提供的经验，值得借鉴。

针灸治疗震颤麻痹的现代报道，最早见于1955年。之后，再未见有人试用。直到20世纪70年代中期，上海医科大学附属华山医院采用头部穴位针刺治疗并获得一定效果后，才逐渐引起针灸界的重视。从20世纪80年代末，特别是从90年代中期迄今，大量病例的临床观察和动物实验研究文章发表在针灸专业和其他医学类杂志上（仅1993-2005年就有69篇之多）。在穴位刺激方法，更为多样化，包括头皮针、体针、电针及穴位注射等。其中，头皮针治疗还是占主要地位。其有效率多在80%左右，主要是显效和有效病例，但临床治愈率尚低。

鉴于本病对中西医来说都深感棘手，针灸不失为一种无不良反应的有价值的疗法。

二、古籍记载

（一）取穴

曲池、曲泽、内关、后溪、合谷、阳陵泉、承山、足临泣、绝骨、关元。

（二）操作

据症酌取，上穴轮用。针刺为主，补泻结合。针后，内关、合谷、关元可用艾灸法。

（三）古方选辑

《针灸甲乙经·卷七》：肘瘛，善摇头……曲泽主之。

《备急千金要方·卷三十》：丘墟：战掉不能久立。

《太平圣惠方·卷一百》：飞阳：脚腨酸重，战栗不能久立。

《扁鹊心书·卷下》：手颤病……若灸关元三百壮，则病根永去矣。

《针经指南·流注八穴》：后溪，手足颤掉。

《神应经，手足腰膝部》：浑身战掉，脐酸：承山、金门。

《针灸大全·卷四》：（后溪）手足颤掉，不能行步握物：阳溪二穴、曲池二穴、腕骨二穴、阳陵泉二穴、绝骨二穴、公孙二穴、太冲二穴。

三、综合法

（一）取穴

主穴：额顶线后1/3，顶颞前斜线（头皮针穴）；百会、水沟、风池，曲池、消颤、外关、阳陵泉、太冲。

配穴：气血不足加足三里、合谷，肝肾阴虚加三阴交、复溜，痰热动风加阴陵泉、丰隆。

消颤穴位置：少海穴下1.5寸。

（二）治法

主穴为主，据证加配穴，每次取4～5穴。头穴用28号1.5寸毫针平刺额顶线后1/3为2针，双侧顶颞前斜线接力透刺各3针。用小幅度提插泻法，行针时让患者憋气，并尽量让患者活动手脚刺入后通以脉冲电流，连续波，频率250～300次/分，强度以患者感觉适宜为度。主穴之体穴，除太冲、水沟穴位用针泻法。其余施以平补平泻法，配穴据证施以补泻之法。留针30分钟后，体穴均去针，头皮针停用电刺激，留针至8小时。每日或隔日一次，10次为一疗程。

并配合服消颤丸（以天麻、钩藤、珍珠母、僵蚕等制成重9g的蜜丸）或定风胶囊（内含羚羊角粉、洋金花等）和冲剂（山萸肉、钩藤、天麻、丹参等），每日2次，每次服2丸或2包。

（三）疗效评价

临床痊愈：全身震颤消失，1年内无复发；显效：震颤明显缓解，行动自如，粗看不能发现其震颤；好转：震颤程度较前减轻，发作次数较前减少；无效：病情无变化。

以上法共治267例。结果临床痊愈13例，显效77例，有效135例，无效42例，总有效率84.3%。

四、电针加穴位注射

（一）取穴

主穴：分二组。①百会、脑空、四神聪；②足三里、命门、关元。

配穴：全身症状明显加风池、太溪、肝俞、阳陵泉，上肢震颤为主加通里、曲泽、三阴交、肝俞、后溪、合谷。

（二）治法

主穴每次均取，配穴据症酌取，轮换配用。第一组主穴用电针法：以0.30mm×40mm之毫针，沿头皮斜向30°角捻转进针，深度1～1.5寸，刺入帽状肌腱下，以局部有明显之胀重感为宜。然后接通电针仪，连续波，频率为 120 ～ 200 次 / 分，强度则以患者可耐受为度。通电时间 30 分钟。

第二组穴行穴位注射：在留针期间，取维生素 B$_1$（100mg/2mL）和维生素 B$_{12}$（0.1mg/1mL）各 1 支，混合吸入注射器内，用 5 号齿科针头，在未行电针之穴内进行注射，每次 2 ～ 3 个穴，每穴 0.5 ～ 1mL。注射前先应得气，并缓慢推入。配穴常规针法，得气后留针 30 分钟。电针与穴位注射均为每日 1 次，10 天为一疗程，疗程间停针 3 天。

（三）疗效评价

临床痊愈：临床症状消失，功能恢复正常；好转：临床症状明显减轻，手能握筷吃饭，颤动减轻，行走平稳，面部表情大致正常；无效：治疗前后，症状未见改善。共治疗 125 例，经上法治疗后，临床痊愈 14 例，显效 20 例，有效 70 例，无效 21 例，总有效率为 83.2%。发现，经一个疗程治疗无效者，继续治疗效果亦差。患者中强直型患者的疗效优于震颤型者。

五、针灸

（一）取穴

主穴：①百会、身柱、孔最、环跳、合谷、太冲；②肝俞、肾俞、关元、气海。

配穴：上肢抖动明显，加曲池；下肢僵硬，步履困难加曲泉。

（二）治法

主穴均取，配穴据症而加。主穴第一组用刺法。每次由上而下针百会、身柱、孔最、环跳。百会以 1 寸毫针向前直刺，使局部出现重压感为度；身柱用 2 寸毫针，令患者低头，从三椎棘突下凹陷处进针，针入 5 分后，再令患者端坐仰首，再进针 1.2 寸，行提插捻转泻法，使局部出现麻胀感；孔最行提插捻转泻法，合谷、太冲针刺得气后行平补平泻手法。每隔 5 分钟行针 1 次，留针 30 分钟。第二组穴采用无瘢痕直接灸法，施灸时先在所灸腧穴部位涂以少量万花油，以使艾炷便于黏附，每次采用约如苍耳子大的艾炷，置于以上所选腧穴上点燃施灸，当艾炷燃剩五分之二或四分之一而患者感到微有灼痛时，即易炷再灸，每穴均 5 壮。每日针灸 1 次，10 ～ 15 次为 1 个疗程，停治 3 天后进行第 2 个疗程，连续 2 个疗程为 1 个治疗期。

（三）疗效评价

共治 39 例，按上述标准评定，显效 23 例，有效 14 例，无效 2 例，总有效率为 94.9%。

六、头皮针

（一）取穴

主穴：舞蹈震颤区。

配穴：运动区、晕听区。

（二）治法

震颤为主者，仅取主穴，兼肌力增强者，加运动区，因服用药物产生头晕等不良反应者，配晕听区。早期，单侧肢体颤动或肌力增强者，仅取对侧头皮针穴区。后期，双侧出现症状则取双侧穴区。并依据肢体的不同病变部位，取相应的区域，如上肢症状明显，取运动区之中 2/5 区域等。以 0.30mm×40mm 毫针，快速刺入，并推至所需深度，即予以捻针，捻针频率为 200 ～ 240 次 / 分，持续 1 分钟，留针 15 ～ 20 分钟，每隔 5 分钟捻转 1 次，出针前捻转 1 次，手法同上。如在对侧肢体出现热、麻、胀者为佳。亦可通以电针，电针频率 240 ～ 280 次 / 分，连续波，强度以患者能耐受为宜。通电 20 ～ 30 分钟。每日或隔日一次，15 次为一疗程，间隔 5 ～ 7 天，再进行下一疗程。

（三）疗效评价

显效：震颤部分停止，历时 6 个月以上，肌强直基本恢复正常，全身情况接近正常，能恢复工作，但半年后复发；好转：静止时震颤停止 8 小时以上，肌强直和全身情况明显改善；无效：治疗前后症状无改善。共治 34 例，4 例为个案，余 30 例按上述标准评定：显效 13 例，好转 16 例，无效 1 例，总有效率为 96.6%。据有些学者体会，头皮针治疗在本病早期患者的开始治疗阶段效果较为明显。

七、体针

（一）取穴

主穴：四神聪（或四中穴）、完骨、天柱、风池、哑门、颊车、曲池、合谷、阳陵泉、太冲。

配穴：口干、舌尖红加复溜，腰脊强直酸痛加命门、肾俞，便秘、苔黄加足三里，言语不利加上廉泉、聚泉。

四中穴位置：四神聪各外开 1 寸处。

（二）治法

主穴每次取 4 ~ 5 个穴，据症加配穴。用（0.22 ~ 0.25）mm×40mm 之毫针，四神聪或四中穴以针向百会穴进针 1 ~ 1.5 寸，风池穴向对侧眼部进针 1.5 寸，颊车穴针尖向同侧下关穴进针 1.5 寸，完骨进针 1 寸，针尖向鼻尖，天柱垂直进针 1 寸。均用捻转，平补平泻，哑门垂直进针，针尖略向下，患者头部不得前后俯仰。并在 0.5 ~ 1.2 寸范围内提插 3 次。余穴常规刺法。采取捻转补泻法。其中，主穴均用泻法，复溜、命门、肾俞施补法，足三里、上廉泉、聚泉用泻法。除上廉泉、聚泉速刺泻法不留针外，余穴均留针 30 分钟。留针期间，每隔 10 分钟做 1 次捻转补泻法。隔日针刺 1 次，10 次为一疗程，停针 7 天，继续下一疗程。

（三）疗效评价

以肢体震颤、步行前冲、言语謇涩、面肌表情、手指内收的改善作为疗效 5 项指标。临床痊愈：5 项症状消失，恢复正常；显效：5 项症状减轻 50% 以上；有效：5 项中有 2 项减轻 50% 以上；无效：5 项症状减轻不明显。

共治疗 135 例，临床痊愈 10 例，显效 41 例，有效 50 例，无效 34 例。总有效率为 74.8%。

八、穴位注射

（一）取穴

主穴：①额中带、额顶带后 1/3（头穴）；②膈俞、心俞、风府。

配穴：①顶颞前斜带、枕下旁带的双侧带（头穴）。②上肢及头面部震颤严重者加大椎，下肢震颤严重者加命门。

（二）治法

药液：复方丹参注射液，维生素 B_{12} 注射液（0.1mg/mL），维生素 B_1 注射液（100mg/2mL）。

操作：主穴或配穴每次取对应一组，二组交替，或单用一组。主穴为主酌加配穴。采用穴位注射。第一组主配穴注射法：取 6 号针头，5mL 一次性注射器，吸取复方丹参注射液 4mL，维生素 B_{12} 注射液 2mL 混匀，快速刺入所取的治疗带皮下，有酸、麻、胀、沉感即可。无酸、麻、胀、沉感可稍提插捻转，得气后，回抽无回血即可缓慢注入药液，按顺序注入额中带、额顶带后 1/3、顶颞前斜带、枕下旁带的双侧带，顺穴带循行注入，每穴带约 1 ~ 2mL，注射完毕后轻轻按揉 2 分钟，待药液吸收。第二组主配穴注射法：每次选取 4 个穴点，吸取 2mL 维生素 B_1 注射液，针头刺入得气后，每穴注入 0.5mL，穴位轮用。第一组穴隔日一次，第二组穴每日一次。15 次为一疗程。

（三）疗效评价

共治 27 例，临床痊愈 16 例，有效 8 例，无效 3 例，总有效率 88.9%。

第九节　共济失调

一、概述

共济失调是一组以共济失调、辨别距离障碍为突出症状的神经系统进行性变性疾病。虽然其病因可不同，且根据其起病早晚可分为 3 种类型，但都有步态不稳、行走摇摆、眼球震颤、发音不清等共同特点。

目前，针灸主要用于遗传性共济失调和中风（包括小脑梗死和小脑出血）后小脑性共济失调。前者为缓慢进展的共济活动障碍，病因不明，多数为遗传性。临床上还可出现协调运动障碍、肌张力降低、语言障碍、腱反射减弱、辨距不良、"反冲力"消失、书写障碍等症状。现代医学尚无有效治疗方法。

本病在中医学中，属于风痱的范畴。

在古医籍中，针灸治疗风痱，首见于晋代的《针灸甲乙经》，唐代的《备急千金要方》还详细地记载了灸治之法。在之后的文献中，多散见于有关痿痹的治疗中。但和中风偏瘫（或称偏枯）分列为不同病症。可查见于《针经指南》《扁鹊神应针灸玉龙经》《针灸聚英》《针灸逢源》等自金元至明清的多种针灸专著中。

针灸治疗本病首见于1964年，为个案报告，20世纪70年代亦仅只有一篇以头皮针治疗本病的临床文章。80年代虽有多篇，但均为个案。进入21世纪之后，开始出现一些高质量的临床研究资料，为针灸治疗本病的有效性提供了较为可靠的观察数据。从治疗所涉及的病症看，早期多以遗传性共济失调为主，近20年来，则以中风后（主要病灶在小脑）共济失调为主要治疗对象。在治疗方法上以头皮针疗法为主，或单独用头皮针，或头皮针与体针相结合，亦有单用体针的。总的来说疗效亦较满意，平均有效率在90%以上。有人还将针刺法与西医治疗做对照，结果明显以针刺为优。近年，还有医家进一步对不同刺法进行了较深入的观察。透穴刺法与普通刺法相比较，对中风后小脑共济失调患者前者的总有效率明显优于后者，差异具有非常显著性意义。

总之，针灸不失为治疗本病值得开发的富有前景的疗法之一。

二、古籍记载

（一）取穴

百会、风府、外关、合谷、阳陵泉、风市、足三里、足临泣。

（二）操作

上穴轮流取用，每次取 5 ~ 6 穴。施以针灸相结合之法：针刺上穴，灸穴可参照《备急千金要方》所载的"风痱"的三角灸法（见"古方选辑"）。

（三）古方选辑

《备急千金要方·卷八》：治风痱不能语，手足不遂灸法：度病者手小指内歧间至指端为度，以置脐上，直望心下，以丹注度上端毕，又作两度，续所注上合其下，开其上取其本，度横置其开上令三合，其状如倒作厶字形。男度左手，女度右手，嫌不分了，故上丹注三处，同时起火，各一百壮愈。

《针经指南·流注八穴》：足临泣，四肢不遂（胆）……外关，四肢不遂（胆，胃）。

《济生拔萃·卷三》：治中风，手足不遂，百会。

《循经考穴编·足少阳经》：阳陵泉，主瘫痪痿痹，髀枢以下筋挛不得屈伸。

三、体针

（一）取穴

主穴：脑空透风池、玉枕透天柱、脑户透风府、风池透风池、百会。

配穴：分2组。①足三里、巨骨、曲池、小海、外关、犊鼻、阳陵泉、委中；②大椎、肩髃、肩髎、曲泽、委阳、太溪、三阴交、太冲。

（二）治法

主穴必取，加一组配穴，二组配穴交替使用。主穴针法：患者取坐位，皮肤常规消毒，取直径0.35mm×（40 ~ 75）mm毫针由脑空呈30°角刺入风池，进针40 ~ 50mm，以快速小幅度捻转，每分钟200转，行针1分钟；由玉枕呈30°角刺入天柱，进针40 ~ 50mm，以快速小幅度捻转，每分钟200转，行针1分钟；由脑户呈30°角刺入风府，进针40 ~ 50mm，以快速小幅度捻转，每分钟200转，行针1分钟；由风池向风池对透，以快速小幅度捻转，每分钟200转，行针1分钟。百会常规针法。风池透风池不留针，其他各穴留针30分钟。配穴针法：以0.30mm×40mm之毫针，针体与皮肤呈30°角，针尖沿着皮下浅表层刺人穴位，不提插捻转，医者以针下有松软感为宜。若患者有酸胀感，说明进针过深，重新调整。亦留针 30 分钟。每日 1 次，30 次为一疗程。

（三）疗效评价

根据共济失调量表，评分计算公式采用尼莫地平法：（治疗前积分—治疗后积分）÷治疗前积分×100。基本痊愈：≥ 85；显效：≥ 50，<85；有效：≥ 20，<50；无效：<20。

共治疗 135 例，基本痊愈 37 例，显效 47 例，有效 42 例，无效 9 例。总有效率 93.3%。

四、头皮针

（一）取穴

主穴：平衡区、调衡、调运、舞蹈震颤控制区、运动区。

配穴：①额顶带（前 1/4 和后 1/4）、顶颞带、顶枕带；②风池、百会、后溪、申脉、风池、风府、完骨、天柱。

调衡穴位置：于枕骨粗隆下缘正中及其左右旁开各 1.5 寸，向下引 3 ~ 4cm，共 3 针。

调运穴位置：位于百会穴后 0.5cm 处向前下约 45° 夹角线上，共 3 针。

额顶带位置：神庭至百会穴左右各旁开半寸处的 1 寸宽带，将全带由前至后分为 4 等份。

顶颞带位置：前顶穴至头维穴，向前后各旁开半寸的条带。

顶枕带位置：自百会穴至脑户穴连线左右各旁开半寸的条带。

（二）治法

每次取一组主穴和一组配穴，可交替轮用。主穴中的平衡区每次必取，余穴每次取 2 个穴，轮流选用。主穴用 0.30mm×（40 ~ 50）mm 毫针。平衡区，沿皮快速向下刺入 1.4 ~ 1.9 寸，针体刺入帽状腱膜下，按九六提插补泻法，以病情虚实行紧按慢提手法 9 次或 27 次，或慢按紧提手法 6 次或 18 次。再快速捻转 30 秒，捻转幅度前后各约 180°，捻转频率约 200 次/分，施捻转手法 1 分钟，留针 30 分钟。

配穴：额顶带前 1/4 由上向下刺，额顶带后 1/4 由前向后刺，顶颞带应用 4 根毫针由上向下接连透刺，而第 1 针须与额顶带后 1/4 针行交叉刺，每根毫针中间间隔 1 寸。采用轻而慢插针，快速而有力的抽气法，并行快速捻转 1 分钟，留针 15 分钟，留针期间可行针 3 次。风池，针尖朝向鼻尖方向，刺入 1 ~ 1.2 寸，采用提插捻转泻法，施手法 1 分钟，使针感传到巅顶；百会从前向后沿皮平刺，进针约 0.8 ~ 1.2 寸，施捻转补法；后溪沿第五掌骨小头后方，紧贴骨内缘直刺，进针约 0.5 ~ 0.8 寸，施捻转或捻转加提插手法；申脉，直刺 1 ~ 3 寸，施捻转手法。亦可于第一次应用手法后，主穴接通 G6805 型脉冲治疗仪，以连续波，强度以患者能耐受为度，留针 30 分钟。上述方法每日针 1 次，10 次为一疗程。疗程间隔 7 天。

（三）疗效评价

疗效评定标准：基本痊愈：症状、体征基本消失，能胜任一般劳动；显效：症状、体征明显改善，生活可自理；有效：症状、体征有所改善，但生活尚需照顾；无效：症状、体征未见改善或恶化者。

共治共济失调患者 170 例，基本痊愈 64 例，显效 74 例，有效 31 例，无效 1 例，总有效率 99.4%。

五、综合法

（一）取穴

主穴：分 2 组。①平衡区、运动区；②肩髃、曲池、足三里、环跳。

配穴：分 2 组。①视区、晕听区、足运感区；②手三里、合谷、肾俞、髋关、阳陵泉、太冲、昆仑。

（二）治法

采用第一组头皮针穴加第二组体针穴，以主穴为主，酌加配穴，可依据患者情况，或用头皮针加针灸，或用头皮针加穴位注射。

头皮针刺法，一般单侧有病取健侧，双侧有病取双侧，针刺至规定深度后，快速捻转（180 ~ 200 次/分）3 次，第 1 次捻转 3 分钟，休息 5 分钟后再捻转 3 分钟，再休息 5 分钟后，再捻转 5 分钟，最后 1 次捻5 分钟即可起针。每日 1 次。

穴位注射法：药液：乙酰谷酰胺注射液 100mg 与川芎嗪注射液 2mL。混合后注入所选体穴，每穴注入 0.2 ~ 0.3mL，每次上下肢各选 3 ~ 4 个穴位。隔日一次。

温针法：取 0.30mm×（40 ~ 50）mm 之毫针，进针得气后，采用捻转或提插补法，留针 15 分钟。留针过程中，在针柄上可置黄豆大艾团点燃，每次灸 6 壮。温针法为隔日一次。

上述方法头皮针可每日使用，穴位注射和温针可交叉或单独配合应用。

（三）疗效评价

以共济运动、步态、构音、眼球震颤四项体征变化为指标。临床痊愈：患者自觉症状消失，生活或工作能力得到完全改善，神经系统恢复正常；显效：症状、主要体征明显改善，生活或工作基本得到改善；有效：患者自觉症状改善，体征至少有一项改善；无效：症状、体征均无改善。

共治 60 例，临床痊愈 26 例，显效 20 例，有效 8 例，无效 6 例，总有效率为 90.0%。

第十节　多发性硬化

一、概述

多发性硬化是一种好发于青壮年的中枢神经系统炎性脱髓鞘性疾病。有显著的"多发性"特点。表现为症状、体征"空间多发性"，病程中出现反复缓解 - 复发的"时间多发性"。首发症状最常见的为肢体无力、麻木，视力障碍，共济失调（走路不稳）、感觉异常（如围绕躯干或肢体的束带感、肢端针刺感等），构音不清（吟诗样语言）、癫痫及其他发作性症状等。好发年龄为 20 ~ 40 岁，男女患病之比约为 1 : 2。其病因及发病机制迄今不明。本病复发率高，致残率高。现代医学尚无有效的防治之法。

中医学没有"多发性硬化"的病名，但从临床症状来看，属于"风痱""痿证"（肢体无力和瘫痪）、"眩晕""骨繇"（头晕，走路不稳，共济失调）、"喑痱"（语言障碍，肢体无力和瘫痪）、"青盲""视物昏渺"（内障，视力障碍）等范畴。

现代针灸治疗本病，最早的临床报道见于 1991 年，介绍了一学者于 1989 年在法国巴黎市医院应邀以针刺为主配合推拿治愈 1 例重症本病患者的经过。近 20 年来，虽然有关文献尚不多见，且以验案报道为多，有一定样本量的临床资料较少，但从已有的实践中积累了一定经验。如选穴上，强调头穴、督脉穴和背俞穴及阳明经穴，体针选穴，以调补脾肾为主，调气养血、益精除痿；在方法上除应用体针、头皮针等针法外，还强调用排针刺、补泻等刺法和手法。由于本病难治程度较高，加之针灸介入时间不够长，实践尚不多，对其临床规律的把握有待进一步的观察和总结。

二、体针（之一）

（一）取穴

主穴：①督脉穴（大椎至腰阳关段）、膀胱经第一侧线穴（心俞至肾俞段）；②百会、印堂、风池、率谷、头临泣。

配穴：哑门、后溪、申脉、足临泣、阳陵泉、环跳、委中、足三里、绝骨、跗阳、三阴交、昆仑。精神障碍加神门、内关、四神聪，言语吞咽障碍加风池、廉泉、金津、玉液，视力障碍加睛明、球后、光明。

（二）治法

主穴每次取一组，二组交替；症情重者可二组同用。配穴据症而加。督脉段穴位采用排刺法，取 0.35mm×75mm 之毫针，针尖朝下，以 45° 角对准脊柱将针快速刺入皮下后，使针体与皮肤呈 30° 角斜刺，针尖刺至椎板为度，行小幅捻转使得气。膀胱经第一侧线段背俞穴，选 0.35mm×40mm 毫针，从上至下以 30° 角斜刺，深刺至得气，注意避免刺伤内脏。主穴第二组，以 0.30mm×40mm 毫针针刺，其中百会、头临泣、足三里行迎随补泻之补法。余穴，针刺得气后，施平补平泻法。配穴按常规针刺，依据症状病程，施行补泻之法。环跳穴以 0.35mm×100mm 粗毫针直刺 2 ~ 3 寸，以患者下肢出现放射传导感为度。

留针 30 ~ 60 分钟，留针期间每隔 5 分钟捻针一次。隔日一次，20 次为一疗程，停针 5 天后再行下一个疗程。一般须 4 个疗程以上。

（三）疗效评价

疗效评定标准：采用尼莫地平法：[（治疗前积分 - 治疗后积分）÷ 治疗前积分] × 100%，以百分数表示。完全缓解：>85%；显效：50% ~ 85%（不含 50%）；有效：20% ~ 50%（不含 20%）；无效：≤ 20%。

共观察 52 例，显效 4 例，有效 39 例，无效 9 例，总有效率为 82.7%。临床研究显示本法可提高本病患者的生存质量。

三、体针（之二）

（一）取穴

主穴：内关、水沟、三阴交、尺泽、极泉、委中、阳陵泉、风池、完骨、天柱。

配穴：华佗夹脊。

（二）治法

主穴与配穴，每日交替选用。主穴均取，采用醒脑开窍针法：双侧内关提插捻转泻法，水沟雀啄泻法，三阴交提插补法，尺泽、极泉、委中、阳陵泉提插泻法，风池、完骨、天柱捻转补法。配穴华佗夹脊，针刺至得气后采用小幅度高频率捻转补法，捻转幅度小于 90° 角，频率 200 次 / 分。一般每日针刺 2 次，上午采用醒脑开窍针法，下午针刺华佗夹脊穴。15 日为一疗程，一般须治疗 2 ~ 4 个疗程，视病情可适当延长疗程。

（三）疗效评价

疗效评定标准：近于恢复：临床症状与体征基本消失，3 个月以上无复发。明显改善：临床症状与体征明显减轻，3 个月以上病情稳定未复发。稍有改善：临床症状与体征有所减轻，停激素即复发者。

共观察了 69 例，有精神症状者 6 例，5 例近于恢复，1 例明显改善；语言障碍者 4 例，3 例近于恢复，1 例明显改善；视力障碍者 48 例，14 例近于恢复，32 例明显改善，2 例稍有改善；脑神经障碍者 21 例，15 例近于恢复，5 例明显改善，1 例稍有改善；运动感觉障碍者 34 例，28 例近于恢复，4 例明显改善，2 例稍有改善；尿失禁，尿潴留者 2 例，2 例近于恢复。总有效率为 100%。

扫码领取
• 中 医 理 论
• 养 生 方 法
• 健 康 自 测
• 书 单 推 荐

参考文献

［1］尤黎明. 内科护理学. 北京：人民卫生出版社，2013.

［2］曾聪彦，梅全喜. 中药注射剂不良反应与应对. 北京：人民卫生出版社，2010.

［3］宗希乙，沈建平. 423 种常见静脉注射剂临床配伍应用检索表. 北京：人民军医出版社，2011.

［4］王行宽，陈大舜. 中医基础理论学. 北京：中国中医药出版社，2011.

［5］周仲瑛. 中医内科学. 北京：中国中医药出版社，2013.

［6］王永炎，晁恩祥. 今日中医内科. 北京：人民卫生出版社，2010

［7］彭清华. 中医眼科学. 北京：中国中医药出版社，2012.

［8］李志英. 中医眼科疾病图谱. 北京：人民卫生出版社，2010.

［9］李元聪. 中西医结合口腔科学. 北京：中国中医药出版社，2012.

［10］陈谦明. 口腔黏膜病学. 北京：人民卫生出版社，2012.

［11］熊大经，刘蓬. 中医耳鼻咽喉科学. 北京：中国中医药出版社，2012.

［12］樊明文. 牙体牙髓病学. 北京：人民卫生出版社，2011.

［13］王永钦. 中医耳鼻喉口腔科学. 北京：人民卫生出版社，2011.

［14］韩成仁. 中医证病名大辞典. 北京：中国古籍出版社，2010.

［15］中华中医药学会. 糖尿病周围神经病变中医防治指南. 中国中医药现代远程教育，2011，
9（22）：119 −121.

［16］常学辉. 巧记中医内科学. 郑州：河南科学技术出版社，2011.

［17］陈冠林，罗琦，陈坚雄，等. 周福生中医学验传薪. 北京：中国中医药出版社，2012.

［18］陈可冀. 中医经络穴位. 南京：江苏科学技术出版社，2011.

［19］陈利国，纪立金. 中医基础理论. 广州：暨南大学出版社，2010.

［20］陈少宗，巩昌镇. 现代针灸学. 郑州：郑州大学出版社，2011.

［21］符文彬. 针灸临床特色疗法. 北京：中国中医药出版社，2011.

［22］王敏，冯运华. 中医标准护理计划. 北京：科学技术文献出版社，2010.

［23］张伯臾. 中医内科学. 上海：上海科学技术出版社，2016.

［24］段逸山，王庆其. 中医名言通解. 长沙：湖南科学技术出版社，2018.

［25］岑泽波. 中医伤科学. 上海：上海科学技术出版社，2018.

［26］王富春. 针法医鉴. 北京：科学技术文献出版社，2011.

［27］诺娜·弗兰格林. 五行针灸指南. 龙梅，译. 北京：中国中医药出版社，2014.

［28］杨医亚. 新国医针灸讲义. 杨克卫，校. 北京：学苑出版社，2016.

［29］高立山，高峰，孙震寰，等. 针灸心传. 北京：学苑出版社，2015.